222 Anaesthesiologie und Intensivmedizin Anaesthesiology and Intensive Care Medicine

vormals „Anaesthesiologie und Wiederbelebung"
begründet von R. Frey, F. Kern und O. Mayrhofer

J. Hobbhahn P. Conzen
K. Taeger K. Peter (Hrsg.)

Der kardiale Risikopatient in der operativen Medizin

Mit 56 Abbildungen und 28 Tabellen

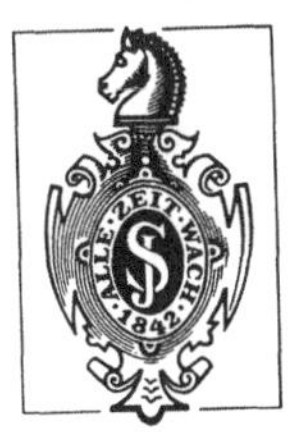

Springer-Verlag
Berlin Heidelberg New York
London Paris Tokyo
Hong Kong Barcelona
Budapest

Priv.-Doz. Dr. med. habil. Jonny Hobbhahn
Deutsche Abbott GmbH, Abteilung Medizin
Max-Planck-Ring 2, Delkenheim
W-6200 Wiesbaden, BRD

Priv.-Doz. Dr. med. habil. Peter Conzen
Prof. Dr. med. Dr. med. h.c. Klaus Peter
Institut für Anästhesiologie
der Ludwig-Maximilians-Universität München
Klinikum Großhadern, Marchioninistraße 15
W-8000 München 70, BRD

Prof. Dr. med. Kai Taeger
Institut für Anästhesiologie der Universität Regensburg
Universitätsstraße 31, W-8400 Regensburg, BRD

ISBN-13: 978-3-540-54647-4 e-ISBN-13: 978-3-642-77007-4
DOI: 10.1007/978-3-642-77007-4

Die Deutsche Bibliothek - CIP-Einheitsaufnahme
Der kardiale Risikopatient in der operativen Medizin / J. Hobbhahn (Hrsg.). -
Berlin; Heidelberg; New York; London; Paris; Tokyo; Hong Kong; Barcelona;
Budapest: Springer, 1992
(Anaesthesiologie und Intensivmedizin; 222)
ISBN-13: 978-3-540-54647-4
NE: Hobbhahn, Jonny [Hrsg.]

Satz: Elsner & Behrens GmbH, Oftersheim

19/3130-543210 - Gedruckt auf säurefreiem Papier

Inhaltsverzeichnis

Autorenverzeichnis

Baron, J. F., MD
Departement Anesthesie
Reanimation, Hopitaux de Paris,
Groupe Hospitalier,
Pitie-Salpetriere 47/83,
Bld. de L'Hôpital,
F-75651 Paris Cedex 13, France

Blomberg, S., MD PhD
Anestesiologiska Insitutionen,
Göteborgs Universitet,
Sahlgrenska sjukhuset,
S-513 45 Göteborg, Sweden

Boldt, J., Priv.-Doz. Dr. med.
Abteilung Anästhesiologie
und operative Intensivmedizin,
Justus-Liebig-Universität Gießen,
Klinikstraße 29,
W-6300 Gießen, BRD

Conzen, P., Priv.-Doz. Dr. med.
Institut für Anästhesiologie
der Ludwig-Maximilians-
Universität München,
Klinikum Großhadern,
Marchioninistraße 15,
W-8000 München 70, BRD

Dietrich, W., Dr. med.
Institut für Anästhesiologie,
Deutsches Herzzentrum München,
Lothstraße 11,
W-8000 München 2, BRD

Erdmann, E., Prof. Dr. med.
Medizinische Klinik I
der Ludwig-Maximilians-
Universität München,
Klinikum Großhadern,
Marchioninistraße 15,
W-8000 München 70, BRD

Forst, H., Priv.-Doz. Dr. med.
Institut für Anästhesiologie
der Ludwig-Maximilians-
Universität München,
Klinikum Großhadern,
Marchioninistraße 15,
W-8000 München 70, BRD

Hässler, R., Dr. med.
Institut für Anästhesiologie
der Ludwig-Maximilians-
Universität München,
Klinikum Großhadern,
Marchioninistraße 15,
W-8000 München 70, BRD

Hobbhahn, J., Priv.-Doz. Dr. med.
Deutsche Abbott,
Abteilung Medizin,
Max-Planck-Ring 2, Delkenheim,
W-6200 Wiesbaden, BRD

Kemkes B., Prof. Dr. med.
Herzchirurgische Klinik
der Ludwig-Maximilians-
Universität München,
Klinikum Großhadern,
Marchioninistraße 15,
W-8000 München 70, BRD

List, W. F., Prof. Dr. med.
Universitätsklinik
für Anästhesiologie,
Landeskrankenhaus,
Auenbruggerplatz 5,
A-8036 Graz, Österreich

Madler C., Priv.-Doz. Dr. med.
Institut für Anästhesiologie
der Ludwig-Maximilians-
Universität München,
Klinikum Großhadern,
Marchioninistraße 15,
W-8000 München 70, BRD

Pasch, T., Prof. Dr. med.
Institut für Anästhesiologie,
Universitätsspital Zürich,
Rämistrasse 100,
CH-8091 Zürich, Schweiz

Peters, J., Priv.-Doz. Dr. med.
Zentrum für Anästhesiologie
der Universität Düsseldorf,
Moorenstraße 5,
W-4000 Düsseldorf 1, BRD

Probst, S., Dr. med.
Zentrum für Anästhesiologie
der Johann-Wolfgang-von-Goethe-
Universität Frankfurt,
Theodor-Stern-Kai 7,
W-6000 Frankfurt am Main 70,
BRD

Schüttler, J., Priv.-Doz. Dr. med.
Institut für Anästhesiologie
der Universität Bonn,
Sigmund-Freud-Straße 25,
W-5300 Bonn 1, BRD

Taeger, K., Prof. Dr. med.
Institut für Anästhesiologie
der Universität Regensburg,
Universitätsstraße 31,
W-8400 Regensburg, BRD

Welte, M., Dr. med.
Institut für Anästhesiologie
der Ludwig-Maximilians-
Universität München,
Klinikum Großhadern,
Marchioninistraße 15,
W-8000 München 70, BRD

Werdan, K., Priv.-Doz. Dr. med.
Medizinische Klinik I
der Ludwig-Maximilians-
Universität München,
Klinikum Großhadern,
Marchioninistraße 15,
W-8000 München 70, BRD

Zander, J., Priv.-Doz. Dr. med.
Klinik und Poliklinik
für Anästhesiologie und
operative Intensivmedizin,
Westfälische Wilhelms-Universität,
Albert-Schweitzer-Straße 33,
W-4400 Münster, BRD

Zwissler, B., Dr. med.
Institut für Anästhesiologie
der Ludwig-Maximilians-
Universität München,
Klinikum Großhadern,
Marchioninistraße 15,
W-8000 München 70, BRD

Der kardiale Risikopatient aus anästhesiologischer Sicht

M. Welte, J. Groh, K. Peter

Als „perioperative kardiale Morbidität" werden prä-, intra- oder postoperativ neu auftretende Myokardinfarkte, instabile Angina pectoris, akute Herzinsuffizienz, behandlungsbedürftige Arrhythmien und primär kardial bedingte Todesfälle zusammengefaßt. Diese Komplikationen sind heute die häufigsten Ursachen für postoperative Morbidität und Mortalität.

In einer Untersuchung an mehr als 2000 konsekutiven Patienten verschiedener operativer Fachgebiete waren kardiovaskuläre Komplikationen in der Altersgrupe der über 60jährigen mit 44% die häufigste und bei den unter 60jährigen mit 33% die zweithäufigste Todesursache [91]. Bei Gefäßpatienten, die sich operativen Eingriffen an der Aorta unterziehen müssen, sind zwischen 45 und 65% der perioperativen Todesfälle auf Myokardinfarkte zurückzuführen [40]. Studien über die Inzidenz schwerer kardialer Komplikationen kommen in Abhängigkeit vom untersuchten Patientengut zu abweichenden Ergebnissen. Übereinstimmend werden jedoch Letalitätsraten zwischen 36 und 70% von nahezu allen Autoren angegeben (Übersicht bei [56]). Als wichtigster prädisponierender Faktor erwies sich der präoperative kardiale Status. Der koronaren Herzkrankheit (KHK) als häufigster kardialer Erkrankung kommt erhebliche Bedeutung zu [30–32, 45, 91]. Kardiovaskuläre Erkrankungen nehmen mit steigendem Lebensalter exponentiell zu. In einer Studie an unserer Klinik waren kardiovaskuläre Vorerkrankungen bei älteren Patienten (> 60 Jahre) mit 83,5% um mehr als das 5fache häufiger als bei unter 60jährigen (16,4%; [91]). In den USA hatten in der Gruppe der 15- bis 44jährigen 3,5 pro 1000 Einwohner, bei den 45- bis 64jährigen 48,6 pro 1000 eine koronare Herzerkrankung. In der Grupe der über 65jährigen hatte sich diese Zahl mit 80,2 pro 1000 Einwohner fast verdoppelt [56]. In Risikogruppen liegen die Prävalenzen noch wesentlich höher: Hertzer et al. [40] fanden bei 1000 gefäßchirurgischen Patienten, die koronarangiographiert wurden, nur in 8% völlig unauffällige Koronarien. Weitere 32% hatten eine geringgradige koronare Herzerkrankung. Schwerste Koronarveränderungen wiesen 31% der Patienten auf. In einer weiteren Untersuchung wiesen 64% der Patienten vor Nierentransplantation 50%ige Koronarstenosen, 20% der Patienten sogar über 90%ige Lumeneinengungen auf [39].

Der Anteil der über 65jährigen, also der Bevölkerungsgrupe mit der höchsten Inzidenz kardiovakulärer Erkrankungen, wird in den kommenden Jahren überproportional ansteigen. Lebten in der Bundesrepublik Deutschland 1988 9,52 Mio. über 65jährige, so werden es im Jahre 2030 bei geringgradig abnehmender Gesamtbevölkerung bereits 13,6 Mio. sein (Statistisches Bundesamt Wiesbaden

1990, persönliche Mitteilung). Gerade in dieser Altersgruppe sind operative Eingriffe häufig: So wurden 1988 in den USA 119 von 1000 Einwohnern im Alter zwischen 45 und 65 Jahren operiert. In der Altersgruppe der über 65jährigen war die Operationsfrequenz im gleichen Zeitraum mit 213 pro 1000 Einwohnern fast doppelt so hoch [56].

Wie aus den genannten Daten hervorgeht, wird der Anteil kardialer Risikopatienten in den nächsten Jahren drastisch ansteigen. Für die Anästhesie ergibt sich daraus die Konsequenz, daß sie sich weitaus mehr als bisher mit den spezifischen Problemen dieser Risikopatienten während der gesamten perioperativen Phase auseinandersetzen muß, wenn die gegenwärtige kardiale Komplikationsrate von 2–15% und die damit verbundenen Kosten gesenkt werden sollen.

Für die anästhesiologische Betreuung kardialer Risikopatienten ergeben sich folgende spezifische Probleme:

Präoperativ →	Intraoperativ →	Postoperativ
• Identifikation kardialer Risikopatienten • Optimierung präoperativer medikamentöser Therapie • Operationsdringlichkeit • Prämedikation	• Wahl des Anästhesieverfahrens • Wahl des Anästhetikums • Geeignetes Monitoring • Spezifische kardiovaskuläre Medikamente • Kontrolle hämodynamischer Parameter	• Dauer der Intensivüberwachung • Erweitertes Ischämiemonitoring • Schmerztherapie • Fortführung kardiovaskulärer Medikation

Der präoperativen Identifikation des Patienten mit erhöhtem kardialem Risiko kommt zentrale Bedeutung zu. In den frühen 50er Jahren wurde der perioperativ auftretende Herzinfarkt als Problem erkannt [94]. Seither haben zahlreiche Untersucher versucht, anamnestische Prädiktoren postoperativer kardialer Komplikationen zu finden. (Übersicht bei [56]).

Zu ihnen gehören:

präoperativer Herzinfarkt (<6 Monate),
alter präoperativer Herzinfarkt,

akute Herzinsuffizienz
Angina pectoris,
Alter,
Arrhythmien,
Herzklappenerkrankung,
Hypertonus,
periphere Gefäßerkrankung,
Diabetes mellitus,
kardiovaskuläre Medikation,
präoperativer aortokoronarer Bypass,
Risikoindizes.

Die meisten bisher untersuchten Faktoren werden kontrovers diskutiert. Allerdings muß berücksichtigt werden, daß diese Studien in einem Zeitraum von mehr als 30 Jahren durchgeführt wurden. Sie sind, bezüglich Patientenzahl, Studiendesign, Einschlußkriterien, Auswertungsmodus u.a. kaum vergleichbar. Dennoch erwiesen sich 2 anamnestische Faktoren als prädiktiv für kardiale Komplikationen: die akute Herzinsuffizienz und ein zum Zeitpunkt der Operation weniger als 6 Monate zurückliegender Herzinfarkt.

Ob fortgeschrittenes Alter per se zu postoperativen kardialen Komplikationen prädisponiert, ist umstritten. Einige Studien fanden höhere Komplikationsraten bei über 65- bis 70jährigen, andere konnten das nicht bestätigen [9, 17, 26, 30, 86, 88, 91]. Unertl [92] postulierte, daß nicht das Alter, sondern die mit steigendem Alter zunehmende Zahl risikorelevanter Vorerkrankungen, z.B. koronare Herzerkrankung, Herzinsuffizienz oder Diabetes mellitus, für die erhöhte perioperative kardiale Morbidität älterer Menschen verantwortlich sind.

Selbst die stabile Angina pectoris, das Leitsymptom der KHK, ist zwar prädisponierend für einen Myokardinfarkt, als unabhängiger Prädiktor für perioperative kardiale Komplikationen wird sie aber kontrovers diskutiert [9, 26, 30, 71, 86].

Die präoperative Herzinsuffizienz konnte als wichtigster prognostischer Faktor bestätigt werden, der prädiktive Wert eines kurz zurückliegenden Herzinfarkts dagegen wird in Frage gestellt [26, 30, 31, 71, 86].

Das Risiko in der Normalbevölkerung, perioperativ einen Herzinfarkt zu erleiden, liegt bei 0,1–0,7%. Die meisten Studien ergaben übereinstimmend, daß ein präoperativer Herzinfarkt dieses Risiko innerhalb der ersten 3 Monate nach dem Myokardinfarkt auf bis zu 37%, nach 3–6 Monaten auf 11–25% und nach mehr als 6 Monaten auf 5–7% erhöht. Die Mortalität des Reinfarkts war mit 50–70% extrem hoch [36, 71, 86, 88]. Rao et al. [71] berichteten 1983 über drastisch gesenkte Reinfarktraten: 5,7% während der ersten 3 Monate nach Infarkt, 2,3% nach 3–6 Monaten und 1% nach mehr als 6 Monaten. Auch die Infarktletalität lag mit 36% deutlich niedriger. Als mögliche Gründe für die niedrige Reinfarktrate wurden das invasive hämodynamische Monitoring, die durch aggressive Therapie in engen Grenzen konstant gehaltenen hämodynamischen Parameter sowie eine längere postoperative Überwachung und Therapie auf der Intensivstation angeführt.

Trotz der berechtigten methodischen Kritik, die an dieser Studie geübt wurde, muß das „Dogma“, elektive chirurgische Eingriffe nach Herzinfarkt mindestens 6 Monate zurückzustellen, sicherlich neu diskutiert werden. Es stellt sich die Frage, ob nicht der kardiale Status des Patienten nach Infarkt, die relative Dringlichkeit des operativen Eingriffs, z. B. bei malignen Tumoren, und das Operationsgebiet für die Festsetzung des Operationszeitpunkts mit berücksichtigt werden müssen. Operationen an den Extremitäten sind nicht mit dem gleichen kardialen Risiko wie intraabdominelle oder intrathorakale Eingriffe belastet [30, 71, 86, 88]. Für die Quantifizierung des Reinfarktrisikos werden die globale ventrikuläre Pumpfunktion, das weitere Vorhandensein ischämischer Myokardbereiche sowie die Größe des poststenotischen Myokardareals („Myocardium at risk for next event“) als zu berücksichtigende Faktoren angegeben [15, 86]. Ob unter Einbeziehung dieser Kriterien Patienten frühzeitig nach einem Herzinfarkt mit akzeptablem Risiko operiert werden können, kann derzeit nicht endgültig beantwortet werden.

Der geringe prädiktive Wert anamnestischer Einzelfaktoren veranlaßte Goldman et al. 1977 zur Entwicklung eines „multifaktoriellen Risikoindex" [30]. Mit Hilfe einer multivariaten Analyse wurden aus dem postoperativen Verlauf von mehr als 1000 Patienten 9 klinische und anamnestische Kriterien identifiziert und entsprechend ihrem Prädiktionswert mit Punktezahlen gewichtet. Die Autoren bildeten aus der Gesamtpunktzahl 4 Gruppen mit ansteigendem kardialem Risiko. Obwohl dieses Scoringsystem aus einer prospektiven Studie hervorging, konnte sein Wert zur Quantifizierung des kardialen Risikos nicht validiert werden. Auch ein modifizierter „Goldman-Index" [15a] und andere Indizes [63a] kamen zu keinen befriedigenden Ergebnissen. Gründe für mangelnde Zuverlässigkeit prognostischer Indizes dürften nicht ausreichende Methodenkonstanz sowie nicht identische Patientenkollektive sein. Sinnvoll scheinen Risikoindizes dagegen für wissenschaftliche Zwecke zu sein, wenn die Homogenität verschiedener Patientengruppen verglichen werden soll. Ob Risikoindizes in der täglichen Routine hilfreich sind, erscheint eher fraglich.

Anamnestische Kriterien allein - akute Herzinsuffizienz, kurz zurückliegender Herzinfarkt - identifizieren lediglich maximal gefährdete Patienten. Es bleibt das Problem, wie Patienten mit kardialer Anamnese z. B. mit stabiler Angina pectoris oder länger als 6 Monate zurückliegendem Infarkt, hinsichtlich ihres aktuellen perioperativen Risikos differenziert werden können.

Verschiedene aus der Kardiologie bekannte Testverfahren wurden daraufhin untersucht, ob sie eine prognostische Aussage hinsichtlich des perioperativen kardialen Risikos ermöglichen (s. unten). Da der apparative Aufwand meist erheblich ist und die Interpretation der Ergebnisse häufig spezifische Fachkenntnisse voraussetzt, ist die Anästhesie auf eine interdisziplinäre Zusammenarbeit mit der Kardiologie angewiesen. Routinemäßiges präoperatives Screening ist durch die hohen Kosten limitiert. Der Wert anamnestisch zu erhebener Risikoprädiktoren liegt sicherlich darin, den Patienten herauszufinden, der von diesen weitergehenden apparativen Tests am ehesten profitieren könnte.

Einfluß intraoperativer Faktoren auf die Inzidenz postoperativer kardialer Komplikationen:

Gesichert:

- intraabdominelle oder intrathorakale Eingriffe über 3 h Dauer;
- gefäßchirurgische Operationen;
- Notfalleingriffe;
- Hypertension;
- Tachykardie.

In Diskussion:

- Wahl des Anästhesieverfahrens;
- Wahl des Anästhetikums;
- intraoperative Ischämie;
- Hypertension;
- Arrhythmien.

Der Nutzen des in vielen Kliniken vor Operationen als Standard geltenden Ruhe-EKG und der Röntgenübersichtsaufnahmen des Thorax muß unter Berücksichtigung der Kosten und der diagnostischen Aussagekraft bezweifelt werden. Aus der Anamnese allein läßt sich meist feststellen, ob eine kardiale Erkrankung vorliegt. EKG-Abnormalitäten sind häufig und nehmen mit steigendem Alter exponentiell zu [29]. Ob einem pathologischen Ruhe-EKG überhaupt ein prognostischer Wert zukommt, ist nicht eindeutig geklärt: Carliner et al. [9] fanden, daß das Ruhe-EKG prädiktiv für postoperative kardiale Komplikationen war. Im „Goldman-Index“ hatten ST-Veränderungen, Q-Wellen oder Blockbilder dagegen keinen signifikanten Prädiktionswert [30]. Aufgrund des geringen diagnostischen Zugewinns empfiehlt Goldberger ein präoperatives EKG erst bei Männern über 45 und bei Frauen über 55 Jahren sowie bei anamnestischem Verdacht auf eine Herzerkrankung oder dem Vorliegen von kardialen Risikofaktoren [29].

Auch auf einer Thoraxübersichtsaufnahme lassen sich nur in Ausnahmefällen risikorelevante Befunde finden, die anamnestisch unentdeckt geblieben wären. Einer Kardiomegalie als Ausdruck einer reduzierten linksventrikulären Auswurffraktion (<40%) kommt allerdings ein prädiktiver Wert zu [26].

Belastungstests wie z. B. die Fahrradergometrie sind in der Kardiologie anerkannte Methoden zur Erfassung des Schweregrades einer KHK. Sie erlauben Aussagen über symptomatische Myokardischämien, asymptomatische („stumme“) Ischämien und generell über die körperliche Belastungsfähigkeit [34]. Die Sensitivität des Belastungs-EKG zur Aufdeckung von Myokardischämien darf allerdings nicht überschätzt werden: Sie liegt zwischen 40 und 60% bei Eingefäßerkrankungen und zwischen 70 und 85% bei Dreigefäßerkrankungen [6, 34]. Falsch-positive Ergebnisse können durch Hyperventilation, linksventrikuläre Hypertrophie, WPW-Syndrom oder Reizleitungsstörungen entstehen (Spezifität 60–80%). Zwar sind typische Ischämien unter Belastung für kardiale Komplikationen prädiktiv, über ihren prognostischen Wert in der operativen Medizin liegen aber widersprüchliche Resultate vor: Cutler [13] fand bei gefäßchirurgischen Patienten, die eine positive Ergometrie aufwiesen, eine wesentlich höhere Infarktrate (37% vs. 1,5%), unabhängig davon, ob diese Patienten klinische Anzeichen einer koronaren Herzerkrankung hatten. Er empfahl deshalb die präoperative Routine-Ergometrie in Risikogruppen. In der bereits zitierten Arbeit von Carliner dagegen hatte ein positiver Belastungstest gegenüber einem pathologischen Ruhe-EKG keinen zusätzlichen prognostischen Wert [9].

Ist eine Ergometrie durchführbar, kann jedoch immer die körperliche Leistungsfähigkeit beurteilt werden: Die Unfähigkeit, die Herzfrequenz über 99/min zu steigern oder mindestens 2 min Fahrrad zu fahren, erwies sich bei älteren Patienten als prädiktiv für kardiale Komplikationen [27]. Auch wenn ihr prognostischer Wert bisher nicht endgültig bewiesen ist, scheinen Belastungstest hilfreich: Die Aufdeckung einer Myokardischämie unter Belastung sowie die Quantifizierung der körperlichen Belastungsfähigkeit, tragen wesentlich zur Identifikation kardialer Risikopatienten bei. Die Anwendbarkeit ergometrischer Tests wird jedoch dadurch eingeschränkt, daß unter den potentiellen Risikopatienten ein erheblicher Teil wegen kardialer Ursachen wie Reizleitungsstörungen oder Hypertrophiezeichen oder aus nicht kardialen Ursachen wie Klaudikation, pulmonalen oder orthopädischen Erkrankungen nicht belastbar ist.

Gerade für diese Patienten wurde eine interessante nichtinvasive Methode zur Risikoevaluierung untersucht: Ambulantes Holter-EKG-Monitoring mit ST-Strecken-Analyse. Bisherige Studien zeigten, daß ca. 20% chirurgisch behandelter Patienten mit koronaren Risikofaktoren und ca. 40% kardiochirurgisch behandelter Patienten mit nachgewiesener KHK präoperativ ischämietypische ST-Veränderungen aufwiesen. Über 85% dieser Episoden waren klinisch asymptomatisch; bei ungefähr 90% ging dem Beginn der Ischämie keine signifikante Änderung der Herzfrequenz voraus (±20%; [22, 48, 69]).

Aus der Kardiologie ist bekannt, daß unter Alltagsbedingungen bis zu 75% der ST-Streckenveränderungen ohne klinische Symptome und häufig ohne hämodynamisches Korrelat auftreten [14, 20]. Daß auch diese „stummen" Episoden das elektrokardiographische Korrelat von Myokardminderperfusion sind, konnte nachgewiesen werden [14]. Erste Ergebnisse weisen darauf hin, daß auch stumme Ischämien prädiktiven Wert bezüglich des Risikos eines folgenden Herzinfarkts haben [35]. Ob dies auch für den perioperativen Herzinfarkt gilt, ist noch unklar. Raby [69] konnte allerdings in einer prospektiven Studie zeigen, daß zumindest das Fehlen präoperativer stummer Ischämien prädiktiv für einen komplikationslosen postoperativen Verlauf war.

Ein methodenimmanenter Nachteil des Holter-Monitorings besteht darin, daß nur 2 EKG-Ableitungen verwendet werden können, also möglicherweise nicht alle ischämischen Veränderungen erfaßt werden. London et al. [52] identifizierten unter Operationsbedingungen mit einer modifizierten V5-Ableitung 75%, mit einer Kombination von V5 und V4 sogar 90% aller Ischämien korrekt. Bei intraventrikulären Reizleitungsstörungen oder Herzschrittmacher ist eine ST-Streckenanalyse zur Ischämieerkennung allerdings nicht möglich. Trotz der genannten Einschränkungen ist das ambulante Holter-Monitoring zur präoperativen Risikoevaluierung eine vielversprechende Methode. Ihr Prädiktionswert muß allerdings in weiteren Studien noch verifiziert werden.

Ist weder ein Belastungstest noch eine ST-Steckenanalyse durchführbar, so kann sowohl die kardiale Pumpfunktion als auch die myokardiale Perfusion nuklearmedizinisch untersucht werden. Die Kombination der Thalliumszintigraphie mit dem potenten Koronardilatator Dipyridamol ist eine hochsensitive (über 90%) und ausreichend spezifische (53–80%) Methode zur qualitativen Beurteilung der Myokarddurchblutung. Bereits Stenosen >50% führen zu heterogener Perfusion. Fixierte Defekte weisen auf Infarktbezirke, Redistributionsphänomene auf Ischämieareale hin [7]. Mehrere Studien untersuchten die präoperative prognostische Aussagekraft der Dipyridamol-Thallium-Szintigraphie. Eine fehlende Redistribution des kardialen Blutflusses kann als Hinweis darauf gelten, daß dieser Patient ohne weitere invasive Diagnostik operiert werden kann [7]. Da jedoch bei einem hohen Prozentsatz Koronarkranker der Dipyridamol-Thallium-Test positiv ausfällt, stellt sich die Frage, wann eine positive Thalliumszintigraphie als risikorelevant anzusehen ist und wie diese Patienten weiter differenziert werden können. Lette schlug dazu ein Scoringsystem vor, mit dessen Hilfe die Patienten, zu deren weiterer Diagnostik eine Koronarangiographie notwendig ist, selektiert werden konnten [30]. Eagle et al. [18] empfahlen eine Kombination aus klinisch-anamnestischen und szintigraphischen Daten. Diese beiden Studien schreiben der Dipyridamol-Thallium-Szintigraphie für genau definierte Risikogruppen prädiktiven Wert zu.

Trotz großer Fortschritte bei der nichtinvasiven Evaluierung des kardialen Risikos bleibt die Koronarangiographie der „gold standard". Ihr prognostischer Wert hinsichtlich postoperativer Komplikationen ist bei kardiochirurgischen Patienten gesichert [26, 40, 56]. Invasivität und der Methode eigene Morbidität, hoher apparativer Aufwand und Kosten stehen einer Anwendung als Screeninguntersuchung jedoch entgegen. Durch weniger invasive diagnostische Methoden sollte die

Indikation zur Koronarangiographie auf diejenigen Patienten beschränkt werden, deren kardiales Risiko eines elektiven chirurgischen Eingriffs durch eine vorherige Bypassoperation gesenkt werden kann ([26, 40]; Übersicht bei [56]).

Eine Reihe weiterer Untersuchungsverfahren wie präkordiale oder transösophageale Echokardiographie und NMR-Spektroskopie ist zur Beantwortung spezifischer Fragestellungen sicher geeignet. Ihr präoperativer Prädiktionswert muß jedoch in geeigneten Studien erst ermittelt werden.

Weitgehende Einigkeit besteht darüber, daß eine präoperative antiischämische, antiarrhythmische und antihypertensive Therapie bis zum Morgen des Operationstages fortzusetzen ist [56, 67]. Reboundphänomene nach dem Absetzen kardialer Medikation werden als eine mögliche Ursache von Komplikationen diskutiert [16]. Der günstige Einfluß von β-Blockern auf die Inzidenz von Hypertension und Myokardischämien während Intubation und chirurgischer Stimulation wurde nachgewiesen [12, 32, 56]. Die Senkung der Mortalität und Morbidität nach akutem Myokardinfart durch β-Blocker gab Anlaß zu der Überlegung, ob für Risikopatienten eine prophylaktische Therapie mit diesen Substanzen perioperativ sinnvoll sei. Bisherige Resultate zeigen, daß auch einmalige orale oder i.v.-Gaben von β-Blockern zur Ischämiereduzierung führen können. Ob und bei welchen Patienten eine präoperative β-Blockade indiziert sein könnte, muß jedoch erst untersucht werden [12, 87, 96]). Kalziumantagonisten, in der Therapie der koronaren Herzerkrankung etabliert, erwiesen sich als weniger protektiv bei perioperativen Ischämien [11]. Ob Clonidin, von dem günstige Effekte auf Anästhetikabedarf, Katecholaminspiegel und intraoperative Hämodynamik beschrieben wurden, zur Reduktion kardialer Komplikationen beitragen kann, bleibt weiteren Studien vorbehalten [24, 28].

Vermehrtes Interesse von seiten der Anästhesie muß in Zukunft sicherlich den möglichen Interaktionen entgegengebracht werden, die sowohl zwischen kardialen Medikamenten untereinander, z. B. Kalziumantagonisten und β-Blockern, als auch zwischen kardialen Medikamenten und Anästhetika, z. B. Kalziumantagonisten und Inhalationsanästhetika, entstehen können [16, 23, 25, 68]). Über diese Problematik ist gegenwärtig wenig bekannt.

Der prädiktive Wert einzelner anamnestischer Faktoren oder diagnostischer Tests sowie der Nutzen therapeutischer Interventionen wird zwar kontrovers diskutiert, die überragende Bedeutung des präoperativen kardialen Risikoprofils steht jedoch außer Zweifel. Eine individuelle Risikoprognose ist allerdings nicht möglich. Andere, vom präoperativen Status oder vom Patienten selbst unabhängige Faktoren beeinflussen Narkose und Operation.

Seit Mitte der 80er Jahre wurde der Einfluß intraoperativer Faktoren auf den kardialen „Outcome“ untersucht. Analog zu den Studien über präoperative Risikoprädiktoren konnten auch intraoperativ nur wenige prognostische Faktoren gesichert werden. Die Mehrzahl wird bis heute kontrovers diskutiert.

Notfalleingriffe hatten bei den meisten Autoren eine 2- bis 5mal höhere kardiale Komplikationsrate, lediglich bei Rao war der kardiale Outcome von der Operationsdringlichkeit unabhängig [12, 71, 91]. Die Definition von „Notfalleingriff“ ist allerdings nicht einheitlich. Ob eine aus chirurgischer Indikation als Notfall durchgeführte Operation, z. B. eine drittgradige offene Unterschenkelfraktur, und eine lebenserhaltende Notfalloperation, z. B. eine Magenperforation, das gleiche erhöhte perioperative Risiko aufweisen, muß bezweifelt werden.

Übereinstimmend wird das Operationsgebiet als risikorelevant angegeben: Oberbauch- oder intrathorakale und Aorteneingriffe haben ein 2- bis 3fach erhöhtes kardiales Risiko [30, 71, 86, 88]. Einige Untersucher fanden auch einen Zusammenhang zwischen Operationsdauer und kardialer Morbidität [71, 86]. Allerdings scheinen Operationsdauer und Art des Eingriffs keine unabhängigen Risikoprädiktoren zu sein: Ausgedehnte Oberbaucheingriffe dauern in der Regel auch länger. Ob sehr lange, nicht intraabdominelle oder intrathorakale Operationen, z. B. eine Lymphgefäßtransplantation am Arm, ebenso ein erhöhtes kardiales Risiko aufweisen, ist unbekannt.

Daß gefäßchirurgische Patienten ein Risikokollektiv darstellen, steht hingegen außer Zweifel. Die Prävalenz der KHK ist bei diesen Patienten extrem hoch. Intraoperative chirurgische Manipulationen wie Clamping der Aorta oder Manipulation an der A. carotis führen zu hämodynamischer Instabilität und sympathoadrenerger Stimulation. Infarktraten zwischen 15 und 40% wurden beschrieben [40, 41, 46]. Ob allerdings der präoperative Status, intraoperative hämodynamische Schwankungen oder aber postoperative Faktoren, z. B. die inkonsequente Fortführung der präoperativen kardialen Medikation, für diese hohe Infarktinzidenz die größte ursächliche Bedeutung haben, ist noch ungeklärt.

Für Anästhesisten von besonderem Interesse ist die Frage, ob und welche Rolle die Narkose selbst in der Genese kardialer Komplikationen spielt.

Die meisten Untersucher kamen zu dem Ergebnis, daß der kardiale Outcome von der Wahl des Anästhesieverfahrens weitgehend unabhängig ist [17, 30, 86, 88, 91]. Regionalanästhesie und Allgemeinanästhesie unterschieden sich bezüglich postoperativer Infarktraten nicht [71, 86]. Für ganz bestimmte Patientengruppen wurde allerdings ein möglicher Vorteil von Regionalverfahren diskutiert. So wurde über niedrigere Reinfarktraten nach transurethraler Prostataresektion in Spinalanästhesie berichtet [21, 59]. Für herzinsuffiziente Patienten wurde ein Vorteil durch die mit Regionalanästhesie verbundene Nachlastsenkung postuliert. Die Afterloadreduktion könnte bei Koronarkranken allerdings zu einem kritischen Abfall des koronaren Perfusionsdrucks führen. Saada et al. [76] beschrieben bei Patienten mit nachgewiesener KHK unter lumbaler Periduralanästhesie, also ohne kardiale Sympathektomie, neu auftretende passagere segmentale Myokardkontraktionsstörungen, die als früher Hinweis auf eine Ischämie gelten. Baron [2] fand dagegen ebenfalls unter lumbaler Periduralanästhesie keine Ischämiezeichen, sondern sogar eine verbesserte regionale und globale linksventrikuläre Funktion. Allerdings waren die Patientenzahlen in beiden Studien sehr klein, und bei Barons Patienten war der Schweregrad der KHK gering (NYHA II). Insgesamt ist über Myokardfunktion und Ischämie während Regionalanästhesie und über die Auswirkungen auf den postoperativen Verlauf bis heute wenig bekannt.

Die häufig anzutreffende Meinung, gerade sehr alte Menschen würden von Regionalverfahren profitieren, konnte bisher nicht bewiesen werden [17, 92].

Für ophthalmologische Eingriffe scheint eine regionale Anästhesietechnik auch bei Risikopatienten mit Herzinfarkt in der Anamnese geeignet [1].

Der Kombination aus Regional- und Allgemeinanästhesie wurden gerade in der postoperativen Phase günstige Effekte zugeschrieben. Studien an chirurgisch behandelten Patienten kommen zu unterschiedlichen Ergebnissen: Yeager et al. [95] fanden eine signifikante Reduktion der postoperativen Komplikationsrate und speziell der kardiovaskulären Komplikationen. Seeling [78] konnte dagegen bei großen abdominalchirurgischen Operationen weder intra- noch postoperativ Vorteile für diese Kombination finden. Beide Studien sind jedoch aufgrund ihrer unterschiedlichen Risikodefinition kaum vergleichbar. Bei der Kombination aus 2 Anästhesieverfahren ist sicherlich zu berücksichtigen, daß sich auch die jeder Methode eigenen Risiken addieren.

Für die thorakale epidurale Blockade, eine sicherlich umstrittene Analgesiemethode, werden günstige Effekte bei KHK beschrieben. Blomberg [5] erzielte bei Patienten mit instabiler Angina pectoris durch Blockade der thorakalen Segmente 1–8 nicht nur Schmerzfreiheit, sondern auch einen günstigen Effekt auf die wichtigsten Determinanten des myokardialen O_2-Verbrauchs ohne gleichzeitige negative Folgen für die Koronarperfusion. Es wird diskutiert, ob die Reduktion des kardialen Sympathotonus zu einer Abnahme kororaner α-Stimulation und dadurch einer Zunahme des Koronarflusses führt. Massive Blutdruckabfälle, wie sie bei lumbaler Periduralanästhesie beobachtet werden, konnten bei Begrenzung der Sympathikolyse auf thorakale Segmente vermieden werden [5, 38, 73].

Der Einfluß des Anästhetikums per se auf die Inzidenz kardialer Komplikationen wurde für nahezu alle bekannten Substanzen untersucht. Zahlreiche Studien kommen fast übereinstimmend zu dem Ergebnis, daß die Wahl des Anästhetikums für den kardialen Outcome von untergeordneter Bedeutung ist (Übersicht bei [56]). Design und Methodik dieser Studien wurden jedoch kritisiert und ihre Aussagekraft in Frage gestellt.

Die beiden bisher größten prospektiven Studien wurden an Patienten, die mit koronarchirurgischen Maßnahmen behandelt wurden, durchgeführt. Slogoff u. Keats [82] konnten bei 1012 Patienten zwischen Halothan, Enfluran, Isofluran und Sufentanil keine Unterschiede in der Inzidenz intraoperativer Ischämien und postoperativer Komplikationen finden. Es bestanden jedoch hämodynamische Unterschiede zwischen Inhalationsanästhetika und Opiaten. Tuman et al. [89] verglichen bei 1094 Patienten Fentanyl in verschieden hoher Dosierung ($>$ 50 g/kg und $<$ 50 g/kg), Sufentanil, Ketamin-Diazepam und Halothan als primäres Anästhetikum. In 60% der primär intravenösen Anästhesietechniken wurden diese durch Halothan, Enfluran oder Isofluran supplementiert [89]. Auch diese Studie ergab keine signifikanten Unterschiede in der Inzidenz kardialer, pulmonaler, renaler oder neurologischer Komplikationen. Die Stärke dieser beiden Studien besteht darin, daß sie prospektiv angelegt wurden und ein großes, im kardialen Status genau definiertes, Patientengut untersuchten. Aortokoronare Bypassoperationen machen aber nur weniger als 2% aller Operationen aus. Die Präbypassphase ist zudem relativ kurz und zahlreiche andere Faktoren wie Kardioplegie oder Qualität der Revaskularisation beeinflussen den Outcome [58]. Ob die Ergebnisse dieser Studien auch für nicht kardiochirurgische Patienten gelten, deren exakter kardialer Status nicht bekannt ist, die sich längeren Operationen meist unter geringerem Monitoringaufwand unterziehen müssen und die zum größten Teil nicht in spezialisierten Zentren operiert werden, bleibt gegenwärtig offen.

Die Opiatanalgesie wurde wegen ihrer hämodynamischen Stabilität als für kardiale Risikopatienten besonders geeignetes Verfahren propagiert. Auch wenn die beiden zitierten großen Outcomestudien von Slogoff u. Keats sowie von Tuman für die Opiate Fentanyl und Sufentanil keine höheren Komplikationsraten fanden, ist diese Anästhesietechnik doch erneut in Diskussion geraten. In der Studie von Rao 1983 war die Reinfarktrate nach Opiat-Lachgas-Narkose über 4mal höher als nach Enfluran oder Halothan (7% vs. 0,5–1,5%, [71]). Mehrere Autoren berichten über gehäufte intraoperative Ischämien sowie nicht ausreichend unterdrückte hämodynamische Reaktionen nach chirurgischer Stimulation [66, 85, 89]. Philbin et al. [66] konnten auch mit Höchstdosen von Fentanyl oder Sufentanil oder durch Dauerinfusion dieser Opiate die hämodynamische und hormonelle Streßantwort nicht komplett unterdrücken. Sie kamen zu dem Schluß, daß Opiate – bedingt durch ihren Wirkungsmechanismus – kein chirurgisches Anästhesieniveau herbeiführen können. Hug [44] stellte in einem Editorial die rhetorische Frage, ob eine Opiat-„Anästhesie" überhaupt existiert. Als mögliche Ursache für die unzureichende Anästhesietiefe unter Opiaten wird intraoperative Wachheit trotz sicher ausreichender Analgesie diskutiert. So konnten Schwender et al. [77] anhand akustisch evozierter Potentiale zeigen, daß zumindest die funktionelle Voraussetzung akustischer Reizperzeption unter Opiatanalgesie erhalten bleibt. Für den Anästhesisten stellt sich die Frage, ob der Gewinn relativ stabiler hämodynamischer Verhältnisse während Opiatanalgesie die Gefahr intraoperativer Wachheit und damit verbundener vermehrter Myokardischämien aufwiegt.

Die Anwendung eines der am weitesten verbreiteten Inhalationsanästhetika – Lachgas – wird beim Koronarpatienten zunehmend kritischer beurteilt. Ebert [19] konnte signifikante Anstiege der Herzfrequenz und des arteriellen Blutdrucks durch eine direkte Stimulation des sympathischen Nervensystems nachweisen. Die dem Lachgas zugeschriebenen myokarddepressiven Effekte könnten durch den erhöhten Sympathotonus maskiert werden. Tierexperimentelle Studien zeigten eine Zunahme von Myokardischämien in poststenotischen Arealen, wenn Lachgas zur Supplementierung von Opiat- oder Isoflurannarkosen verwendet wurde [63, 65]. Untersuchungen am Menschen kommen bisher zu keinem einheitlichen Ergebnis. In 2 Studien während Bypassoperationen konnte mittels transösophagealer Echokardiographie keine Zunahme ischämieverdächtiger Myokardwandbewegungsstörungen nach Applikation von Lachgas gefunden werden [18, 79]. Reiz [75] berichtet dagegen über eine Zunahme von Isofluran-induzierten hämodynamischen Veränderungen unter Lachgas. Da durch eine höhere Dosierung von Inhalationsanästhetika oder die zusätzliche Gabe von Opiaten ebenfalls eine Vertiefung der Narkose erreicht werden kann, ist sicherlich zu diskutieren, ob auf Lachgas zur Supplementierung bei kardialen Risikopatienten nicht besser verzichtet werden sollte.

Seit Reiz 1983 bei KHK-Patienten unter Isofluran gehäufte Myokardischämien beschrieben und diese auf eine Umverteilung des myokardialen Blutflusses durch die koronardilatierende Wirkung von Isofluran zurückgeführt hat, wird ein „coronary-steal" kontrovers diskutiert [72]. Der Internist L. C. Becker ging so weit, daß er vor der Anwendung von Isofluran beim KHK-Patienten ausdrücklich warnte [3]. Eine Reihe anderer Autoren fand ebenfalls unter Isofluran sowohl in tierexperimentellen Untersuchungen als auch am Menschen vermehrt Ischämien und postulierte eine Redistribution des myokardialen Blutflusses zuungunsten poststenotischer, kollateralflußabhängiger Areale (Übersicht bei [43, 74]). Methodik und Interpretation dieser Studien wurden jedoch kritisiert: Es wurden klinisch unübliche Narkosetechniken angewandt, wodurch es zu einer relativen Überdosierung von Anästhetika kam. Sehr häufig bestanden ungünstige hämodynamische Konstellationen mit ausgeprägter Hypotension und Tachykardie, die per se Ischämien induzieren. Interaktionen zwischen Isofluran und kardiovaskulär wirksamen Pharmaka blieben unbeachtet. Ob der Koronarbefund überhaupt eine „Stealkonstellation" aufwies, wurde in keiner Studie untersucht [43]. Angesichts dieser Kritik muß bezweifelt werden, daß den beobachteten Ischämien unter Isofluran wirklich ein „Coronary-steal-Phänomen" zugrunde lag.

In anderen Studien konnten unter Isofluran günstige Effekte auf die myokardiale O_2-Versorgung erzielt werden [43, 74]. Durch Therapie hyperdynamer Kreislaufverhältnisse mit Isofluran konnten bestehende Ischämien reduziert werden [42, 64]. Smith et al. fanden bei 60 Patienten, die sich einer Karotisdesobliteration unterziehen mußten, keinen Unterschied zwischen Halothan und Isofluran bezüglich der Inzidenz von Myokardischämien. Wurde jedoch Phenylephrin zur Blutdrucksteigerung verabreicht, traten signifikant häufiger Ischämien auf, gleich welches Anästhetikum verwendet wurde [84]. Auch in der bisher größten Studie über mehr als 1000 Patienten mit koronarchirurgischer Behandlung unterschieden sich Halothan, Enfluran und Isofluran unter klinischen Bedingungen weder in der Hämodynamik noch in der Ischämieinzidenz [82].

Vorläufige Ergebnisse einer Studie an unserer Klinik, bei der das Vorliegen einer „Stealkonstellation" präoperativ untersucht wurde (Dipyridamol-Test) und der angiographische Koronarbefund bekannt war, deuten ebenfalls darauf hin, daß sich die Ischämieinzidenz unter Halothan und Isofluran nicht unterscheidet. Für ein „coronary-steal" unter klinisch üblichen Isoflurankonzentrationen gab es auch bei Patienten, die auf den starken Koronardilatator Dipyridamol mit ischämischen EKG-Veränderungen reagierten, keinen Anhalt (Hobbhahn, mündliche Mitteilung).

Zusammenfassend kann man feststellen, daß alle Inhalationsanästhetika zu einer dosisabhängigen Koronardilatation führen. Isofluran hat die stärkste koronardilatierende Wirkung. Unter klinisch üblichen Konzentrationen und bei stabilen hämodynamischen Verhältnissen ist jedoch nicht mit einer gegenüber anderen Anästhetika erhöhten Ischämierate zu rechnen. Eine Gefährdung von Koronarpatienten durch Isofluran muß stark bezweifelt werden.

Die Erkenntnis, daß Myokardischämien sowohl zeitlich als auch anatomisch dynamische Prozesse sind, die von einer reversiblen passageren Ischämie bis hin zum irreversiblen transmuralen Infarkt reichen, gab Anlaß zu der Überlegung, durch frühzeitige Intervention eine Myokardnekrose zu verhindern. In der perioperativen Phase ist dazu ein kontinuierliches, spezifisches und sensitive Monitoring unabdingbare Voraussetzung.

Daß sich durch Monitoring und entsprechende therapeutische Konsequenz die perioperative Komplikationsrate tatsächlich senken läßt, zeigte Rao. Auch Kotter fand niedrigere intraoperative Ischämieraten, wenn ein kontinuierliches ST-Streckenmonitoring angewendet wurde [49, 71].

Kommt es zu einem akuten myokardialen O_2-Mangel, so treten zuerst intrazelluläre biochemische Veränderungen auf, gefolgt von Wandbewegungsstörungen, pathologischer elektrophysiologischer Funktion, verminderter diastolischer Compliance und schließlich globalem Kontraktionsverlust (Abb. 1). Das pathophysiologisch-anatomische Korrelat myokardialen O_2-Mangels kann prinzipiell in jedem Stadium erfaßt werden. Zum kontinuierlichen perioperativen Monitoring eignen

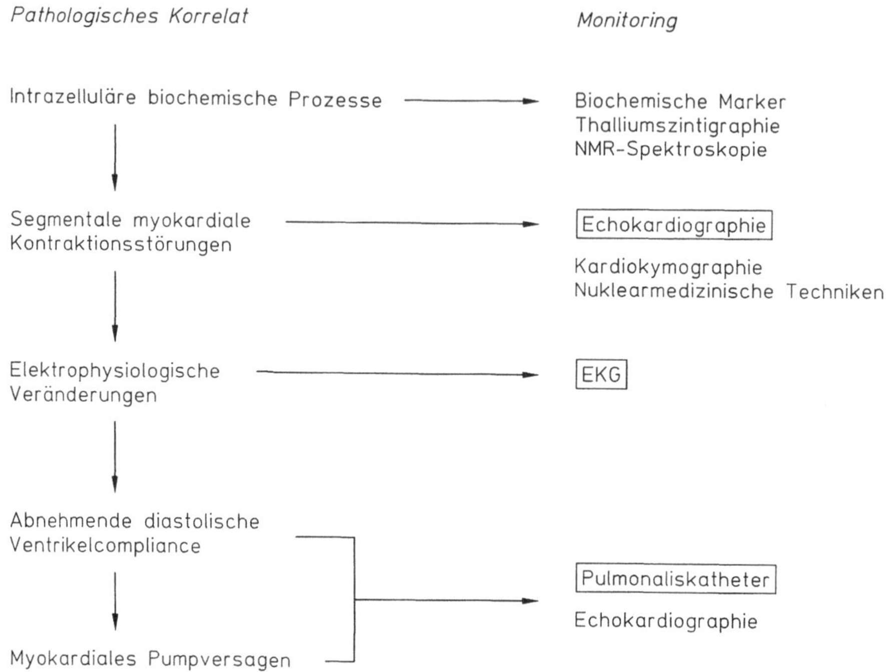

Abb. 1. Pathophysiologisches Korrelat der myokardialen Ischämie und geeignete Monitoringtechnik

sich jedoch nur Echokardiographie, EKG und Messung des Pulmonalisdrucks bzw. Wedgedrucks. Da die einzelnen Monitoringtechniken unterschiedlich sensitiv sind, unterscheidet sich entsprechend die Ischämieinzidenz in Studien, die mit verschiedenen Techniken arbeiten [37]. Smith et al. [83] berichteten über eine wesentlich höhere Sensitivität der transösophagealen Echokardiographie gegenüber dem EKG. Segmentale Myokardwandbewegungsstörungen waren häufiger als EKG-Veränderungen, was als Diagnose von Ischämien in einem frühen Stadium interpretiert wird. Neu auftretende und fortbestehende Kontraktionsstörungen mit oder ohne pathologischem EKG waren in mehreren Studien Prädiktoren postoperativer kardialer Komplikationen [51, 53, 83].

Der Pulmonalarterienkatheter wurde zur Quantifizierung der globalen linksventrikulären Funktion, aber auch zum Ischämiemonitoring propagiert [71]. Ob allerdings PCWP-Anstiege sowie AV-Wellen in der PCWP-Kurve sich wirklich zur Ischämieerkennung eignen, ist umstritten. Einige Untersucher fanden keine ausreichende Korrelation zwischen PCWP-Anstiegen bzw. AV-Wellen und spezifischeren Ischämieparametern [37, 51, 90]. Tuman [90] konnte bei kardiochirurgisch behandelten Patienten in einer prospektiven randomisierten Studie keinen Vorteil des Pulmonaliskatheters gegenüber dem zentralen Venenkatheter hinsichtlich des kardialen Outcome finden. Allenfalls Patienten mit eingeschränkter Ventrikelfunktion (EF $<$ 40%) könnten von diesem Monitoring profitieren. Die Indikation zum Swan-Ganz-Katheter ist sicher strittig.

Ob durch aufwendiges Monitoring Komplikationsraten und letztlich auch Kosten gesenkt werden können, muß in Studien, die beide Aspekte berücksichtigen, untersucht werden.

Standardmonitoring für Ischämien bleibt das EKG. Die empfohlene Registrierung von Abteilung V5 in Kombination mit II ermöglicht eine 80% Sensitivität [67]. Allerdings ist die Spezifität durch Digitalismedikation, Myokardhypertrophie oder Elektrolytstörungen eingeschränkt. Wichtigster limitierender Faktor bleibt jedoch die „Sensitivität" des Anästhesisten: London [52] konnte zeigen, daß ca. 75% aller im EKG erkennbaren Ischämien von Anästhesisten übersehen wurden [52]. Gerade in dieser Hinsicht könnten neue Technologien, z. B. die kontinuierliche „Real-time-ST-Segmentanalyse" mit akustischem Alarm oder ST-Segment-Trendmonitoringsysteme, entscheidende Verbesserungen bringen.

Kotter [49] konnte feststellen, daß häufigeres und früheres Erkennen von Myokardischämien dank „Real-time-ST-Segmentanalyse" häufigeres therapeutisches Eingreifen und eine Reduktion intraoperativer Ischämien zur Folge hatte. Solche Monitoringsysteme könnten in Zukunft beim Risikopatienten auch im klinischen Alltag eingesetzt werden.

Ausgehend von dem Konzept einer dynamischen Entstehung von Myokardnekrosen, wurde die Hypothese aufgestellt, daß perioperativ aufgetretene Ischämien zu postoperativen kardialen Komplikationen prädisponieren [54]. Slogoff u. Keats konnten tatsächlich bei koronarchirurgisch behandelten Patienten nachweisen, daß ischämietypische EKG-Veränderungen in der Präbypassphase ein 3mal höheres postoperatives Infarktrisiko bedingten [80, 81]. Für nicht kardiochirurgisch behandelte Patienten konnte eine andere Arbeitsgruppe dagegen keinen Zusammenhang zwischen prä- oder intraoperativer Ischämie und postoperativen kardialen Komplikationen finden [22, 48, 571].

Übereinstimmend stellten jedoch alle Untersucher fest, daß bei Patienten mit Risikofaktoren für oder mit manifester koronarer Herzerkrankung ischämietypische EKG-Veränderungen sowohl während des präoperativen Krankenhausaufenthalts als auch unmittelbar vor Narkoseeinleitung häufig sind [22, 48, 57, 69 80, 81]. Knight et al. [48] konnten nachweisen, daß intraoperative Ischämien in Dauer, Lokalisation und Schweregrad sich nicht grundsätzlich von präoperativen Ischämien unterscheiden. Sie postulieren eine intraoperative Wiederholung des präoperativen Ischämiemusters und fordern deshalb einen exakten präoperativen Ischämiestatus. In dieser Studie hatten intraoperativ lediglich 18% der untersuchten Patienten ein ischämietypisches EKG, präoperativ jedoch 42% und postoperativ 40%. Korrigiert auf die Monitoringdauer war die Ischämieinzidenz intraoperativ nicht höher als prä- oder postoperativ. Daraus ergibt sich für die Autoren die Frage, ob Operation und Narkose für die Koronarkranken tatsächlich so belastend sind, wie bisher angenommen wurde. Kontrolle hämodynamischer Parameter und Dämpfung des Sympathotonus unter Anästhesiebedingungen könnten sich durchaus günstig auf die myokardiale O_2-Bilanz auswirken. Für dieses Konzept spräche auch die hohe Inzidenz intraoperativer Ischämien in Phasen geringer Narkosetiefe, während Laryngoskopie und Intubation sowie unter massiver chirurgischer Stimulation [4, 47, 80, 81].

Eine weitere wichtige Erkenntnis perioperativer Ischämiestudien ist, daß nur knapp der Hälfte bis maximal 75% aller intraoperativen Ischämien hämodynamische Veränderungen vorausgehen, die zu einer Zunahme des myokardialen O_2-

Verbrauchs führen [48, 49, 54, 82]. Tachykardie und Hypotension kommt dabei übereinstimmend die größte Bedeutung zu. Diese Ischämien lassen sich durch strenge Kontrolle hämodynamischer Parameter und frühzeitige Therapie evtl. verhindern.

Bis zu 50% der Myokardischämien sind jedoch O_2-bedarfsunabhängig! Als mögliche Ursache werden Koronarspasmen diskutiert, die zur Abnahme des myokardialen Blutflusses bei unveränderter Hämodynamik führen. Einer Aktivierung des sympathoadrenergen Systems soll dabei entscheidende Bedeutung zukommen (Übersicht bei [43, 70]). Der Nachweis von Ischämien ohne hämodynamisches Korrelat unter Narkosebedingungen veranlaßte Merin, in einem Editorial seine Schlußfolgerung vorangegangener Editorials zu widerrufen: Es genüge eben nicht, wie früher behauptet, „die Determinanten des myokardialen Sauerstoffverbrauchs so nahe wie möglich an den Ausgangswerten des beschwerdefreien und wachen Patienten zu orientieren und den koronaren Perfusionsdruck aufrecht zu erhalten, um Ischämien auszuschließen". Vielmehr sei dies nur die Basis, von der aus Monitoring und Therapie weiterentwickelt werden müßten [60–62].

Über Myokardischämien nach Narkoseausleitung, im Aufwachraum oder auf der Intensivstation ist nur wenig bekannt. In der bereits zitierten Studie von Knight waren postoperative Ischämien jedoch signifikant länger als intraoperative. Andere Autoren der gleichen Arbeitsgruppe bestätigen häufige postoperative Ischämien, die bis zu 1 Woche nach Operation und Narkose nachweisbar waren und in der Mehrzahl keine klinische Symptomatik aufwiesen. Die postoperative Herzfrequenz lag durchschnittlich um 25–50% über intraoperativen Werten [22, 48, 57, 93]. Schmerzen, Shivering, respiratorische Störungen sowie der veränderte Hormonstatus, besonders höhere Katecholaminspiegel und Flüssigkeitsverschiebungen, werden als mögliche Ursache diskutiert. Konkurrierender somatischer Schmerz, eine veränderte Schmerzperzeption oder Analgetika könnten für die hohe Rate asymptomatischer postoperativer Ischämien verantwortlich sein.

Ob postoperative Ischämien mit einem ungünstigen kardialen Outcome einhergehen, ist derzeit nicht bewiesen. Die Reduktion postoperativer Morbidität durch längere Intensivüberwachung und Therapie ist jedoch ein Indiz für diese Hypothese [71]. In einer kürzlich von Mangano durchgeführten Studie [57] war postoperative Ischämie der einzige Prädiktor für kardiale Komplikationen.

Aus den bisher bekannten Fakten ergeben sich eine Reihe ungelöster Fragen:

- Brauchen Risikopatienten postoperativ ein längeres Ischämiemonitoring?
- Muß die Herzfrequenz strenger an präoperativen ischämiefreien Werten orientiert werden?
- Sollte prophylaktisch eine antiischämische Therapie, z. B. mit β-Blockern oder Clonidin, durchgeführt werden?

Dies veranlaßte Brown zu der Aufforderung „Anästhesisten sollten ihre Anstrengungen besser auf postoperative Analgesie und Monitoring richten, statt das 'eine beste Anästhetikum' zu suchen". Auch wenn diese Aussage sicherlich überspitzt ist, so zeigt sie doch die Richtung an, in welche die klinische Forschung wird gehen müssen, wenn das perioperative Risiko herzkranker Patienten weiter gesenkt werden soll.

Literatur

1. Backer CL, Tinker JH, Robertson DH et al. (1980) Myocardial reinfarction following local anesthesia for ophtalmic surgery. Anesth Analg 59:257–262
2. Baron JF, Coriat P, Mundler O et al. (1987) Left ventricular global and regional function during lumbar epidural anesthesia in patients with and without angina pectoris. Influence of volume loading. Anesthesiology 66:621–627
3. Becker LC (1987) Is isoflurane dangerous for the patient with coronary artery disease? Anesthesiology 66:259
4. Bellows WH, Bode RH, Levy JH (1984) Noninvasive detection of periinduction ischemic ventricular dysfunction by cardiokymography in humans: Preliminary experience. Anesthesiology 60:155–158
5. Blomberg S, Hakan E, Ricksten S-E et al. (1989) Thoracic epidural anesthesia and central hemodynamics in patients with unstable angina pectoris. Anesth Analg 69:558–562
6. Borer JS, Brensike JF, Redwood DR et al. (1975) Limitations of the electrocardiographic response to exercise in predicting coronary artery disease. N Engl J Med 293:367–371
7. Boucher CA, Brewster DC, Darling RC et al. (1985) Determination of cardiac risk by dipyridamole-thallium imaging before peripheral vascular surgery. N Engl J Med 312:389–394
8. Cahalan MK, Prakash O, Rulf ENR et al. (1987) Addition of nitrous oxide to fentanyl anesthesia does not induce myocardial ischemia in patients with ischemic heart disease. Anesthesiology 67:925–929
9. Carliner NH, Fisher ML, Plotnick GD et al. (1985) Routine preoperative exercise testing in patients undergoing major noncardiac surgery. Am J Cardiol 56:51–57
10. Cheitlin MD (1988) Finding the high risk patient with coronary artery disease. JAMA 259:2271–2277
11. Chung F, Houston PL, Cheng DCH et al. (1988) Calcium channel blockade does not offer adequate protection from perioperative myocardial ischemia. Anesthesiology 69:343–347
12. Cucchiara RF, Benefiel DJ, Matteo RS, et al (1986) Evaluation of esmolol in controlling increases in heart rate and blood pressure during endotracheal intubation in patients undergoing carotid endarterectomy. Anesthesiology 65:528–531
13. Cutler BS, Wheeler HB, Paraskos JA et al. (1981) Applicability and interpretation of electrocardiographic stress testing in patients with peripheral vascular disease. Am J Surg 37:484–490
14. Deanfield JE; Maseri A, Selwyn AP et al. (1983) Myocardial ischemia during daily life in patients with stable angina: Its relation to symptoms and heartrate changes. Lancet II:753–758
15. DeBusk RF, Kraemer HC, Nash E et al. (1983) Stepwise risk stratification soon after acute myocardial infarction. Am J Cardiol 52:1161–1166

15a. Detsky AS, Abrams HB, Forbath N, Scott JG, Hilliard JR (1986) Cardiac multifactorial clinical risk indices. Arch Intern Med 146:2131–2134

16. Dillman JB; Tinker JH (1990) Ischemic heart disease and drug treatment. Current opinion in anaesthesiology 3:6–10
17. Djokovic JR, Hedley-Whyte J (1979) Prediction of outcome of surgery and anesthesia in patients over 80. JAMA 242:2301–2306
18. Eagle KH, Coley CM, Newell JB et al. (1989) Combining clinical and thallium data optimizes preoperative assessment of cardiac risk before major vascular surgery. Ann Int Med 110:859–866
19. Ebert TJ, Kampine JP (1989) Nitrous oxide augments sympathetic outflow: Direct evidence from human peroneal nerve recordings. Anesth Analg 69:444–449

20. Epstein SE, Quyyumi AA, Bonow R et al (1988) Myocardial ischemia-silent or symptomatic. N Engl J Med 318:1038–1043
21. Erlik D, Valero A, Birkhahn J et al. (1968) Prostatic surgery and the cardiovascular patient. Br J Urol 40:53–61
22. Fegert G, Hollenberg M, Browner W et al. (1988) Perioperative myocardial ischemia in the noncardiac surgical patient. Anesthesiology 69: A 49
23. Feneck RO (1990) Anti-arrhythmic drugs. Current Opinion Anaesthesiol 3:110–116
24. Flacke JW, Bloor BC, Weng D et al. (1987) Reduced narcotic requirement by clonidine with improved hemodynamic and adrenergic stability in patients undergoing coronary bypass surgery. Anesthesiology 67:11–19
25. Foex P (1990) Calcium channel blockers. Current Opinion Anaesthesiol 3:98–102
26. Foster ED, Davis KD, Carpenter JA et al. (1986) Risk of noncardiac operation in patients with defined coronary disease: The coronary artery surgery study (CASS) registry experience. Ann Thor Surg 41:42–50
27. Gerson MC, Hurt JM, Hertzberg V et al. (1985) Cardiac prognosis in noncardiac geriatric surgery. Ann Int Med 103:832–837
28. Ghignone M, Calvillo P, Quinton KL et al. (1987) Anesthesia and hypertension: The effect of clonidine on perioperative hemodynamics and isoflurane requirements. Anesthesiology 67:3–10
29. Goldberger AL, O'Konski M (1986) Utility of the routine electrocardiogram before surgery and on general hospital admission. Ann Int Med 105:522–557
30. Goldman L, Caldera DL, Nussbaum SR et al. (1977) Multifactorial index of cardiac risk in non-cardiac surgical procedures. N Engl J Med 297:845–850
31. Goldman L, Caldera DL, Southwick TS et al. (1978) Cardiac risk factors and complications in non-cardiac surgery. Medicine 57:357–370
32. Goldman L (1988) Assessment of the patient with known or suspected ischemic heart disease for non-cardiac surgery. Br J Anaesth 61:38–43
33. Goldman L (1983) Cardiac risk and complications of noncardiac surgery. Ann Int Med 98:504–523
34. Goldschlager N, Sox HG (1988) The diagnostic and prognostic value of traedmill exercise test in the evaluation of chest pain in patients with recent myocardial infarction and in asymptomatic individuals. Am Heart J 224:337–342
35. Gottlieb SO, Weisfeldt ML, Ouyang P et al. (1986) Silent ischemia as a marker for early unfavourable outcomes in patients with unstable angina. N Eng J Med 314: 1214–1219
36. Haagensen R, Steen PA (1988) Perioperative myocardial infarction. Br J Anaesth 61:24–37
37. Häggmark S, Hohner P, Östman M et al. (1989) Comparison of hemodynamic, electrocardiographic, mechanical and metabolic indicators of intraoperative myocardial ischemia in vascular surgical patients with coronary artery disease. Anesthesiology 70:19–25
38. Hasenbos M, Liem TH, Kerrkamp H et al. (1988) The influence of high thoracic epidural analgesia on the cardiovascular system. Acta Anaesth Belg 39:49–54
39. Hässler R, Höfling B, Castro L et al. (1987) Koronare Herzkrankheit und Herzklappenerkrankungen bei Patienten mit terminaler Niereninsuffiziens. Dtsch Med Wochenschr 112:714–718
40. Hertzer NR, Beven EG, Young JR et al. (1984) Coronary artery disease in peripheral vascular patients. Ann Surg 199:223–233
41. Hertzer NR (1981) Fatal myocardial infarction following peripheral vascular operations: A study of 951 patients followed by 6 to 11 years postoperatively. Clev Cli Q 49: 1–11

42. Hess W, Arnold B, Schulte-Sasse U et al. (1983) Comparison of isoflurane and halothane when used to control intraoperative hypertension in patients undergoing coronary bypass surgery. Anesth Analg 62:15–20
43. Hobbhahn J, Conzen P, Forst H et al. (1989) Einfluß von Inhalationsanästhetika auf das Myokard. Anaesthesist 38 (Suppl): S 561–S 596
44. Hug CC (1990) Does opiate „anesthesia" exist? Anesthesiology 73:1–4
45. Hyman AI (1990) Preoperative assessment of the patient with cardiovascular disease. Current Opinion Anaesthesiol 3:35–39
46. Jamieson WRE, Janusz MT, Miyagishiwa RT et al. (1982) Influence of ischemic heart disease on early and late mortality after surgery for peripheral vascular disease. Circulation 66 (Suppl.I):92–97
47. Kleinmann B, Henkin RE, Glisson SN et al. (1986) Qualitative evaluation of coronary flow during anesthetic induction using thallium-201 perfusion scans. Anesthesiology 64:157–164
48. Knight AA, Hollenberg M, London J et al. (1988) Perioperative myocardial ischemia: Importance of the preoperative ischemic pattern. Anesthesiology 68:681–688
49. Kotter GS, Kotrly KJ, Kalbfleisch JH et al. (1987) Myocardial ischemia during cardiovascular surgery as detected by an ST-segment trend monitoring system. J Cardiothor Anesth 1:190–199
50. Lette J, Walters D, LaPointe J et al. (1989) Usefullness of the severity and extent of reversible perfusion defects during dipyridamole-thallium imaging for cardiac risk assessment before surgery. Am J Cardiol 64:276–281
51. Leung JO, O'Kelly B, Browner W et al. (1989) Prognostic importance of postbypass regional wall motion abnormalities in patients undergoing coronary artery bypass graft surgery. Anesthesiology 71:16–25
52. London MJ, Hollenberg M, Wong MG et al. (1988) Intraoperative myocardial ischemia: Localisation by continuous 12-lead electrocardiography. Anesthesiology 69:232–241
53. London MJ, Tubau JF, Wong MG et al. (1988) The „natural history" of segmental wall motion abnormalities detected by intraoperative transesophageal echocardiography: A clinically blinded prospective approach. Anesthesiology (Abstract) 69:A7
54. Lowenstein E (1985) Perianesthetic ischemic episodes cause myocardial infarction in humans-a hypothesis confirmed. Anesthesiology 62:103–106
55. Magnusson J, Thullin T, Werner O et al. (1982) Hemodynamic effect of pretreatment with metoprolol in hypertensive patients undergoing surgery. Br J Anaesth 58:251–260
56. Mangano DT (1990) Perioperative cardiac morbidity. Anesthesiology 72:153–184
57. Mangano DT, Browner WS, Hollenberg M et al. (im Druck) Perioperative myocardial ischemia as a predictor of cardiac morbidity and mortality in men undergoing noncardiac surgery.
58. Mangano DT (1989) Anesthetics, coronary artery disease and outcome: Unresoved controversies. Anesthesiology 70:175–178
59. McGowen SW, Smith GFN (1980) Anesthesia for transurethral prostatectomy: A comparison of spinal intradural analgesia with two methods of general anesthesia. Anaesthesia 35:847–853
60. Merin RG (1986) Is anesthesia beneficial for the ischemic heart? III Anesthesiology 64:137–140
61. Merin RG (1981) Is anesthesia beneficial for the ischemic heart? II Anesthesiology 55:341–342
62. Merin RG (1980) Is anesthesia beneficial for the ischemic heart? Anesthesiology 53:439–440
63. Nathan HJ (1988) Nitrous oxide worsens myocardial ischemia in isoflurane anaesthetized dogs. Anesthesiology 68:407–415

63a. Braunwald E (1984) NYHA-Classification. In: Braunwald E (ed) The history, heard disease: a textbook of cardiovascular medicine. Saunders, Philadelphia, pp 1–13
64. O'Young J, Mastrocostopoulos G, Hilgenberg A et al. (1987) Myocardial circulatory and metabolic effects of isoflurane and sufentanil during coronary artery surgery. Anesthesiology 66:653–658
65. Philibin DM, Foex P, Drummond G et al. (1985) Postsystolic shortening of canine left ventricle supplied by a stenotic coronary artery when nitrous oxide is added in the presence of narcotics. Anesthesiology 62:166–174
66. Philbin DM, Rosow CE, Schneider RC et al. (1990) Fenatanyl and sufentanil anesthesia revisited: How much is enough? Anesthesiology 73:5–11
67. Prys-Roberts C (1988) Anaesthetic considerations for the patient with coronary artery disease. Br J Anaesth 61:85–96
68. Prys-Roberts C (1990) Developments in adrenergic receptor pharmacology and their relevance to anaesthesia. Current Opinion Anaesthesiol 3:89–97
69. Raby KE, Goldman L, Creager MA et al. (1989) Correlation between preoperative ischemia and major cardiac events after peripheral vascular surgery. N Engl J Med 321:1296–1300
70. Rafflenbeuel W, Lichtlen WR (1982) Zum Konzept der „dynamischen“ Koronarstenose. Z Kardiol 71:439–444
71. Rao TK, Jacobs KH, El-Etr AA (1983) Reinfarction following anesthesia in patients with myocardial infarction. Anesthesiology 59:499–505
72. Reiz S, Balfors E, Sorensen MB et al. (1983) Isoflurane-a powerful coronary vasodilator in patients with coronary artery disease. Anesthesiology 59:91–97
73. Reiz S, Häggmark S, Rydvall E et al. (1982) Beta-blockers and thoracic epidural analgesia. Cardioprotective and synergistic effects. Acta Anaesth Scand Suppl 76:54–61
74. Reiz S (1988) Myocardial ischemia associated with general anaesthesia. Br J Anaesth 61:68–84
75. Reiz S (1983) Nitrous oxide augments the systemic and coronary hemodynamic effects of isoflurane in patients with ischemic heart disease. Acta Anaesth Scand 27:464–469
76. Saada M, Duva MD, Bonnet F et al (1989) Abnormalities in myocardial segmental wall motion during lumbar epidural anesthesia. Anesthesiology 71:26–32
77. Schwender D, Keller J, Klasing S et al. (1990) Akustisch evozierte Potentiale mittlerer Latenz (AEPML) unter hochdosierter Opiatanalgesie. Anaesthesist 39:299–305
78. Seeling W, Bruckmooser K-P, Hüfner C et al. (1990) Keine Verminderung postoperativer Komplikationen durch Katheterepiduralanalgesie nach großen abdominellen Eingriffen. Anästhesist 39:33–40
79. Slavik JR, LaManita KR, Kopriva CJ et al. (1986) Does N_2O cause regional wall motion abnormalities in patients with CAD? An evaluation by 2D transesophageal echocardiography. Anesthesiology 65:A515
80. Slogoff S, Keats AS (1985) Does perioperative myocardial ischemia lead to postoperative myocardial infarction? Anesthesiology 62:107–114
81. Slogoff S, Keats AS (1986) Further observations on perioperative myocardial ischemia. Anesthesiology 65:539–542
82. Slogoff S, Keats AS (1989) Randomized trial of primary anesthetic agents and outcome of coronary artery bypass operations. Anesthesiology 70:179–188
83. Smith JS, Cahalan MK, Benefiel DJ et al. (1985) Intraoperative detection of myocardial ischemia in high-risk patients: Electrocardiography versus two-dimensional transesophageal echocardiography. Circulation 72 5:1015–1021

84. Smith JS, Roizen MF, Cahalan MK et al. (1988) Does anesthetic technique make a difference? Augmentation of systolic blood pressure during carotid endarterectomy: Effects of phenylephrine versus light anesthesia and of isoflurane versus halothane on the incidence of myocardial ischemia. Anesthesiology 69:846–853
85. Sonntag H, Larsen R, Hilfiker O et al. (1982) Myocardial blood flow and oxygen consumption during high dose fentanyl anesthesia in patients with coronary artery disease. Anesthesiology 56:417–422
86. Steen PA, Tinker JH, Tarhan S (1978) Myocardial reinfarction after anesthesia and surgery. JAMA 239:2566–2570
87. Stone JG, Foex P, Sear JW et al. (1988) Myocardial ischemia in untreated hypertensive patients: Effect of a single small oral dose of a beta-adrenergic blocking agent. Anesthesiology 68:495–500
88. Tarhan S, Moffit EA, Taylor WF et al. (1972) Myocardial infarction after general anesthesia. JAMA 220:1451–1454
89. Tuman KJ, McCarthy RJ, Spiess BD et al. (1989) Does choice of anesthetic agent significantly affect outcome after coronary artery surgery? Anesthesiology 70:189–198
90. Tuman KJ, McCarthy RJ, Spiess BD et al. (1989) Effect of pulmonary artery catheterization on outcome in patients undergoing coronary artery surgery. Anesthesiology 70:199–206
91. Unertl K, Wroblewski H, Gükler S et al. (1985) Das Risiko in der Anästhesie. MMW 127:609–612
92. Unertl K (1989) Ist Alter an sich ein Anästhesierisiko? Zentraleuropäischer Anästhesiekongreß, Innsbruck
93. Wong MG, Wellington MS, London MJ et al. (1988) Prolonged postoperative myocardial ischemia in high risk patients undergoing non-cardiac surgery. Anesthesiology (Abstract) 69:A56
94. Wroblewski F, LaDue JS (1952) Myocardial infarction adds a postoperative complication of major surgery. JAMA 150:1212–1216
95. Yeager MP, Glass DD, Neff RD et al. (1987) Epidural anesthesia and analgesia in high risk surgical patients. Anesthesiology 66:729–736
96. Yusuf S, Petro R, Lewis J et al. (1985) Beta-blockade during and after myocardial infarction: An overview of the randomized trials. Progress in cardiovascular disease 27:335–371

Risikoprofil und präoperative Vorbereitung

Präoperative Strategie in Diagnostik und Therapie von koronarer Herzerkrankung und Hypertonie

E. Erdmann

Einleitung

Nach den ausführlichen Untersuchungen insbesondere der Arbeitsgruppe von Goldmann [7–9] sind die präoperativ feststellbaren Risikofaktoren bekannt, die die perioperative Phase negativ beeinflussen. Wenn eine koronare Herzerkrankung, eine manifeste Herzinsuffiziens, eine Aortenstenose oder Arrhythmien vorliegen, ist von einer erhöhten perioperativen Komplikationsrate und Letalität auszugehen (Tabelle 1). Dementsprechend sind viele Versuche unternommen worden, im Rahmen einer internistischen präoperativen Untersuchung die Risikofaktoren aufzudecken und entsprechend zu behandeln, die bei einer Abdominal- oder Thoraxoperation für die auftretenden Komplikationen verantwortlich sind. Im folgenden soll aus internistisch-kardiologischer Sicht auf 2 Problemkreise, die als Hauptrisikofaktoren bei Patienten über 49 Jahre für die Operationsletalität anzusehen sind, näher eingegangen werden.

Koronare Herzerkrankung

Bei Patienten ohne vorher bestehende koronare Herzerkrankung beträgt die perioperative Letalität in einem großen Kollektiv weniger als 0,5% gegenüber 2,4% bei Patienten mit bekannter koronarer Herzerkrankung. Auch nach einem durchgemachten Herzinfarkt ist die perioperative Komplikationsrate signifikant erhöht ([19]; Tabelle 2). Selbst neuere Publikationen zeigen, daß ein perioperativ auftretender Herzinfarkt mit einer 50%igen Letalität verknüpft ist [15]. Natürlich muß man dabei die hohe Dunkelziffer wegen geringer Sensitivität der Nachweismethoden gerade bei kleineren und nicht transmuralen Infarkten berücksichtigen. Da die Komplikationsrate auch 3 Monate nach einem überstandenen Myokardinfarkt um das 6fache höher liegt als bei einem Operationstermin nach 6 Monaten, sollte der Zeitpunkt einer elektiven Operation hinausgeschoben werden. Wenn dies nicht möglich erscheint, muß unbedingt eine präoperative symptomlimitierte Ergometrie durchgeführt werden. Bei pathologischem Ergebnis derselben ist eine Koronarographie indiziert.

Bei der Bedeutung der koronaren Herzerkrankung für die perioperative Komplikationsrate ist eine genaue Diagnostik auch beim asymptomatischen Patienten angebracht (Abb. 1). Dementsprechend ist bei der präoperativen Anamnese nach den bekannten Risikofaktoren (Zigarettenrauchen, positive Familienanamnese,

Tabelle 1a. Risikofaktoren für die präoperative Beurteilung. (Aus [9])

Risikofaktor	Punkte
1) Koronare Herzerkrankung	
Myokardinfarkt < 6 Monate	10
Myokardinfarkt > 6 Monate	5
Angina pectoris III	10
Angina pectoris IV	20
instabile Angina pectoris in den letzten 6 Monaten	10
2) Herzinsuffizienz	
Lungenödem	
innerhalb 1 Woche vor der Operation	10
jemals zuvor	5
3) Verdacht auf Aortenstenose	20
4) Arrhythmien	
nicht Sinusrhythmus	5
> 5 VES/min	5
5) Schlechter Allgemeinzustand	5
6) Alter > 70 Jahre	5
7) Notfalloperation	10

b Einteilung der Punkte in Risikoklassen

Risikoklasse	Punkte	Letalität [%]
I	0– 5	1
II	6–12	3
III	13–25	15
IV	≥26	30

Tabelle 2. Perioperativer Reinfarkt und Mortalität [%] in Abhängigkeit vom Operationsintervall zum Erstinfarkt. (Aus [19])

Intervall (Monate)	1973–1976 (n = 364) [%]	1977–1982 (n = 733) [%]
0– 3	36	5,8
4– 6	26	2,3
7–12	5	1

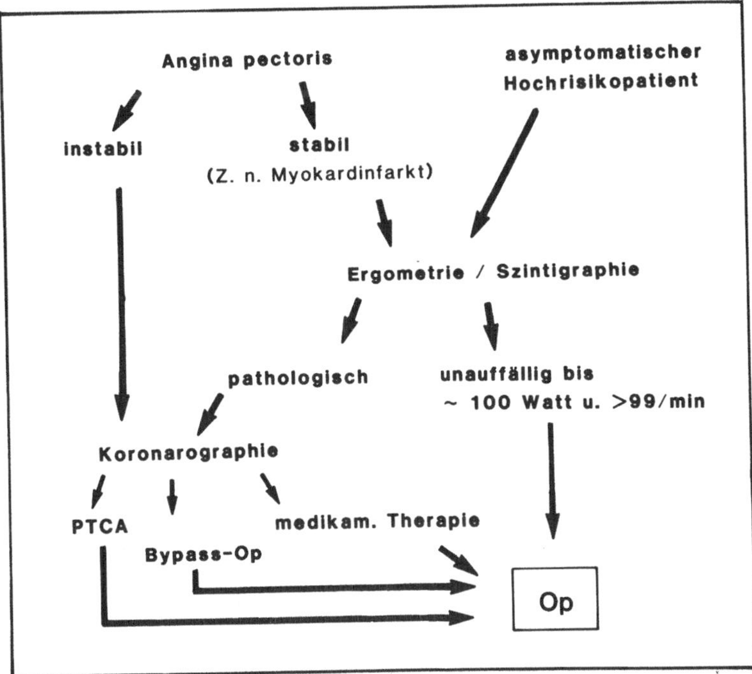

Abb. 1. Präoperative Diagnostik der koronaren Herzkrankheit

Hypertoniker, Hypercholesterinämie, Diabetes mellitus) zu fanden. Wir halten bei jedem Patienten vor einer Vollnarkose die Durchführung eines *EKG* für notwendig, auch bei leerer diesbezüglicher Anamnese. Ein präoperatives *Thoraxröntgenbild* hat nur Bedeutung bei Vorliegen einer Kardiomegalie oder einer pulmonalen Stauung. In beiden Fällen ist eine weitere diagnostische Abklärung zwingend.

Die *Ergometrie* erfaßt bei Patienten mit chronischer stabiler Angina pectoris den Schweregrad, die funktionelle Belastbarkeit und in der Regel auch hinreichend sicher die stumme Myokardischämie [1]. Deswegen sollte im Zweifelsfall und bei jedem Risikopatienten großzügig eine Belastungsprüfung durchgeführt werden. Mehrere Untersuchungen haben gezeigt, daß eine Ischämiereaktion bei niedrigen altersentsprechenden Wattstufen tatsächlich mit erhöhtem operativem Myokardinfarktrisiko verknüpft ist [15]. Die Unfähigkeit, bei ansteigenden Belastungsstufen wenigstens 2 min mit einer Herzfrequenz von 99/min eine Belastungsprüfung durchzuhalten, scheint ein unabhängiger Risikofaktor für perioperative wesentliche Komplikationen (Infarkt, Herzinsuffizienz, Rhythmusstörungen) zu sein ([6]; s. Tabelle 3).

Bei gebrechlichen oder orthopädischen Patienten, bei denen ein Belastungs-EKG nicht durchgeführt werden kann, hat sich das *Thalliumszintigramm* mit Dipyridamol als hilfreich zur Beurteilung der koronaren Herzerkrankung erwiesen. Insbesondere reversible myokardiale Thalliumdefekte fordern zur weiteren Diagnostik und evtl. revaskularisierenden Therapie auf.

Nach neueren Untersuchungen an Gefäßpatienten mit hohem perioperativem Risiko hat sich auch das *24-Stunden-EKG mit ST-Segmentanalyse* zur präoperativen

Tabelle 3. Wert der präoperativen Untersuchungsmethoden. Ergebnisse der Untersuchungen von: 155 Patienten (> 65 Jahre), Abdominaloperationen, davon 13 Patienten mit 22 Komplikationen; 6 Patienten starben. (Aus [6])

Untersuchte Parameter	Sensitivität [%]	Spezifität [%]
1. Goldman-Indikatoren (s. Tabelle 1)	77	69
2. Thoraxröntgen, Kardiomegalie	30	80
3. EKG, Serumchemie	–	–
4. Ergometrie (> 2 min, > 99/min)	85	64
5. Radionuklidventrikulographie	30	69
6. Angina pectoris	15	70
7. $pO_2 < 60$ mmHg	16	90

Diagnostik der koronaren Herzerkrankung bewährt [13, 18, 20, 22]. Es fiel dabei besonders auf, daß Kranke mit stummer Myokardischämie zum einen eine hohe Inzidenz von Komplikationsraten perioperativ hatten, und daß zum anderen durch die ST-Segmentanalyse eine zuverlässige Erfassung dieser Patienten gelang. Leider ist die Spezifität dieses Befundes gering, so daß andere Faktoren mitberücksichtigt werden müssen (Tabelle 3).

Die *Echokardiographie* erfaßt bei entsprechendem Verdacht auf regionale Pumpfunktionsstörungen, Papillarmuskeldysfunktionen und Klappenfehler im wesentlichen den Kontraktionszustand des Myokards. Ähnliche Aussagen sind auch mit Hilfe der *Nuklidventrikulographie* möglich. Diese Untersuchung hat aber keinen Vorteil hinsichtlich der präoperativen Erkennung von perioperativen Komplikationen gezeigt. Ob die präoperative echokardiographische Untersuchung einen wesentlichen Stellenwert zur Senkung der perioperativen Mortalität hat, ist z. B. noch nicht geklärt. Zur diagnostischen Abklärung von Herzerkrankungen ist die Echokardiographie aber unverzichtbar.

Die Indikationen zur *Koronarographie* sind – wie auch sonst – die instabile Angina pectoris, die Postinfarktangina und stabile Angina pectoris mit pathologischer Ergometrie bei geringen Belastungsstufen unabhängig von der Vormedikation. Wenn innerhalb von 3 Monaten nach durchgemachtem Infarkt eine Operation notwendig wird und das Belastungs-EKG eine Ischämiereaktion zeigt, empfiehlt sich ebenfalls die großzügige Indikation zur Koronarographie. Deren geringe Komplikationsrate (unter 1‰) ist bemerkenswert. Das ist für diese invasive diagnostische Methode besonders vor größeren operativen Eingriffen wichtig. Da viele Patienten präoperativ durch eine Ballondilatation verengter Koronarien innerhalb von Tagen ausreichend behandelt werden können, sind dann auch keine wesentlichen Zeitverzögerungen vor einer Operation zu erwarten.

Bei Operationen mit akuter Nachlasterhöhung (Abklemmen der Aorta) oder zu erwartenden größeren Blutverlusten kann auch bei *stabiler Angina pectoris* eine vorherige invasive Diagnostik vorteilhaft sein. Nach eigenen Untersuchungen hat sich herausgestellt, daß die Operation eines *Aortenaneurysmas* in der Diskriminanzanalyse einen selbständigen Risikofaktor dargestellt. Die Indikationen zur *Karotischirurgie* werden heute auch deswegen so restriktiv gestellt, weil die Patienten v. a. durch das kardiovaskuläre Komplikationsrisiko bedroht sind. Möglicherweise läßt sich dieses Risiko durch die genaue präoperative internistische Untersuchung und dann auch Therapie der meist gleichzeitig bestehenden schweren koronaren Herzerkrankung mindern.

Wir meinen, daß sich für die präoperative diagnostische Strategie der koronaren Herzerkrankung das einfache Schema in Abb. 1 bewährt hat. Bei der stabilen Angina pectoris und bei jedem Zustand nach Myokardinfartk (unabhängig von der Angabe von Beschwerden) empfehlen wir die Durchführung einer Ergometrie. Wenn dies aus technischen Gründen nicht möglich ist, empfiehlt sich alternativ die Durchführung einer Thalliumszintigraphie mit Dipyridamol. Leistet der Patient nicht wenigstens 75–100 W bzw. muß die Belastung abgebrochen werden, ohne daß er eine Herzfrequenz für 2 min über 99/min durchhält, so empfehlen wir die Koronarographie. Ähnlich empfehlen wir auch bei asymptomatischen Hochrisikopatienten zur Erkennung evtl. vohandener *stummer Ischämien* eine präoperative Ergometrie [13].

Ischämiereaktionen im EKG werden bei Patienten mit bekannter koronarer Herzerkrankung in etwa 40% der Fälle registriert. Sie sind damit zwar bei allen Patienten nachweisbar, die auch perioperative Komplikationen aufweisen (hohe Sensitivität), eignen sich aber nicht für die präoperative Erkennung von Hochrisikopatienten (geringe Spezifität; [20]).

Nach einer *aortokoronaren Bypassoperation* sind niedrige perioperative Risiken bekannt. In diesem Zusammenhang sind die Zahlen der Cass-Studie [5] sehr interessant; hier stellte sich heraus, daß nach der Revaskularisationsoperation eine Gesamtletalität von 0,9% gefunden wurde. Im Gegensatz dazu betrug die Letalität 2,4% bei Patienten, bei denen die notwendige nichtkardiale Operation vor der aortokoronaren Bypassoperation durchgeführt wurde. Man muß aber darauf hinweisen, daß die Revaskularisationsoperation selbst ein Risiko von 1–2% aufweist und daß dementsprechend die Sterblichkeit in beiden Gruppen (mit und ohne vorherige Bypassoperation) in etwa gleich war. Aus diesem Grunde ist vor einer zu großzügigen Indikation zur Bypassoperation vor einem nichtkardialen größeren Eingriff besonders dann zu warnen, wenn kein Aufforderungscharakter mit entsprechender Symptomatik besteht. Wahrscheinlich gilt dasselbe für die PTCA, die heute noch ein ähnliches Risiko aufweist wie eine Bypassoperation. Trotzdem muß betont werden, daß Anästhesisten meist darauf hinweisen, daß eine bekannte, durch Koronarographie abgeklärte koronare Herzerkrankung ein geringeres perioperatives Risiko aufweist als eine überraschend auftretende Ischämiereaktion beim nicht korrekt voruntersuchten Patienten.

Als präoperatives therapeutisches Vorgehen bei stabiler Angina pectoris hat es sich bewährt, die zuvor eingenommenen Medikamente (Nitrate, β-Blocker und Kalziumantagonisten) konsequent weiterzugeben bzw. zu ergänzen. Jede Therapieänderung muß durch eine Ergometrie überprüft werden. Wahrscheinlich gilt ebenso wie bei der Hypertonie, daß β-Rezeptorenblocker und Kalziumantagonisten auch am Morgen der Operation noch eingenommen werden sollten.

Die Therapie der koronaren Herzkrankheit (KHK) sollte wie folgt durchgeführt werden:

1. β-Blocker
   (z. B. Bisoprolol 5–10 mg p.o.);
2. Kalziumantagonisten
   (z. B. Nifedipin 3mal 10 mg p.o.);
3. Nitrate
   (z. B. Isosorbidmononitrat 2mal 20 mg p.o.);
4. Kontrolle durch Ergometrie;
5. Medikation auch am Operationstag;
6. im Zweifel → Koronarographie (PTCA).

Hypertonie

Patienten mit Hypertonie sind perioperativ durch ihre Blutdruckvariabilität, eine evtl. auftretende Myokardischämie bzw. Myokardinfarkt und Arrhythmien gefährdet (s. unten). Wenn perioperative Blutdruckanstiege über 180 mmHg systolisch auftreten, sind erhöhte Komplikationsrate und auch Letalität ebenso bekannt, wie bei schwerwiegenden Hypotonien (systolische Werte unter 90 mmHg). Außerdem ist durch die bereits erwähnte Cass-Studie [5] bekannt, daß die *linksventrikuläre Hyperthrophie* kenntlich im EKG und Herzecho sowie die *linksventrikuläre Dysfunktion* eine signifikante prognostische Wertigkeit haben. Wahrscheinlich ist das durch die Folgen der Hypertonie und hier insbesondere die koronare Herzerkrankung bedingt. Deswegen empfiehlt sich in diesen Fällen eine besonders sorgfältige präoperative Diagnostik zum Nachweis bzw. Ausschluß von hämodynamisch wirksamen Koronarstenosen.

Häufige perioperative Komplikationen bei Hypertonikern:

1. intraoperative Blutdruckschwankungen,
2. Myokardischämie,
3. Myokardinfarkt,
4. Reinfarkt,
5. Arrhythmien,
6. Herzinsuffizienz (oft als Folge von 1–5).

Beim *unbehandelten Hypertoniker* werden während der Intubation oft extrem hohe Plasmanoradrenalinspiegel gemessen [24]. Damit einhergehend findet man teilweise *krisenhafte Blutdruckanstiege.* Am besten lassen sich derartige gefährliche Blutdruckanstiege beim Hypertoniker während der Intubation vermeiden, wenn präoperativ β-Rezeptorenblocker gegeben werden. In der Untersuchung von Stone et al. [24] erwies sich diese Maßnahme als günstiger als die Einstellung des chronisch erhöhten Blutdrucks mit Hilfe von Diuretika oder Kalziumantagonisten. Dabei müssen β-Rezeptorenblocker aber noch am Morgen des Operationstages eingenommen werden. Wenn die letzte Einnahme am Abend vor dem operativen Eingriff stattfand, ließen sich die Blutdruckanstiege während der Intubation nicht völlig vermeiden. Vor kurzem ist ähnliches aber auch für Kalziumantagonisten mitgeteilt worden [17].

In einer Untersuchung an 1023 Patienten zeigte sich, daß perioperative Myokardischämien besonders häufig bei Tachykardien, Hypotension und Hypertension auftraten. Nur 19% der registrierten ischämischen Reaktionen wurden unabhängig von derartigen hämodynamischen Anomalien gesehen. Ob diese perioperativen Komplikationen durch eine konsequente antihypertensive präoperative Therapie ganz vermieden werden können, ist im Augenblick allerding noch unklar.

Resümee

Die größte Rolle für das perioperative Risiko eines Patienten spielen wohl die Art des Eingriffs, die Erfahrung des Anästhesisten und des Chirurgen sowie die Vorerkrankungen des Patienten selbst. Wesentlich ist, daß Symptome und Zeichen einer koronaren Herzerkrankung, einer Herzinsuffizienz, der Aortenstenose und von Rhythmusstörungen präoperativ klar erfaßt und entsprechend abgeklärt werden. Da Herz- und Kreislauferkrankungen als Hauptrisikofaktoren für den perioperativen Verlauf anzusehen sind, muß eine entsprechende adäquate Therapie initiiert werden, auch wenn diese den Zeitpunkt der geplanten Operation evtl. wesentlich hinausschiebt [25]. Ein perioperativer Herzinfarkt geht auch heute noch mit einer etwa 50%-Letalität einher! Die Therapiekontrolle durch eine Belastungsprüfung (vorzugsweise Ergometrie) ist notwendig. Bei pathologischem Ausfall mit Ischämiereaktion trotz entsprechender Medikation empfiehlt sich die konsequente weitere Diagnostik (Koronarographie). In vielen Fällen ist eine präoperativ durchgeführte PTCA heute möglich. Durch die erfolgreiche Revaskularisation wird das perioperative Komplikationsrisiko drastisch gesenkt.

Eine kürzlich publizierte Analyse der Ursachen, die perioperativ den Tod des Patienten herbeigeführt hatten, ergab, daß an erster Stelle der Todesursachen die inadäquate Vorbereitung des Patienten zur Anästhesie und Operation stand [11]. Die adäquate präoperative Diagnostik und Therapie ist deshalb so wesentlich.

Literatur

1. Cohn P (1989) Silent myocardial ischemia: an update. Adv Intern Med 34:377–392
2. Dhingra R, Palileo E, Strasberg B, Swiryn S, Bauernfeind R (1981) Significance of the HV interval in 517 patients with chronic bifascicular block. Circulation 64:1265–1271
3. Erdmann E (1986) Der passagere Schrittmacher – Indikation, Komplikation und Art der Stimulation. Anästh Intensivmed 27:304–307
4. Erdmann E (1989) Die dekompensierte Aortenklappenstenose – Valvuloplastie als Notfalleingriff. Internist 30:77–81
5. Foster E, Davis K, Carpenter J, Abele S, Fray D (1986) Risk of noncardiac operation in patients with defined coronary artery disease: the coronary artery surgery study (CASS) registry experience. Ann Thorac Surg 41:42–50
6. Gerson M, Hurst J, Hertzberg V et al. (1985) Cardiac prognosis in noncardiac geriatric surgery. Ann Intern Med 103:832–837

7. Goldman L, Caldera D, Nussbaum S et al. (1977) Multifactorial index of cardiac risk in noncardiac surgical procedures. N Engl J Med 297:845–851
8. Goldman L, Caldera D, Southwick F et al. (1978) Cardiac risk factors and complications in noncardiac surgery. Medicine 57:357–362
9. Goldman L (1988) Assessment of the patient with known or suspected ischemic heart disease for noncardiac surgery. Br J Anaesth 61:38–83
10. Häggmark S, Hohner P, Östman M, Friedman A, Diamond G, Lowenstein E, Reiz S (1989) Comparison of hemodynamic, electrocardiographic, mechanical, and metabolic indicators of intraoperative myocardial ischemia in vascular surgical patients with coronary artery disease. Anesthesiology 70:19–25
11. Holland R (1987) Anaesthetic mortality in New South Wales. Br J Anaesth 59:834–841
12. Jakschik J, Tung L, Germer C, Häring R (1989) Das operative Risiko für über 80jährige Patienten mit Verschlußikterus. Z Geriatr 2:76–78
13. Knight A, Hollenberg M, London M, Tubau J, Verrier E, Browner W, Mangano D (the S.P.I. Research Group) (1988) Perioperative myocardial ischemia: importance of the preoperative ischemic pattern. Anesthesiology 68:681–688
14. Konietzko N (1988) Vorbereitung des Patienten zu Anästhesie und Operation. In: Rügheimer E, Pasch T (Hrsg) Vorbereitung des Patienten zu Anästhesie und Operation. Springer, Berlin Heidelberg New York Tokyo S 55–65
15. Mangano D (1990) Perioperative cardiac morbidity. Anesthesiology 72:153–184
16. Pastore J, Yurchak P, Janis K, Murphy J, Zir L (1978) The risk of advanced heart block in surgical patients with right bundle branch and left axis deviation. Circulation 57:677–680
17. Puri G, Batra Y (1988) Effect of nifedipine on cardiovascular responses to laryngoscopy and intubation. Br J Anaesth 60:579–581
18. Raby K, Goldman L, Creager M, Cook E, Weisberg M, Whittemore A, Selwyn A (1989) Correlation beween preoperative ischemia and major cardiac events after peripheral vascular surgery. N Engl J Med 321:1296–1300
19. Rao T, Jacobs K, El-Etr A (1983) Reinfarction following anesthesia in patients with myocardial infarction. Anesthesiology 59:499–505
20. Rocco M, Nabel E, Cambell S, Goldman L, Barry J, Mead K, Selwyn A (1987) Prognostic importance of myocardial ischemia detected by ambulatory monitoring in patients with coronary disease. J Am Coll Cardiol 9:68A
21. Schneider A, Braun L (1983) Alterschirurgie – Untersuchungen zur perioperativen Letalität. Zentralbl Chir 108:249–253
22. Slogoff S, Keats A (1985) Does perioperative myocardial ischemia lead to postoperative myocardial infarction? Anesthesiology 62:107–114
23. Steinbeck G, Manz M, Lüderitz B (1984) Neue Möglichkeiten in der Therapie bedrohlicher tachykarder Rhythmusstörungen: Medikamentös – elektrisch – operativ. Internist 25:351–358
24. Stone J, Foex P, Sear J, Johnson L, Khambatta H, Triner L (1988) Risk of myocardial ischaemia during anaesthesia in treated and untreated hypertensive patients. Br J Anaesth 61:675–679
25. Wells P, Kaplan J (1981) Optimal management of patients with ischemic heart disease for noncardiac surgery by complementary anesthesiologist and cardiologist interaction. Am Heart J 102:1029–1037

Präoperative Strategie in Diagnostik und Therapie von Rhythmusstörungen und Herzinsuffizienz

K. Werdan, J. Neudert, P. Eberl-Lehmann, M. Haller, H. Forst, J. Wisser

Einleitung

Rhythmusstörungen und Herzinsuffizienz sind 2 Symptome, die das perioperative Risiko entscheidend prägen (Beitrag Erdmann in diesem Band; [10, 25, 31, 37, 44, 45, 69]). Eine optimale Strategie zur perioperativen Risikominimierung erschöpft sich jedoch nicht in der unkritischen Behandlung dieser Symptome. Sie beinhaltet vielmehr die Diagnose der diesen Symptomen zugrundeliegenden Herzerkrankung, die Abschätzung ihrer hämodynamischen Relevanz und die an der kardialen Grunderkrankung ausgerichtete präoperative Behandlung.

In der Regel erlauben Anamneseerhebung, körperliche Untersuchung, Ruhe-EKG und ein Röntgenbild des Thorax eine klare Risikoabschätzung; Ergometrie, (Doppler-)Echokardiographie und ein 24-h-Langzeit-EKG können bei ausgewählten Patienten zur besseren Risikoabschätzung und zur präoperativen Therapiekontrolle hilfreich sein. Nur in seltenen Fällen wird man zusätzlich eine Radionuklid- oder Thalliumszintigraphie des Herzens oder eine Herzkatheteruntersuchung, ggf. inklusive invasiver elektrophysiologischer Diagnostik, durchführen müssen [12, 44, 49].

Präoperative Strategie in Diagnostik und Therapie von Rhythmusstörungen

Behandlungspflichtigkeit von Herzrhythmusstörungen [62, 64]

Nicht jede präoperativ erkannte Herzrhythmusstörung ist behandlungspflichtig (Abb. 1). Ein jüngerer, herzgesunder Patient toleriert eine effektive Pulsfrequenz von minimal 40/min und maximal 180/min, ohne daß es zu einem kritischen Abfall des Herzzeitvolumens kommt. Koronare Herzkrankheit (KHK), Kardiomyopathien, Vitien und das dekompensierte Hochdruckherz führen über eine Einschränkung der Ventrikelfunktion und/oder der Myokarddurchblutung zu einer Einengung dieser Herzfrequenztoleranz. Je schwerer die kardiale Grunderkrankung ist, um so schlechter tolerieren diese Patienten eine brady- oder tachykarde Rhythmusstörung und um so dringender müssen diese antiarrhythmisch behandelt werden. Auch bei Diabetikern mit autonomer Dysfunktion kann diese Herzfrequenztoleranz eingeschränkt sein [5, 44]. Patienten mit einem Mitralklappenprolaps besitzen dagegen eine normale Ventrikelfunktion und Myokarddurchblutung.

Das Ausmaß der Blutflußreduktion – z. B. der Koronardurchblutung – ist dabei je nach Art der Rhythmusstörung vernachlässigbar bis gravierend: 5–12% bei einzel-

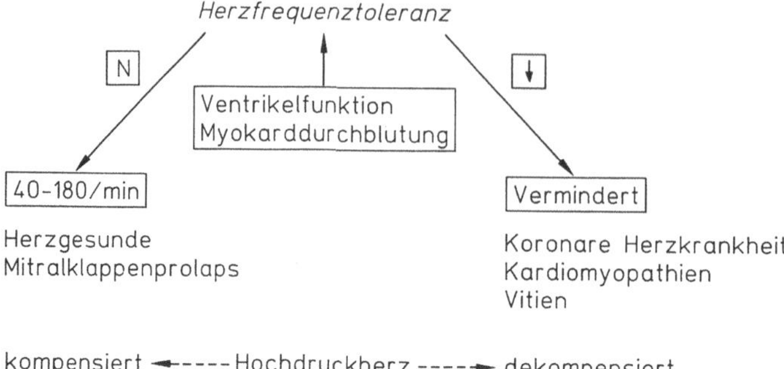

Abb. 1. Behandlungspflichtigkeit von Herzrhythmusstörungen

nen supraventrikulären und ventrikulären Extrasystolen, 25% bei häufigen ventrikulären Extrasystolen, 35% bei supraventrikulären Tachykardien und 60% bei Kammertachykardien [64].

Vorbestehende Rhythmus- und Erregungsleitungsstörungen und dazu disponierende Erkrankungen und Operationen

Vorhofflimmern und supraventrikuläre Tachykardien: Tachykardes Vorhofflimmern ist präoperativ in normofrequentes Vorhofflimmern überzuführen, in der Regel durch Digitalisierung. Bei paroxysmalem Vorhofflimmern empfiehlt sich ebenfalls die Digitalisierung perioperativ (s. dazu auch Abschn. Herzglykoside). Bei bradykardem Vorhofflimmern, das nicht als Folge einer Herzglykosid- oder sonstigen Medikation anzusehen ist, sollte ein passagerer oder permanenter Schrittmacher in Erwägung gezogen werden. Vorhofflattern ist präoperativ in Sinusrhythmus oder aber zumindest in Vorhofflimmern überzuführen, entweder medikamentös oder mittels atrialer Hochfrequenzstimulation bzw. DC-Kardioversion (R-synchron) mit kleiner Stromstärke (bis 50 Ws; [63]). Bei medikamentös effektiv therapierten supraventrikulären Tachykardien empfiehlt sich die perioperative Beibehaltung dieses Regimes. Dagegen erscheint es nicht ratsam, bei tachykarden Herzrhythmusstörungen in der Vorgeschichte präoperativ eine nicht validierte, medikamentöse Prophylaxe dieser in der Regel nicht bedrohlichen Rhythmusstörungen zu beginnen. Bei ihrem perioperativen Auftreten kann dann gezielt nach EKG-Diagnostik - falls erforderlich - behandelt werden (z. B. mit β-Blockern oder Verapamil).

Kammertachykardien: Patienten mit vorbestehenden Ventrikeltachykardien haben meist eine schwere KHK oder eine dilatative Kardiomyopathie. Sie tolerieren diese Tachykardien demzufolge aus hämodynamischen Gründen schlecht.

Sind diese Patienten adäquat antiarrhythmisch behandelt, so sind bis auf eine sorgfältige Rhythmusüberwachung perioperativ keine weiteren Maßnahmen erforderlich. Ist dies jedoch nicht der Fall, so sollte präoperativ die Wirksamkeit des eingesetzten Antiarrhythmikums durch entsprechende - auch invasive - Therapiekontrollen überprüft werden [63]. Intraoperativ kann eine transvenöse ventrikuläre Reizsonde gelegt werden, um bei Auftreten einer Kammertachykardie diese mittels antitachykarder Stimulation zu unterbrechen [63].

Long-QT-Syndrom [73]: Bei den seltenen hereditären Krankheitsbildern des Long-QT-Syndroms – häufiger sind erworbene, meist durch Elektrolytstörungen, Antiarrhythmika und Psychopharmaka ausgelöste Formen – muß der Anästhesist auf Kammertachykardien gefaßt sein; die Diagnose kann anhand des verlängerten QT-Intervalls im präoperativen Ruhe-EKG gestellt werden. Mittel der Wahl sind β-Blocker. Alle Maßnahmen, die zu einer übermäßigen adrenergen Stimulation führen, sind perioperativ als potentiell gefährlich anzusehen.

WPW-Syndrom: Bei Patienten mit WPW-Syndrom – die charakteristische Verkürzung der PQ-Zeit und die δ-Welle sind keineswegs immer konstant vorhanden – kann es perioperativ zum Auftreten von Reentry-Tachykardien kommen: normodrom (häufiger) mit antegrader Leitung über den AV-Knoten und retrograder über die akzessorische Bahn (ohne δ-Welle) und antidrom vice versa (mit δ-Welle). Bei beiden Tachykardieformen ist Ajmalin (Gilurytmal, 50 mg langsam i.v. gegeben) das Mittel der ersten Wahl. Dies gilt v.a. auch beim Auftreten tachykarden Vorhofflimmerns intraoperativ; i.v.-Gaben von Verapamil oder Digitalis wären in diesem Fall – zumindest erstmals eingesetzt – kontraindiziert: beide blockieren nur die Überleitung im AV-Knoten, nicht aber in der akzessorischen Bahn. Dies kann bei Vorhofflimmern zu einer Zunahme der Ventrikelfrequenz bis hin zum Kammerflimmern führen [32, 58].

Bifaszikulärer Block: Bei bifaszikulärem Block (Linksschenkelblock, Rechtsschenkelblock mit linksanteriorem oder linksposteriorem Hemiblock) ist intraoperativ keine prophylaktische Schrittmachertherapie erforderlich, selbst wenn zusätzlich noch ein AV-Block Grad I vorliegen sollte. Denn die Gefahr, daß sich intraoperativ ein kompletter Block entwickelt, ist sehr gering [3, 4, 53].

Mitralklappenprolaps und Mitralklappenprolaps-Syndrom: Patienten mit einem asymptomatischen Mitralklappenprolaps (MKP) oder einem symptomatischen MKP-Syndrom (insgesamt 5% der Erwachsenenbevölkerung) können erhebliche supraventrikuläre und ventrikuläre Rhythmusstörungen bis hin zu häufigen polymorphen ventrikulären Extrasystolen, ventrikulären Couplets und kurzen Kammersalven aufweisen, die in aller Regel jedoch nicht behandlungspflichtig sind. Diese zur Operation anstehenden Patienten sind häufig kardial weitgehend beschwerdefrei und altersentsprechend leistungsfähig. Die Diagnose läßt sich präoperativ durch den typischen Auskultationsbefund – midsystolischer Klick und/oder spätsystolische Geräusch – und echokardiographisch stellen.

Die beschriebenen Rhythmusstörungen im Zusammenhang mit dieser Klappenanomalie sind in der Regel auch während der Narkose nicht therapiepflichtig [70, 72]. Kommt es jedoch einmal zu einer behandlungspflichtigen, weil hämodynamisch wirksamen Tachykardie, so kann auch ein β-Blocker i.v. gegeben werden, da die Pumpfunktion des Herzens in der Regel nicht eingeschränkt ist.

Narkosemaßnahmen, die zu einer Verringerung des Volumens des linken Ventrikels führen, können die MKP-Bewegung verstärken und die Rhythmusstörungen aggravieren (Tabelle 1).

Tabelle 1. Rhythmusstörungen bei Mitralklappenprolaps

Häufigkeit Mitralklappenprolaps	5%
Rhythmusstörungen	Sehr häufig, aber harmlos
Herzfunktion	Normal
Diagnose	Echokardiographie Auskultation (I II)
Bei Narkose	Rhythmusstörungen in der Regel nicht behandlungspflichtig
Therapie	β-Blocker, ggf. i.v. Cave: Verstärkung des Prolaps durch Verringerung des Ventrikelvolumens: Herzfrequenz ↑ Inotropie ↑ Vorlast ↓ Nachlast ↓

Indikationen zur passageren intraoperativen Schrittmacherbehandlung: Das Legen einer passageren Schrittmachersonde perioperativ ist in der Regel – wiederum in Abhängigkeit von der Herzfrequenztoleranzreduktion durch kardiale Grunderkrankungen – auf wenige Indikationen beschränkt [14], mit einem relativ weiten Entscheidungsspielraum des behandelnden Arztes: Zusätzlich zu den operationsunabhängigen Indikationen zur Implantation eines permanenten Herzschrittmachers ist es nach unserer Ansicht zum einen die pathologische Sinusbradykardie, die auf Atropingabe nicht anspricht. Zum anderen sollten Augen- und A.-carotis-Operationen, die zu vagalen Reaktionen disponieren, unter dem Schutz einer temporären Schrittmachersonde durchgeführt werden, insbesondere bei Vorliegen einer Sinusbradykardie, eines hypersensitiven Karotissinusreflexes, eines AV-Blocks II. Grades Typ Wenckebach, oder eines bifaszikulären Blocks. Der Karotisdruckversuch kann bei der präoperativen Aufdeckung einer Sinusknotenerkrankung mit vagaler Überempfindlichkeit hilfreich sein [8, 48].

Bei unklaren Situationen ist es ratsam, sich die Option zum raschen Legen einer passageren Schrittmachersonde durch Wahl des geeigneten intravenösen Zugangs offenzuhalten.

Schrittmacherträger: Bei Schrittmacherpatienten kann es intraoperativ durch Anwendung elektrochirurgischer Verfahren – Elektrokauter – zu passageren und permanenten Schrittmacherdysfunktionen bis hin zum Schrittmacherausfall kommen [2, 39, 46, 47]. Aus diesem Grunde sind prä- und v.a. auch postoperative Kontrollen der Schrittmacherfunktion indiziert.

Wird präoperativ ein nicht ausreichender Eigenrhythmus festgestellt, so sollten intraoperativ folgende Vorsichtsmaßnahmen ergriffen werden:

a) Verfügbarkeit eines Magneten, um ggf. auf eine festfrequente Stimulation umschalten zu können (nicht bei allen Schrittmachern möglich).
b) Bereitstellung eines geeigneten Programmiergerätes oder – sofern eine Programmierung im Hause nicht möglich ist – Legen einer passageren Schrittmachersonde.
c) Auf jeden Fall sollte eine intravenöse Schleuse gewählt werden, die ein rasches Einführen der Schrittmachersonde erlaubt. (Als Alternative zu b) und c) kann das Anlegen von extrathorakalen Elektroden zur transthorakalen Stimulation angesehen werden).
d) Intraoperativ sollte darauf geachtet werden, daß ein möglichst großer Abstand zwischen dem elektrischen Feld, das bei der Anwendung des Kauters entsteht, und dem Schrittmacher hergestellt wird (die indifferente Elektrode sollte unter Berücksichtigung des elektrischen Feldes möglichst weit entfernt plaziert werden). Bei der Kauterisation ist eine längere Dauer sowie der rhythmische Gebrauch zu vermeiden. Wenn irgend möglich, sollte zum Koagulieren ein bipolares Hochfrequenzchirurgiegerät eingesetzt werden.
e) Da bei der Anwendung des Kauters häufig die EKG-Aufzeichnung gestört ist, ist eine kontinuierliche arterielle Druckmessung von großem Vorteil.

Weitere detaillierte Empfehlungen zum prä-, intra- und postoperativen Vorgehen finden sich in [2, 39, 46, 47].

Erkrankungen und Operationen, die zu Rhythmus- und Erregungsleitungsstörungen disponieren können: Bei bestimmten Patientenkollektiven – z. B. Hypertonikern (Beitrag Erdmann in diesem Band), Patienten mit Systemerkrankungen und Befall des Reizleitungssystems [17] – und Operationen – z. B. aortokoronaren Bypassoperationen [18], Pneumonektomien [35] – muß mit einer erhöhten Inzidenz an perioperativen Rhythmusstörungen gerechnet werden. Die klinische Relevanz einer antiarrhythmischen Prophylaxe bei diesen Operationen [18, 60] ist Gegenstand der Diskussion.

Überlegungen zur Vormedikation

Eine indizierte antiarrhythmische und Herzinsuffizienztherapie sowie eine β-Blockermedikation sollten perioperativ möglichst nicht unterbrochen, vorhandene Elektrolytstörungen präoperativ ausgeglichen werden. Bezüglich der Ausnahmen bei der Herzglykosidtherapie s. S. 39f.

Herzglykoside: Siehe unter „Präoperative Strategie in Diagnostik und Therapie der Herzinsuffizienz“, Abschn. Herzglykoside, S. 39f.

Kalziumantagonisten: In einer kasuistischen Mitteilung wurde über bradykarde Rhythmusstörungen bei mit Diltiazem vorbehandelten Patienten nach Enfluran-Einleitung berichtet [27]: Bei der einen Patientin kam es zur Störung der Sinusknotenfunktion mit Sinusbradykardie und Asystolie; bei dem anderen Patienten – gleichzeitig vorbehandelt mit Atenolol – trat eine Verschlimmerung einer vorbestehenden AV-Blockierung II. Grades ein. Beide Rhythmusstörungen waren nach Enfluran-Ausleitung wieder reversibel.

Wie häufig mit diesen Rhythmusstörungen (Sinusknotenfunktionsstörung und AV-Blockierung) unter der Kombination Diltiazem und Enfluran gerechnet werden muß, ist nicht bekannt, ebensowenig ob neben Diltiazem auch noch andere Kalziumantagonisten und neben Enfluran auch noch andere Anästhetika davon betroffen sind.

Amiodaron: Große perioperative Probleme kann eine Vorbehandlung mit dem Antiarrhythmikum Amiodaron bereiten, durch eine nur schwer durchbrechbare Blockade der α- und β-Adrenozeptoren. Dies haben Lieberman u. Teasdale [40] anhand der intraoperativen Komplikatonen bei 16 mit Amiodaron vorbehandelten Patienten aufgezeigt: durch seine vasodilatierende Wirkung kann Amiodaron schwer traktable Hypotonien hervorrufen, die in der Hälfte aller Fälle den Einsatz der intraaortalen Gegenpulsation erforderlich gemacht haben; in mehr als 2/3 der Fälle ist es zu schrittmacherpflichtigen Rhythmusstörungen gekommen: atropinresistente Sinusbradykardie, Sinusknotenstillstand mit bradykardem Ersatzrhythmus und AV-Block III. Grades. Auch das Auftreten von postoperativem Lungenversagen und Leberschädigungen wird Amiodaron angelastet [36, 50].

Selbst wenn es zwischenzeitlich Berichte mit wesentlich günstigerer Risikoabschätzung gibt [6], so erscheint es doch ratsam, bei diesen mit Amiodaron vorbehandelten Patienten, die ja in der Regel schwere kardiale Grunderkrankungen haben (z. B. Zustand nach Herzinfarkt oder eine dilatative Kardiomyopathie), Operationen mit invasivem hämodynamischem Monitoring und unter dem Schutz einer Schrittmachersonde durchzuführen. Bei schwer traktabler Hypotonie sind adrenozeptorunabhängige Vasokonstriktoren wie Angiotensin II in Erwägung zu ziehen [40]. Durch das präoperative Absetzen des Präparates für wenige Tage ist wegen der langen biologischen Halbwertszeit keine Absenkung des Risikos zu erwarten.

β-Blocker und β-Blockerabsetzphänomen: Eine laufende β-Blockermedikation sollte perioperativ nicht unterbrochen werden, da sonst mit dem Auftreten eines β-Blockerabsetzphänomens gerechnet werden muß (Tabelle 2; [24, 71]), wie die Kasuistik der Abb. 2 demonstriert:

Bei der 75jährigen Patientin mit KHK und arterieller Hypertonie war eine Hüftgelenkoperation durchgeführt worden, die komplikationslos verlief. Am 4. postoperativen Tag klagte sie erstmals über Angina pectoris, Herzrasen, Unruhe und starkes Schwitzen, sie war hyperton und tachykard, im EKG zeigten sich wesentlich ausgeprägtere Erregungsrückbildungsstörungen als präoperativ, und es fanden sich zahlreiche polytope ventrikuläre Extrasystolen.

Hervorgerufen wurde diese Symptomatik durch die Nichtfortführung einer β-Blockermedikation mit Propranolol, die vom Hausarzt zur Behandlung der KHK und des Hochdrucks einige Jahre vorher begonnen worden war; 4 Tage nach abruptem Absetzen kam es dann zu einem typischen β-Blockerabsetzphänomen. Daß es sich dabei tatsächlich um ein Absetzphänomen und nicht nur um Symptome der jetzt unbehandelten KHK und Hypertonie handelte,

Tabelle 2. β-Blockerabsetzphänomen

Sympathikus- bzw. Katecholaminempfindlichkeit	Nach abruptem Absetzen der β-Blockertherapie in den ersten Tagen erhöht (Tage 1–14, Maximum Tage 4–7 bei Propranolol)
β-Blocker, die ein Absetzphänomen hervorrufen	Alle, d. h. nichtselektive, β_1-selektive, ISA
Symptome	Tachykardie, Extrasystolie, Angina pectoris, Blutdruckanstieg, Schweißausbrüche, Tremor; selten Myokardinfarkt
Häufigkeit	2–5%
Risikopatienten	KHK
Therapie	β-Blockertherapie perioperativ nur möglichst kurz oder besser überhaupt nicht unterbrechen

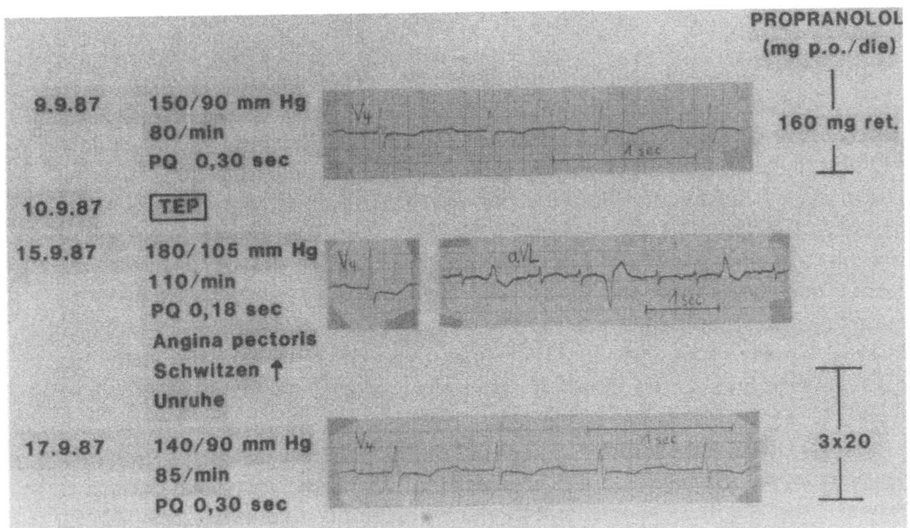

Abb. 2. β-Blockerabsetzphänomen. Patientin L. T., 77 Jahre, KHK, arterielle Hypertonie. Erläuterungen s. Text

dafür sprachen die Tachykardie, die Unruhe und das Schwitzen der Patientin. Die prompt wirkende Behandlung bestand im Wiederansetzen des Propranolols.

Präoperative Strategie in Diagnostik und Therapie der Herzinsuffizienz [67]

Präoperative Herzinsuffizienzdiagnostik

Bei den meisten Patienten kann man durch Anamnese, körperliche Untersuchung, Ruhe-EKG und Thoraxröntgen den Schweregrad der Herzinsuffizienz recht gut einschätzen. Anamnestisch sind einfache Fragen - problemlose Bewältigung der Alltagsbelastung, Steigen eines Stockwerks mit Einkaufstaschen, Schlafen mit erhöhtem Oberkörper - sehr hilfreiche Informationen; die körperliche Untersuchung gilt dem Vorliegen von Herzinsuffizienzsymptomen wie Rasselgeräuschen über den basalen Lungenpartien, III. Herzton, einer Halsvenenstauung und Beinödemen. Ob einige dieser Befunde - III. Herzton und Halsvenenstauung - prognostisch besonders hilfreich sind, wird kontrovers diskutiert ([4] und Tabelle 1 im Beitrag Erdmann in diesem Band). Das Vorliegen einer röntgenologischen Herzvergrößerung und Lungenstauung sowie z. B. eines Infarkt-EKG mit ST-Streckenhebung als Hinweis auf ein Herzwandaneurysma runden dieses Bild ab. Eine Quantifizierung der kardialen Pumpfunktionseinschränkung zeigt das Echokardiogramm und/oder die Radionuklidventrikulographie; die Herzkatheteruntersuchung wird nur bei wenigen Patienten mit Herzinsuffizienz zusätzlich erforderlich sein [44]. Entscheidend für die perioperative Risikoabschätzung und das therapeutische Vorgehen ist wieder die Kenntnis der der Herzinsuffizienz zugrundeliegenden kardialen Erkrankung (s. Abschn. „Strategie nach ätiologischen Gesichtspunkten", s. S. 40ff.).

Determinanten des herzinsuffizienzbedingten perioperativen Risikos

Patienten mit manifester Herzinsuffizienz haben bei größeren nichtkardialen Operationen ein etwa 20%iges Letalitätsrisiko [16]. Das Risiko korreliert dabei mit dem klinischen Schweregrad [43] und der linksventrikulären Pumpfunktionseinschränkung (Tabelle 3; [19, 20, 34, 52, 54]). Prognostisch bedeutsam ist weniger der anamnestisch höchste Herzinsuffizienzschweregrad, sondern der Schweregrad zum Zeitpunkt der Operation (Tabelle 4). Dies verdeutlicht die Notwendigkeit, die präoperativen therapeutischen Möglichkeiten vollständig auszunutzen. Intraoperativ ist bei Patienten mit hochgradiger Pumpfunktionseinschränkung (linksventrikuläre Auswurffraktion $\leq 35\%$) die Überwachung mit einem Swan-Ganz-Katheter sinnvoll [21, 38].

Auch bei Diabetikern korreliert das perioperative kardiale Risiko mit dem Vorliegen einer manifesten Herzinsuffizienz [7, 43]. Offen ist, ob hohes Lebensalter per se einen zusätzlichen gravierenden kardialen Risikofaktor darstellt [22, 45, 56]. Bei Patienten mit KHK und abgelaufenem Myokardinfarkt scheint das kardiale

Tabelle 3. Linksventrikuläre Auswurffraktion und perioperativer Herzinfarkt. (Aus Pasternack et al. [52])

n	Auswurffraktion [%]	Herzinfarkt [%]	Herztod [n]
50	56–83	0	0
42	36–55	19	1
8	26–35	75	1

Tabelle 4. Risikofaktor Herzinsuffizienz (Patienten älter als 40 Jahre). (Aus Goldman et al. [23])

Patienten mit Herzerkrankung	Kardial bedingtes Lungenödem perioperativ
Ohne vorbestehende Herzinsuffizienz	2%
Kompensierte Herzinsuffizienz	6%
Dekompensierte Herzinsuffizienz	16%

Operationsrisiko vorwiegend vom Schweregrad der Herzinsuffizienz und weniger stark vom Ausmaß der Koronarstenosen und der Angina-pectoris-Symptomatik abzuhängen ([11]; s. dazu aber [45]).

Erwartungsgemäß finden sich kardiale Komplikationen überdurchschnittlich häufig bei großen Gefäß- und orthopädischen Eingriffen (ca. 13%), etwa 8% bei Thorax- und abdominellen Operationen und nur selten (1–2%) bei transurethralen Prostataresektionen [10, 33]. Auch die Auswahl des Narkoseverfahrens scheint einen Einfluß auf das kardiale Operationsrisiko nehmen zu können [42].

Präoperative Rekompensationsbehandlung

Nach Ausschöpfung der kausalen Möglichkeiten (z. B. Blutdruckeinstellung bei dekompensiertem Hochdruckherzen) beinhaltet das präoperative Rekompensationsschema den Einsatz von Diuretika, Herzglykosiden und ACE-Hemmern.

Diuretika: Die präoperative Rekompensation der hydropischen Herzinsuffizienz mit Thiaziden oder Schleifendiuretika – unter Low-dose-Heparin-Thromboembolieprophylaxe – hat das Verschwinden der klinisch feststellbaren Wassereinlagerung zum Ziel, wobei Störungen des Kaliumhaushalts und eine Dehydrierung vermieden werden müssen [56]. Diskrete kardial bedingte Knöchelödeme ohne sonstige Herzinsuffizienzsymptome stellen keinen wesentlichen perioperativen Risikofaktor dar.

Herzglykoside: Für die präoperative Herzglykosidbehandlung gelten dieselben Indikationen wie auch sonst: tachyarrhythmisches Vorhofflimmern und Vorhofflattern; paroxysmales Vorhofflimmern, manifeste Herzinsuffizienz (NYHA III und IV). Auch wenn die günstige prophylaktische Wirkung des Digitalis als Monotherapie nicht nachgewiesen ist, so kommt es doch beim perioperativen Auftreten von Vorhofflimmern zu deutlich langsameren Kammerfrequenzen unter dieser Medikation [59]. Vor der raschen Gabe hoher Digitalisdosen präoperativ muß wegen der großen Gefahr, dadurch Rhythmusstörungen zu provozieren, gewarnt werden [16].

Da perioperative Elektrolytstörungen, Hypoxie, erhöhte Katecholaminspiegel und gelegentlich auftretendes postoperatives Nierenversagen eine erhöhte Digitalisempfindlichkeit zur Folge haben können, sollten präoperative Digitalisgaben besonders kritisch überdacht werden. Außer bei Vorhofflimmern empfiehlt sich bei digitalisierten Patienten am Operationstag eine Digitalispause, um herzglykosidinduzierte Rhythmusstörungen [30] möglichst zu vermeiden. Den Nachweis einer geringeren perioperativen Komplikationsrate bisher schuldig geblieben [68] ist eine präoperative „prophylaktische" Digitalisierung – wie z. B. vorgeschlagen für ältere Patienten vor größeren Lungenoperationen [60], für Kranke mit vorbestehenden Herzklappenstenosen oder mit symptomatischen supraventrikulären Tachykardien [26] oder sogar für alle Patienten, die älter als 60 Jahre sind. Das *chronische Cor pulmonale* mit Sinusrhythmus ohne gleichzeitige Linksherzinsuffizienz ist keine Indikation für eine Herzglykosidbehandlung [58]. Da dabei eine besonders hohe Digitalisempfindlichkeit bestehen kann [57], empfiehlt sich in dieser Situation sogar das präoperative Absetzen.

ACE-Hemmer: Wenn Diuretika und Herzglykoside eine manifeste Herzinsuffizienz nicht oder nicht ausreichend kompensieren können, werden heute ACE-Hemmer auch beim älteren Patienten zusätzlich gegeben: Beginn mit geringen Dosen (z. B. 2,5 mg Enalapril oder 2mal 6,25 mg Captopril täglich p.o.) und Steigerung im Abstand von Tagen unter Beachtung der Symptomatik und des Blutdrucks. Bei vorbestehender Diuretikatherapie mit hohen Dosen können aufgrund des stark stimulierten Renin-Angiotensin-Aldosteron-Systems ausgeprägte Blutdruckabfälle nach zusätzlicher ACE-Hemmer-Gabe auftreten; die vorherige Unterbrechung oder zumindest Dosisreduktion der Diuretika ist in solchen Fällen empfehlenswert. Bei gleichzeitiger Gabe von kaliumsparenden Diuretika und ACE-Hemmern besteht die Gefahr von Hyperkaliämien.

Neue inotrope Pharmaka: Der Wert neuer inotroper Pharmaka (z. B. Phosphodiesterasehemmer) bei der Behandlung der chronischen Herzinsuffizienz ist z. Z. nicht erwiesen. Ihr Einsatz – genauso wie der von Katecholaminen und ihren Derivaten – beschränkt sich bei der präoperativen Rekompensierung allenfalls auf die Vorbereitung auf Notfalloperationen und des weiteren auf die intra- und postoperative Therapie bei kardialer Dekompensation.

Dauer der präoperativen Rekompensationsphase: Die präoperative Rekompensationsphase sollte bis zum Verschwinden der Herzinsuffizienzsymptome durchgeführt werden. In der Regel ist hierfür eine Dauer von etwa 1 Woche zu veranschlagen.

Strategie nach ätiologischen Gesichtspunkten

Koronare Herzkrankheit mit Zustand nach Herzinfarkt, dekompensiertes Hochdruckherz, dilatative Kardiomyopathie: Die bisher geschilderten, diagnostischen und therapeutischen Überlegungen treffen für alle Formen der Herzinsuffizienz mit primär myokardialer Schädigung und systolischer Pumpfunktionseinschränkung zu, unabhängig von der zugrundeliegenden Erkrankung. Ätiologisch dominieren hierbei die KHK mit abgelaufenem Herzinfarkt, das dekompensierte Hochdruckherz und die dilatative Kardiomyopathie. Bei diesen Erkrankungen ergeben sich hinsichtlich der perioperativen Strategie keine zusätzlichen als die bereits genannten

Aspekte. Die diastolische Herzfunktionseinschränkung [68] scheint als perioperativer Risikofaktor nicht den Stellenwert wie die systolische Form zu besitzen.

Klappenvitien: Bei fehlender oder nur geringer Herzinsuffizienzsymptomatik (NYHA I, II) haben Patienten mit Klappenvitien kein wesentlich erhöhtes Operationsrisiko. Dieses Risiko nimmt jedoch bei höherem Schweregrad (NYHA III) – Herzinsuffizienzsymptome bereits bei üblicher Alltagsbelastung – stark zu, wobei weniger Patienten mit Regurgitationsvitien [65], sondern v.a. Patienten mit symptomatischer Aortenstenose [10] – perioperativ Gefahr des plötzlichen Herztodes – bzw. symptomatischer Mitralstenose – perioperativ Gefahr des Lungenödems, z. B. beim Auftreten tachykarden Vorhofflimmerns – besonders gefährdet sind [37]. Bei diesen Patienten ist vor elektiven Eingriffen der operative Klappenersatz und – vor Notfalleingriffen – u. U. auch eine Valvuloplastie [15, 28] in Erwägung zu ziehen, selbst wenn in einer Serie von 48 Patienten mit symptomatischer Aortenstenose und einer auf im Mittel auf 0,6 cm^2 reduzierten Klappenöffnungsfläche das perioperative Risiko als vertretbar niedrig gefunden worden ist [51]. Die gleichen genannten Kriterien gelten auch für Patienten mit Klappenprothesen, wobei im Falle von Kunstklappen die notwendige Antikoagulation perioperativ nur so lange, wie aus Operationsgründen notwendig, zu unterbrechen ist [26]. In allen Fällen ist perioperativ eine konsequente Endokarditisprophylaxe durchzuführen [1].

Shuntvitien: *Vitien mit einem Links-rechts-Shunt* (z. B. persistierender Ductus arteriosus, Vorhofseptumdefekt, Ventrikelseptumdefekt) ohne manifeste Herzinsuffizienz haben allenfalls ein gering erhöhtes perioperatives Risiko.

Bei *zyanotischen Vitien mit Rechts-links-Shunt* wird das perioperative Risiko als erstaunlich niedrig angegeben [29], obwohl diese Patienten meist höher- bis hochgradig leistungseingeschränkt sind. Bei intraoperativen Blutdruckabfällen ist mit einer Zunahme des Rechts-links-Shunts und damit der Hypoxämie zu rechnen; dies kann bei der Spinalanästhesie Probleme bereiten. Bei ausgeprägter Polyglobulie besteht eine erhöhte Blutungsinzidenz perioperativ; der Hämatokrit sollte präoperativ durch Aderlässe auf Werte von 50–55% eingestellt werden [61]. An die Möglichkeit des Auftretens paradoxer Embolien muß gedacht werden.

Hypertrophisch- (obstruktive) Kardiomyopathie: Patienten mit dieser Herzerkrankung haben in der Regel kein wesentlich erhöhtes Operationsrisiko [66]: Vermieden werden sollte v.a. eine Zunahme der intraventrikulären Obstruktion des linken Ventrikels, wozu Hypotension (Spinalanästhesie), Herzglykosid- und Nitratmedikation sowie Hypovolämie disponieren. Ebenfalls ungünstig wirken sich eine Reduktion der Vorlast des Herzens und das Auftreten von Vorhofflimmern aus.

Pulmonale Hypertonie: Patienten mit ausgeprägter pulmonaler Hypertonie unterschiedlicher Ätiologie haben ein hohes perioperatives Risiko des akuten Rechtsherzversagens, das aufgrund des relativ muskelschwachen rechten Ventrikels auch nicht durch positiv-inotrope Pharmaka (z. B. Herzglykoside, s. S. 39f.) einfach aufzufangen ist. Diese Patienten benötigen ausreichende Füllungsdrücke des Herzens; eine zu ausgeprägte Diurese soll zu Kammerflimmern disponieren [41]. Die Möglichkeiten, eine pulmonale Hypertonie medikamentös zu beeinflussen und damit das perioperative Risiko zu senken, sind beschränkt und individuell kaum im Ausmaß voraussagbar.

Bei ausgeprägter pulmonaler Hypertonie kann intraoperativ mittels eines Swan-Ganz-Katheters die Herz-Kreislauf-Situation überwacht und ein ggf. notwendiger Therapieversuch zur Senkung der pulmonalen Hypertonie gesteuert werden. Hierbei muß jedoch dann in Kauf genomen werden, daß die Wirkung des ausgewählten Präparates nicht voraussagbar ist. Günstiger wäre es deshalb bei diesen Patienten mit schwerer pulmonaler Hypertonie, schon präoperativ die Effektivität verschiedener in Frage kommender Pharmaka auszutesten, um dann intraoperativ bereits auf ein wirksames Medikament zurückzugreifen zu können. Ein mögliches Vorgehen soll die folgende *Kasuistik* verdeutlichen:

Eine 23jährige Patientin mit einem komplexen Vitium und einer hochgradigen pulmonalen Hypertonie (systolischer Pulmonalisdruck 130 mm Hg) wurde in der 27. Schwangerschaftswoche zur weiteren Betreuung in unser Klinikum überwiesen. Bei ihr bestand ein Z. n. Korrektur eines „double-outlet right ventricle" 1977 mit Verschluß eines Rezidiv-Ventrikelseptumdefekts und Resektion einer subvalvulären Aortenstenose 1984. Kardial limitierend war der chronische pulmonale Hochdruck. Bei einer vor der Schwangerschaft durchgeführten Rechtsherzkatheteruntersuchung war es – mitbedingt durch eine begleitende Pulmonalinsuffizienz – nicht möglich gewesen, den Katheter in die Pulmonalkapillarposition vorzuschieben. Da der Lungenhochdruck für die geplante Sectio als der determinierende Risikofaktor anzusehen war, wurde präoperativ versucht, ihn medikamentös durch Austestung mit Prostacyclin (Epoprostenol, Flolan) zu senken: bei i.v.-Gabe von Epoprostenol in steigender Dosierung (Abb. 3) wurden systemischer Blutdruck und Herzzeitvolumen (intraarterielle Druckmessung und

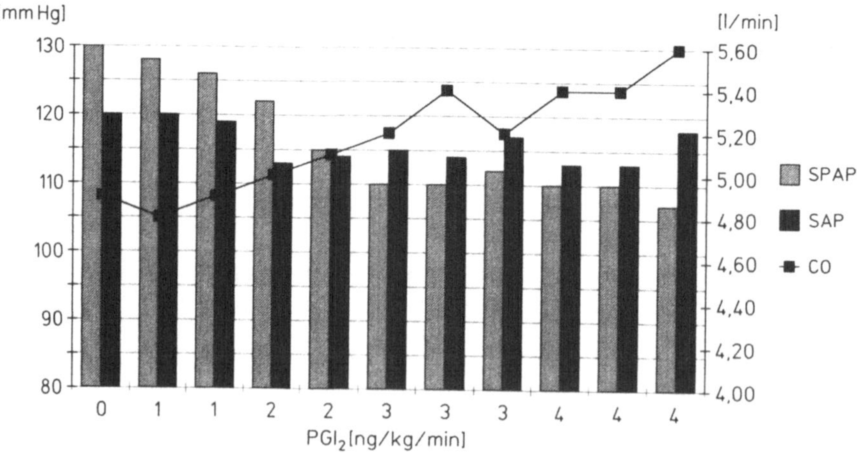

Abb. 3. Präoperative Dosisfindungsstudie: Therapie der pulmonalen Hypertonie durch i.v.-Infusion von Epoprostenol (PGI_2 Flolan). Patientin A. H., 23 Jahre, 27. Schwangerschaftswoche. Epoprostenol wurde in 15minütigen Intervallen um jeweils 1 ng/kg KG/min gesteigert (Dosisstufen: *Abszisse*). Während dieses Zeitraumes wurden folgende Messungen durchgeführt: rechtsventrikulärer Spitzendruck (dopplerechokardiographisch), dem systolischen Pulmonalisdruck (*SPAP*) entsprechend [9]; systolischer Blutdruck (*SAP*) und Herzzeitvolumen (*CO*) mittels intraarterieller Druckmessung und Pulskonturanalyse. Weitere Erläuterungen s. Text

Pulskonturanalyse) sowie der rechtsventrikuläre Spitzendruck – bei Fehlen einer Pulmonalstenose dem systolischen Pulmonalisdruck äquivalent [9] – dopplerechokardiographisch gemessen. Wie Abb. 3 zeigt, kam es zu einer konzentrationsabhängigen Senkung des Pulmonalisdrucks von 130 auf 110 mmHg systolisch und dementsprechend auch zu einer Zunahme des Herzzeitvolumens von 4,9 auf 5,6 l/min; der systemische Blutdruck wurde dabei um weniger als 10 mmHg systolisch gesenkt (Abb. 3). Die Abschätzung des Pulmonalisdrucks war dopplerechokardiographisch durch das Vorliegen einer Trikuspidalklappeninsuffizienz – wie sie bei etwa 80% der Patienten mit pulmonaler Hypertonie anzutreffen ist – ermöglicht worden [9]. Die von der Patientin gut tolerierte Gabe von Epoprostenol – eingesetzt als Langzeitmedikation über Wochen sowohl bei pulmonaler Hypertonie [55] als auch in der Schwangerschaft bei Hochdruck – wurde mit anhaltendem Therapieerfolg bis zur Sectio 8 Tage später, während der Sectio – unter fortlaufender Kontrolle des Pulmonalisdrucks und entsprechender Dosisanpassung – und während der darauffolgenden 8 Tage weiter gegeben, ebenfalls unter dopplerechokardiographischen Kontrollen.

Diese Kasuistik soll beispielhaft die Möglichkeit aufzeigen, bei operativen Hochrisikopatienten mittels nichtinvasiver hämodynamischer Meßmethoden die Wirksamkeit einer Therapiemaßnahme bereits präoperativ auszutesten, um auf diese Weise für die Operationsphase ein in der Wirksamkeit geprüftes Behandlungskonzept zur Verfügung zu haben.

Schlußfolgerungen

Von den 25 Mio. Patienten, die sich jährlich in den USA einer nichtkardialen Operation unterziehen, sterben 40000, mehr als die Hälfte davon an kardialen Komplikationen. Vor allem die manifeste Herzinsuffizienz, aber auch bestimmte Formen der Rhythmusstörungen, stellen diesbezüglich entscheidende perioperative Risikofaktoren des herzkranken Patienten dar. Die präoperative Strategie zur optimalen Risikosenkung darf sich aber nicht mit einer unspezifischen „Symptombehandlung" zufrieden geben. Sie beinhaltet vielmehr eine Charakterisierung und Quantifizierung des Schweregrades dieser Symptome, die Abschätzung ihrer hämodynamischen Relevanz und v. a. die Diagnose der diesen Symptomen zugrundeliegenden kardialen Grunderkrankung. Erst dadurch wird es möglich, die Frage der Therapiepflichtigkeit dieser Symptome zu klären, eine möglichst kausale Behandlung präoperativ einzuleiten, die notwendigen Vorkehrungen für die Überwachung des Patienten während der Operation zu treffen und zu entscheiden, welche Art der postoperativen Behandlung wie lange durchzuführen ist. Erst die Summe dieser Maßnahmen garantiert eine optimale Betreuung des kardialen Risikopatienten in der operativen Medizin.

Literatur

1. Arbeitsgemeinschaft „Endokarditis" der Paul-Ehrlich-Gesellschaft für Chemotherapie e.V. (Leiter- Priv.-Doz. Dr. med. J. Niebel) (1988) Empfehlungen zur Prophylaxe der bakteriellen Endokarditis. Z Antimikrob Antineoplast Chemother 6:9–12 (zu beziehen: Paul-Ehrlich-Gesellschaft, AG Endokarditis, Lindwurmstr. 4, D-8000 München 2)

2. Bach P, Markewitz A, Hoffmann E, Fülle P, Weinhold C, Werdan K, Steinbeck G (1988) Bedrohliche intraoperative Schrittmacherzwischenfälle. Herz Kreisl 20:115–117
3. Bellocci F, Santarelli P, Di Gennaro M, Ansalone G, Fenici R (1980) The risk of cardiac complications in surgical patients with bifascicular block. A clinical and electrophysiological study in 98 patients. Chest 77:343–348
4. Berg GR, Kotler MN (1971) The significance of bilateral bundle branch block in the preoperative patient. A retrospective electrocardiographic and clinical study in 30 patients. Chest 59:62–67
5. Burgos LG, Ebert TJ, Asiddao C, Turner LA, Pattison CZ, Wang-Cheng R, Kampine JP (1989) Increased intraoperative cardiovascular morbidity in diabetics with autonomic neuropathy. Anesthesiology 70:591–597
6. Chassard D, George M, Guiraud M, Lehot JJ, Bastien O, Hercule C, Villard J, Estanove S (1990) Relationship between preoperative amiodarone treatment and complications observed during anaesthesia for valvular cardiac surgery. Can J Anaesth 37:251–254
7. Clement R,Rousou JA, Engelman RM, Breyer RH (1988) Perioperative morbidity in diabetics requiring coronary artery bypass surgery. Ann Thorac Surg 46:321–323
8. Cohen LI (1988) Asystole during spinal anesthesia in a patient etc. with sick sinus syndrome. Anesthesiology 68:787–788
9. Currie PJ, Seward JB, Chan K-L et al. (1985) Continuous wave Doppler determination of right ventricular pressure: a simultaneous Doppler-catheterization study in 127 patients. J Am Coll Cardiol 6:750–756
10. Detsky AS, Abrams HB, Forbath N, Scott JG, Hilliard JR (1986) Cardiac assessment for patients undergoing noncardiac surgery. A multifactorial clinical risk index. Arch Intern Med 146:2131–2134
11. Dirksen A, Kjoller E (1988) Cardiac predictors of death after non-cardiac surgery evaluated by intention to treat. Br Med J 297:1011–1013
12. Eagle KA, Coley CM, Newell JB et al. (1989) Combining clinical and thallium data optimizes preoperative assessment of cardiac risk before major vascular surgery. Ann Int Med 110:859–866
13. Eberl-Lehmann P, Haller M, Neudert J, Eiermann W (in Vorbereitung) Anästhesiologisches Management bei Schwangeren mit pulmonalarterieller Hypertension.
14. Erdmann E (1986) Der passagere Schrittmacher – Indikation, Komplikation und Art der Stimulation. Anästhesiol Intensivmed 27:304–307
15. Erdmann E (1989) Die dekompensierte Aortenklappenstenose – Valvuloplastie als Notfalleingriff. Internist 30:77–81
16. Erdmann E (1990) Die präoperative Risikobeurteilung und Therapie. Bayerische Landesärztekammer, München (Schriftenreihe der Bayerischen Landesärztekammer, Bd 78, S 153–159)
17. Eriksson P, Boman K, Jacobsson B, Olofsson B-O (1986) Cardiac arrhythmias in familial polyneuropathy during anaesthesia. Acta Anaesthesiol Scand 30:317–320
18. Ferraris V, Ferraris S, Gilliam H, Berry W (1987) Verapamil prophylaxis for postoperative atrial dysrhythmias: a prospective, randomized, double-blind study using drug level monitoring. Ann Thorac Surg 43:530–533
19. Fletcher JP, Antico VF, Gruenewald S, Kershaw LZ (1989) Risk of aortic aneurysm surgery as assessed by preoperative gated heart pool scan. Br J Surg 76:26–28
20. Foster ED, Davis KB, Carpenter JA, Abele S, Fray D (1986) Risk of noncardiac operation in patients with defined coronary disease: the coronary artery surgery study (CASS) registry experience. Ann Thorac Surg 41:42–50
21. Friesinger GC, Williams SV (1990) Clinical competence in hemodynamic monitoring. A statement for physicians from the ACP/ACC/AHA task force on clinical privileges in cardiology. J Am Coll Cardiol 15:1460–1464

22. Gerson MC, Hurst JM, Hertzberg VS et al. (1985) Cardiac prognosis in noncardiac geriatric surgery. Ann Intern Med 103:832–837
23. Goldman L, Caldera DL, Southwick FS et al. (1978) Cardiac risk factors and complications in non-cardiac surgery. Medicine 57:357–370
24. Goldman L (1981) Noncardiac surgery in patients receiving propranolol. Case reports and a recommended approach. Arch Intern Med 141:193–196
25. Goldman L (1988) Assessment of the patient with known or suspected ischaemic heart disease for non-cardiac surgery. Br J Anaesth 61:38–43
26. Goldman L, Wolf MA, Braunwald E (1988) General anesthesia and noncardiac surgery in patients with heart disease. In: Braunwald E (ed) Heart disease. A textbook of cardiovascular medicine. Saunders, Philadelphia, pp 1693–1705
27. Hantler CB, Wilton N, Learned DM, Hill AEG, Knight PR (1987) Impaired myocardial conduction in patients receiving diltiazem therapy during enflurane anesthesia. Anesthesiology 67:94–96
28. Hayes SN, Holmes DR, Nishimura RA, Reeder GS (1989) Palliative percutaneous aortic balloon valvuloplasty before noncardiac operations and invasive diagnostic procedures. Mayo Clin Proc 64:753–757
29. Hickey PR, Hansen DD, Norwood WI, Castaneda AR (1984) Anesthetic complications in surgery for congenital heart disease. Anesth Analg 63:657–664
30. Hirsch IA, Tomlinson DL, Slogoff S, Keats AS (1988) The overstated risk of preoperative hypocalcemia. Anesth Analg 67:131–136
31. Houston MC, Ratcliff DG, Hays JT, Gluck FW (1987) Preoperative medical consultation and evaluation of surgical risk. South Med J 80:1385–1397
32. Jacob AS, Nielson DH, Gianelly RE (1985) Fatal ventricular fibrillation following verapamil in Wolff-Parkinson-White syndrome. Ann Emerg Med 14:159–160
33. Johnston KW (1989) Multicenter prospective study of nonruptured abdominal aortic aneurysm, part II: Variables predicting morbidity and mortality. J Vasc Surg 9:437–447
34. Kazmers A, Cerqueira MD, Zierler E (1988) The role of preoperative radionuclide left ventricular ejection fraction for risk assessment in carotid surgery. Arch Surg 123:416–419
35. Krowka MJ, Pairolero PC, Trastek VF, Payne WS, Bernatz PE (1987) Cardiac dysrhythmia following pneumonectomy. Clinical correlates and prognostic significance. Chest 91:490–495
36. Kupferschmid JP, Rosengart TK, McIntosh CL, Leon MB, Clark RE (1989) Amiodarone-induced complications after cardiac operation for obstructive hypertrophic cardiomyopathy. Ann Thorac Surg 48:359–364
37. Larsen SF, Olesen KH, Jacobsen E et al. (1987) Prediction of cardiac risk in non-cardiac surgery. Eur Heart J 8:179–185
38. Lazor L, Russell JC, DaSilva J, Radford M (1988) Use of the multiple uptake gated aquisition scan for the preoperative assessment of cardiac risk. Surg Gynecol Obstet 167:234–238
39. Levine PA, Balady GJ, Lazar HL, Belott PH, Roberts AJ (1986) Electrocautery and pacemakers: management of the paced patient subject to electrocautery. Ann Thorac Surg 41:313–317
40. Liberman BA, Teasdale SJ (1985) Anaesthesia and amiodarone. Can Anaesth Soc J 32:629–638
41. Logue RB (1986) Evaluation and management of patients with heart disease who undergo noncardiac surgery. In: Hurst JW (ed) The heart, 6th edn. McGraw-Hill, New York, pp 1511–1519
42. Lowenstein E (1988) Perioperative cardiac problems. Acta Chir Scand [Suppl] 550:36–42
43. MacKenzie CR, Charlson ME (1988) Assessment of perioperative risk in the patient with diabetes mellitus. Surg Gynecol Obstet 167:293–299

44. Mangano DT (1990) Perioperative cardiac morbidity. Anesthesiology 72:153–184
45. Mangano DT, Browner WS, Hollenberg M, London MJ, Tubau JF, Tateo IM, and the study of perioperative ischemia research group (1990) Association of perioperative myocardial ischemia with cardiac morbidity and mortality in men undergoing noncardiac surgery. N Engl J Med 323:1781–1788
46. Markewitz A (im Druck) Welche Bedeutung hat die Verwendung eines Elektrokauters für die ungestörte Funktion eines zuvor implantierten Herzschrittmachers? Langenbecks Arch Chir
47. Markewitz A, Irnich W (1991) Bedeutung der Hochfrequenzchirurgie mit dem Elektrokauter bei Herzschrittmacherpatienten. Herzschrittmacher 11
48. McConachie I (1987) Value of pre-operative carotid sinus massage. Anaesthesia 42:636–638
49. McEnroe CS, O'Donnell, Yeager A, Konstam M, Mackey WC (1990) Comparison of ejection fraction and Goldman risk factor analysis to dipyridamole-thallium 201 studies in the evaluation of cardiac morbidity after aortic aneurysm surgery. J Vasc Surg 11:497–504
50. Nalos PC, Kass RM, Gang ES, Fishbein MC, Manel WJ, Peter T (1987) Life-threatening postoperative pulmonary complications in patients with previous amiodarone pulmonary toxicity undergoing cardiothoracic operations. J Thorac Cardiovasc Surg 93:904–912
51. O'Keefe JH, Shub C, Rettke SR (1989) Risk of noncardiac surgical procedures in patients with aortic stenosis. Mayo Clin Proc 64:400–405
52. Pasternack PF, Imparato AM, Riles TS et al. (1985) The value of the radionuclide angiogram in the prediction of perioperative myocardial infarction in patients undergoing lower extremity revascularization procedures. Circulation [Suppl II]:72:13–17
53. Pastore JO, Yurchak PM, Janis KM, Murphy JD, Zir LM (1978) The risk of advanced heart block in surgical patients with right bundle branch block and left axis deviation. Circulation 57:677–680
54. Pedersen T, Kelbaek H, Munck O (1990) Cardiopulmonary complications in high-risk surgical patients: the value of preoperative radionuclide cardiography. Acta Anaesthesiol Scand 34:183–189
55. Rubin LJ, Mendoza J, Hood M et al. (1990) Treatment of primary pulmonary hypertension with continuous intravenous prostacyclin (epoprostenol). Result of a randomized trial. Ann Int Med 112:485–491
56. Schneider A, Braun L (1983) Alterschirurgie – Untersuchungen zur perioperativen Letalität. Zentralbl Chir 108:249–257
57. Schüren KP (1986) Digitalis treatment in pulmonary heart disease. In: Erdmann E, Greeff K, Skou JC (eds) Cardiac glycosides 1785–1985. Steinkopff, Darmstadt, pp 461–469
58. Sellers TD, Bashore TM, Gallagher JJ (1977) Digitalis in the pre-excitation syndrome. Analysis during atrial fibrillation. Circulation 56:260–266
59. Selzer A, Walter RM (1966) Adequacy of preoperative digitalis therapy in controlling ventricular rate in postoperative atrial fibrillation. Circulation 34:119–122
60. Shields TW, Ujiki GT (1968) Digitalization for prevention of arrhythmias following pulmonary surgery. Surg Gynecol Obstet 118:743–746
61. Sommerville J, McDonald L, Edgill M (1965) Post-operative haemorrhage and related abnormalities of blood coagulation in cyanotic congenital heart disease. Br Heart J 27:440–448
62. Steinbach K (1990) Hämodynamik bei bradykarden Rhythmusstörungen und deren Behandlung. In: Lüderitz B (Hrsg) Arrhythmiebehandlung und Hämodynamik. Springer, Berlin Heidelberg New York Tokyo, S 119–124
63. Steinbeck G (1988) Tachykarde Rhythmustörungen. In: Riecker G (Hrsg) Therapie innerer Krankheiten. Springer, Berlin Heidelberg New York Tokyo, S 19–28

64. Steinbeck G (1990) Therapiebedürftige Herzrhythmusstörungen aus hämodynamischer Sicht. In: Lüderitz B (Hrsg) Arrhythmiebehandung und Hämodynamik. Springer, Berlin Heidelberg New York Tokyo, S 66–71
65. Stone JG, Hoar PF, Calabro JR, DePetrillo MA, Bendixen HH (1980) Afterload reduction and preload augmentation improve the anesthetic management of patients with cardiac failure and valvular regurgitation. Anesth Analg 59:737–742
66. Thompson RC, Liberthson RR, Lowenstein E (1985) Perioperative anesthetic risk of noncardiac surgery in hypertrophic obstructive cardiomyopathy. JAMA 254:2419–2421
67. Urban MK (1990) Preoperative assessment of the patient with congestive heart failure. Heart Failure 6:108–114
68. Van Ackern K, Frey L, Bardenheuer H (1986) Cardiac glycosides in anaesthesia. In: Erdmann E, Greeff K, Skou JC (eds) Cardiac glycosides 1785–1985. Steinkopff, Darmstadt, pp 477–486
69. Weitz HH, Goldman L (1987) Noncardiac surgery in the patient with heart disease. Med Clin North Am 71:413–432
70. Werdan K (1987) Bedeutung von Herzrhythmusstörungen beim Mitralklappenprolaps-Syndrom. Internist 28:175–181
71. Werdan K, Reithmann C (1988) Beta-Blocker-Absetzphänomene. In: Bonelli J, Hitzenberger G (Hrsg) Beta-Rezeptoren-Blockade – Kontroversielle Aspekte in der Differentialtherapie. Fassbaender, Wien, S 323–341
72. Werdan K, Müller U (1991) Narkose und Operation. In: Werdan K, Müller U (Hrsg) Mitralklappenprolaps und Mitralklappenprolaps-Syndrom. Springer, Berlin Heidelberg New York Tokyo
73. Wilton NCT, Hantler C (1987) Congenital long QT syndrome: changes in QT interval during anesthesia with thiopental, vecuronium, fentanyl and isoflurane. Anesth Analg 66:357–360

Thoracic Epidural Anesthesia in Patients with Unstable Angina Pectoris

S. Blomberg

Activation of the Sympathetic Nervous System

During acute myocardial ischemia, the sympathetic nervous system is activated rapidly [17, 22]. In addition to chemical factors produced by the ischemic myocardium (e.g. bradykinin, prostaglandins, potassium, and lactic acid) separately [21, 25] or in concert [25], stretching of the ventricular wall during ischemia is also capable of stimulating sensory receptors in the ventricular wall [18]. It is generally agreed that the cardiac symphathetic afferent nerve fibers are the essential pathways for the conduction of anginal pain [26]. The afferent pathways pass through the cervical and the upper thoracic ganglia, project to the five most cranial sympathetic segments [15, 26] of the spinal cord (T 1–T 5), and eventually join with the neurons of the spinothalamic tract. The stimulus for activation of the sympathetic efferents, however, is not fully understood. Continuous hemodynamic monitoring in patients with unstable angina [5, 9] has demonstrated that, coincident to the onset of anginal pain (and even in the absence of pain), there is an "overshoot" increase in heart rate and in both systolic and diastolic arterial pressures (a "pressor response"), which most likely reflects a spinal cardiocardiac reflex mediated via sympathetic afferents and efferents activated by myocardial ischemia itself [4, 19]. Input from higher nervous centers such as during mental stress [16] or unloading of baroreceptors consequent to an initial reduction in arterial blood pressure, however, may also contribute. Since it has been speculated that sympathetic nerve activity may cause transient stenotic vasoconstriction [23] and thrombus formation [12, 20], it might be that myocardial ischemia itself will trigger a reflex mechanism, which further aggravates the ischemic process by increasing myocardial oxygen demand, coronary vasoconstriction, and platelet aggregation.

High Thoracic Epidural Anesthesia

High thoracic epidural anesthesia (TEA) with local anesthetics has the potential to block cardiac afferent and efferent sympathetic fibers. This technique could, therefore, have beneficial effects on cardiac pain and myocardial ischemia. In a series of studies, we investigated the effect of high TEA in patients with severe coronary artery disease, during both unstable and stable phases. The epidural catheter was inserted between the second and fifth thoracic interspaces. A mean of 4.4 ± 0.3 ml bupivacain (5 mg/ml) induced a blockage of Th 1–7 with a duration of 98 ± 9 min.

The Effect of TEA on Cardiac Pain

In the first study, we investigated 28 patients with unstable angina [1] in whom signs or symptoms of myocardial ischemia at rest persisted in spite of maximal available medical therapy, including beta blockers, calcium antagonists, long-acting nitrates, anticoagulants, and nitroglycerin infusion for more than 24 h, which could not be discontinued. All patients but one had a history of previous myocardial infarctions and/or stable angina pectoris. Such patients are known to have a high risk of developing myocardial infarction with an increased mortality [10, 19]. The severity of the underlying coronary artery disease in the patients studied was further verified by the angiographic findings with 18 patients with two- or three-vessel disease, and 3 patients with main stem stenosis. Treatment with nitroglycerin infusion lasted on average 3–4 days (range 1–18). By grading the intensity of chest pain with a modification of the Visual Analogue Scale called the Numerical Rating Scale [13], it was found that the patients were not painfree but had a mean pain score of 2.3 (range 0–10), in spite of maximal infusion rate of nitroglycerin and addition of i.v. morphine (in 46%)), indicating a need for supplementary treatment to control pain.

An epidural catheter was inserted followed by blood pressure and heart rate recordings before and 30 min after a bolus epidural injection of bupivacaine. TEA induced a significant decrease in heart rate (although all but one were on betablockers) from 70 ± 3 to 64 ± 3 beats/min, while no significant changes in systolic

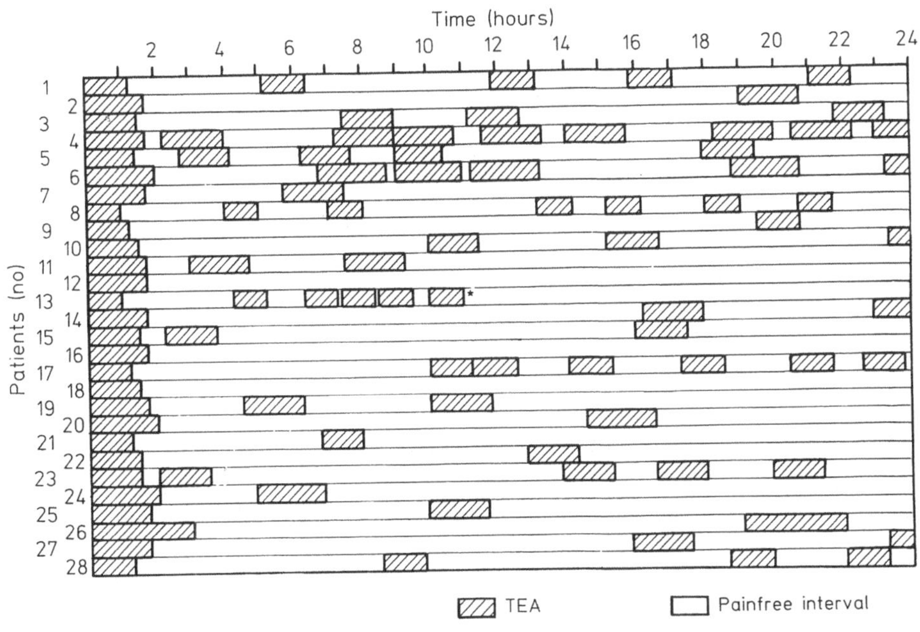

Fig. 1. Individual data on the duration of thoracic epidural anesthesia (*TEA*), the number of epidural injections, and the duration of the painfree intervals during the first 24 h after the start of treatment with TEA. *Asterisk* denotes the patient in whom TEA treatment was ended because of acute myocardial infarction. (Reproduced from [1])

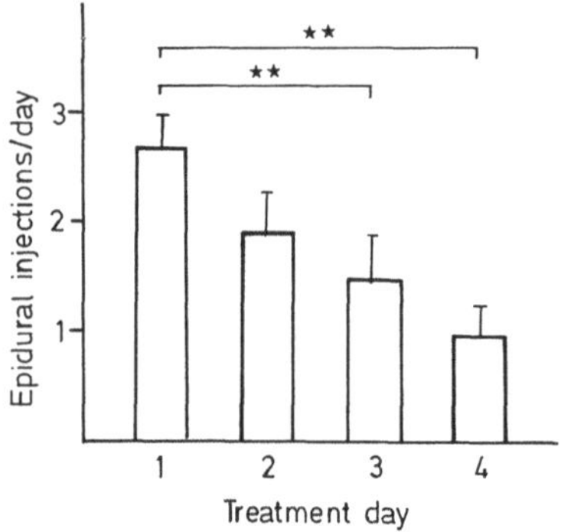

Fig. 2. Frequency of daily epidural injections of bupivacaine in 19 patients in whom treatment with thoracic epidural anesthesia (TEA) lasted for at least 4 days. Significance: $^{**}p<0.01$. (Reproduced from [1])

and diastolic blood pressure were seen. The nitroglycerin infusion was discontinued within 3 h. Figure 1 showns the individual data on the duration of TEA, the number of epidural injections, and the painfree intervals for the first 24 h after the start of TEA treatment. The average number of epidural injections in the first 24 h was 3.5, but the number of epidural injections varied from one (numbers 12, 16, 18) to nine (number 4). This means that the patients were unblocked, but still pain-free, for an average of 18–19 h during the first treatment day (!!!), which was not to be expected. Most patients were considered stable and were mobilized during the first TEA treatment day. The treatment with TEA lasted, on average, 6 days (range 1–31). In 19 patients, treatment of anginal pain with TEA lasted at least 4 days. Figure 2 shows that the frequency of daily epidural injections in these patients decreased significantly with time. In eight of the 28 patients, 3–5 days after the introduction of treatment with high TEA, two standardized and identical bicycle exercise stress tests were performed: first, without cardiac sympathetic blockade (control); and secondly, during cardiac sympathetic blockade (TEA). At a comparable workload, ST segment depression was significantly less pronounced during high TEA (-0.6 ± 0.1 mm) compared with the control situation (-1.3 ± 0.2 mm). To a certain extent this may be explained by significantly lower heart rate (95 ± 7 beats/min) compared with control (107 ± 7 beats/min), but there was no significant difference in systolic or diastolic pressure.

The Effect of TEA on Myocardial Oxygen Demand

In the following study, nine patients with unstable angina were investigated [13]. These patients had the same characteristics as patients in the first study as well as nitroglycerin infusion for at least 24 h, which could not be discontinued. Within 12 h after the start of TEA treatment, a pulmonary artery catheter and a radial catheter were inserted. At the reoccurrence of ischemic chest pain, central hemodynamic measurements were taken as control values. Immediately after these measurements, the chest pain was treated with a bolus epidural injection of bupivacaine, and new central hemodynamic measurements were performed 20 min after the injection

(TEA). It was demonstrated that with TEA (compared with the control situation) there was a significant reduction in systolic arterial blood pressure from 159 ± 11 to 139 ± 9 mm Hg ($p < 0.05$), no change in diastolic or mean arterial blood pressure, a significant reduction in pulmonary capillary wedge pressure from 11.6 ± 1.7 to 6.7 ± 1.3 mmHg ($p < 0.05$), no change in stroke volume, a significant reduction in heart rate from 68 ± 4 to 63 ± 4 beats/min (in spite of treatment with beta blockers; $p < 0.05$), and no change in cardiac output or systemic vascular resistance. It was thus found that during ischemic chest pain, TEA reduces the major determinants of oxygen consumption - heart rate, preload, and afterload.

The Effect of TEA on Coronary Circulation

When assessing the effects of cardiac sympathetic blockade by TEA on the coronary circulation, it is important to distinguish between epicardial coronary arteries and intramyocardial coronary arterioles or resistance vessels. Not only do these vessels differ in structure and function, but they may also respond differently to the same vasoactive stimulus [21, 27]. Coronary arterioles or resistance vessels regulate coronary blood flow and its distribution according to demand through local metabolic control [24]. Epicardial coronary arteries, in contrast, normally contribute little to the regulation of coronary blood flow [8], but undergo active vasodilation and vasoconstriction in response to a variety of autonomic and pharmacologic stimuli [7]. This coronary artery vasomotion is of importance in coronary artery disease, since approximately 75% of arteriosclerotic coronary stenoses behave in a dynamic, but not in a fixed fashion [28]. The epicardial coronary arteries and the coronary arterioles are densely innervated with sympathetic adrenergic nerve fibers [11, 24], which implies that a cardiac sympathetic blockade induced by high TEA might influence both coronary arteries and coronary arterioles. A dilating effect on stenotic segments of coronary arteries is probably beneficial. Since a greater flow is permitted if there is an increase in metabolic need, whereas a dilation of coronary resistance vessels in patients with coronary artery disease may be hazardous, since it may cause myocardial ischemia as a result of the redistribution of coronary blood flow ("coronary steal").

In our next study [6], we investigated whether TEA affects the tone of the coronary arteries and arterioles in resting patients with severe coronary artery disease, but with stable angina. In one group of 27 patients, we studied the effect of TEA on coronary blood vessel diameter in stenosed or nonstenosed epicardial blood vessels using quantitative coronary angiography. In another group of nine patients, we studied the effect of TEA on coronary arterioles by measuring coronary and central hemodynamics and coronary metabolism using the coronary sinus and the pulmonary artery thermodilution techniques by inserting radial, coronary sinus, and pulmonary artery catheters. It was demonstrated that with TEA (compared without TEA) there was a significant 16% increase in the diameter of stenotic segments from 1.34 ± 0.11 to 1.56 ± 0.13 mm ($p < 0.002$), but no change in the diameter of nonstenotic segments. Since TEA in resting patients without ischemic chest pain has very slight central hemodynamic effects (see above), the myocardial metabolic demand is probably unaltered. Thus, if the local metabolic control is intact, TEA is expected to have very slight effects on coronary hemodynamics and myocardial metabolism. In fact, we found that TEA had no significant effect on central hemodynamic variables studied. Furthermore, there were no significant changes in coronary hemodynamics or myocardial metabolism, which is probably contradictory to a redistribution of coronary blood flow. Two patients had chest pain at rest and regional myocardial lactate production. In these patients, TEA induced complete analgesia that was associated with less pronounced regional myocardial lactate production. Their respective values of regional myocardial lactate extraction increased from −41.7% to −4.5% and from −20.7% to −10.9% during TEA.

The effect of TEA on Left Ventricular Function

With red blood cells labeled with 925 MBq of technetium 99m and imaging with a gamma camera, ten patients with severe but stable angina pectoris were studied while performing two identical maximal bicycle stress tests in the supine position, namely, one test without TEA (control) and, 2–3 h later, one with TEA [3]. All patients had two- or three-vessel coronary artery disease (with >1 m V ST segment depression on anterolateral leads on previous stress test); occlusion of the main left stem was seen in three patients. Global and regional ejection fractions (REF1, anterolateral; REF2, apicoposterior; and REF3, anteroseptal) was calculated by subtracting end-systolic from end-diastolic counts and dividing by end-diastolic counts. Regional wall motion was graded according to a score where: 1 is normal wall motion, 2 is mild hypokinesia, 3 is severe hypokinesia, 4 is akinesia, and 5 is dyskinesia. The left ventricular wall was divided into six equiangular segments, and for each patient a total left ventricular Regional Wall Motion Score was calculated as the sum of six segmental scores.

It was demonstrated that with TEA compared with control, the regional wall motion score was significantly better, 8.8 ± 0.8 versus 11.8 ± 1.0 ($p<0.01$), and the global as well as the regional (REF1) ejection fractions were 15% higher, 52.8% ± 5.4% versus 46.5% ± 4.9% ($p<0.05$), and 53.2% ± 6.1% versus 46.0% ± 6.8% ($p<0.05$), respectively, but no change in REF2 or REF3.

Conclusions

In patients with severe ischemic heart disease and unstable angina pectoris, high TEA very effectively relieves pain and stabilizes the patient before coronary-aortal bypassgrafting or percutaneous transluminal coronary angioplasty. It has very slight hemodynamic effects if the patients are without ischemic chest pain and resting, but has very beneficial effects on central hemodynamics if the patient has ischemic chest pain at rest, since it reduces the determinants of myocardial oxygen demand without changing the perfusion pressure. It diminishes the degree of myocardial ischemia at a given physical stress (ST depression is reduced, regional wall motion is improved, and global and regional ejection fractions are higher). It dilates coronary artery stenosis, but has no effect on nonstenotic segments and does not seem to cause any coronary steal.

References

1. Blomberg S, Curelaru I, Emanuelsson H et al. (1989) Thoracic epidural anaesthesia in patients with unstable angina pectoris. Eur Heart J 10:437–444
2. Blomberg S, Emanuelson H, Ricksten S-E (1989) Thoracic epidural anesthesia and central hemodynamics in patients with unstable angina pectoris. Anesth Analg 69:558–562
3. Blomberg S, Emanuelsson H, Kvist H, Lamm C, Pontén J, Waagstein F, Ricksten S-E (in press) Effects of thoracic epidural anesthesia on coronary arteries and arterioles in patients with coronary artery disease. Anesthesiology 73
4. Brown AM, Malliani A (1971) Spinal sympathetic reflexes initiated by coronary receptors. J Physiol 121:685–705
5. Chierchia S, Lazzari M, Simonetti I, Maseri A (1980) Hemodynamic monitoring in angina at rest. Herz 5:189–198
6. Denn MJ, Stone HL (1976) Autonomic innervation of dog coronary arteries. J Appl Physiol 41:30–35
7. Epstein SE, Cannon RO, Talbot TL (1985) Hemodynamic principles in the control of coronary blood flow. Am J Cardiol 56:4E–10E
8. Feigl ED (1983) Coronary physiology. Physiol Rev 63:1–205
9. Figueras J, Singh BN, Ganz W, Charuzi Y, Swan HCJ (1979) Mechanisms of rest and nocturnal angina: Observations during continuous hemodynamic and electrocardiographic monitoring. Circulation 59:955–968
10. Gazes PC, Mobley EM Jr, Faris HM Jr, Duncan RC, Humphries GB (1973) Preinfarctional (unstable) angina – a prospective study – ten year follow-up. Circulation 48:331–337
11. Gould KL (1980) Dynamic coronary stenosis. Am J Cardiol 45:286–292
12. Henny CP, Odoom JA, TenCate H et al. (1986) Effects of extradural bupivacaine on the haemostatic system. Br J Anaesth 58:301–305
13. Herlitz J, Richter A, Hjalmarsson Å, Hovgren C, Holmberg S, Bondestam E (1986) Chest pain in acute myocardial infarction. A descriptive study according to subjective assessment and morphine requirement. Clin Cardiol 9:423–428
14. Kock M, Blomberg S, Emanuelsson H, Lomsky M, Strömblad S-O, Ricksten S-E (in press) Thoracic epidural anesthesia improves global and regional left ventricular function during stress-induced myocardial ischemia in patients with coronary artery disease. Anesth Analg 71
15. Lindgren I, Olivecrona H (1947) Surgical treatments of angina pectoris. J Neurosurg 4: 19–39
16. Lown B (1982) Mental stress, arrhythmias and sudden death. Am J Med 72:177–180
17. Malliani A, Schwartz P, Zanchetti A (1969) Reflex activity of single preganglionic sympathetic fibers during coronary occlusion. Experientia 25:152–153
18. Malliani A, Recordati G, Schwartz PJ (1973) Nervous activity of afferent cardiac sympathetic fibers with atrial and ventricular endings. J Physiol 229:457–469
19. Marmor A, Sobel BE, Roberts R (1981) Factors presaging early recurrent myocardial infarction (éxtentiòn). Am J Cardiol 48:603–610
20. Modigh J, Borg T, Karlström G, Maripun E, Sahlstedt B (1983) Thromboembolism after total hip replacement: role of epidural and general anesthesia. Anesth Analg 62:174–180
21. Nishi K, Sakanashi M, Takenaka F (1977) Activation of afferent cardiac sympathetic nerve fibres of the cat by pain producing substances and by noxious heat. Pflugers Arch 372: 53–61
22. Richardson JA (1963) Circulating levels of catecholamines in acute myocardial infarction and angina pectoris. Prog Cardiovasc Dis 6:56–62
23. Shepherd JT, Vanhoutte PM (1985) Spasm of the coronary arteries: Causes and consequences (the scientist's viewpoint). Mayo Clin Proc 60:33–46

24. Sill JC, Bove AA, Nugent M, Blaise GA, Dewey JD, Grabau C (1987) Effects of isoflurane on coronary arteries and coronary arterioles in the intact dog. Anesthesiology 66:277–279
25. Staszewska-Barczack J, Ferreira SH, Vane JR (1976) An excitatory nociceptive cardiac reflex elicited by bradykinin and potentiated by prostaglandins and myocardial ischemia. Cardiovasc Res 10:314–327
26. White JC (1957) Cardiac pain. Autonomic pathways and physiologic mechanisms. Circulation 16:644–655
27. Wilkowski DAW, Sill JC, Bonta W, Owen R, Bove AA (1987) Nitrous oxide constricts epicardial coronary arteries without effect on coronary arterioles. Anesthesiology 66:659–665
28. Young MA, Vatner SF (1986) Regulation of large coronary arteries. Circ Res 59:579–596

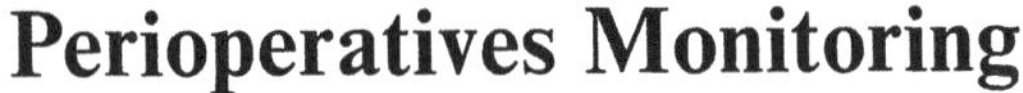

Perioperatives Monitoring

Perioperative Risikoverminderung durch Monitoring – „state of the art“

W. F. List

Beim ersten bekannt gewordenen Anästhesietodesfall am 28. Januar 1848 in Newcastle hatte der Anästhesist Dr. Maggison bei Hannah Greener vorwiegend die Atmung während der Chloroformanästhesie beobachtet, bevor es zum tödlichen Zwischenfall kam. Bei der Autopsie konnte keine entsprechende Todesursache gefunden werden. 1858 hat John Snow in seinem Buch *über Chloroform und andere Anästhetika* 50 tödliche Chloroformzwischenfälle analysiert [36]. In 4 Fällen konnte er Atemstörungen zu Beginn der Zwischenfälle feststellen, alle anderen wurden auf eine sog. Chloroformsynkope, die zum Tode führte, zurückgeführt. John Snow empfahl daher, neben der Atmung auch den Puls und die Pupillen zu beobachten. Das Chloroformkomitee der Royal Medical and Surgical Society stellte im Jahr 1864 bei 109 Todesfällen zuerst einen irregulären, dann einen abwesenden Puls fest (kardiale Arrhythmien waren damals noch unbekannt). Levy stellte im Jahr 1922 fest, daß die sog. Chloroformsynkope Kammerflimmern sei [24]. Nach Meinung Atlees [3] könnte eine Anästhetikasensibilisierung des Myokards durch endogene Katecholamine die Ursache für die kardialen Arrhythmien, die in ein Kammerflimmern übergegangen sind, sein. Das erste Anästhesieprotokoll von Cushin wird schon in das Jahr 1895 datiert [2]. Im Jahre 1903 führte der Chirurg Harvey Cushing dann neben der Pulsbeobachtung auch die Blutdruckmessung ein [15]. In den 50er Jahren wurde von Cannard et al. [4] das EKG während der Anästhesie bei chirurgischen Eingriffen routinemäßig kontrolliert. In den 60er Jahren wurde das Straingauge eingeführt, der arterielle Druck konnte direkt und kontinuierlich gemessen werden, in den 70er Jahren auch der Pulmonalarteriendruck. Seit 1976 wurde die Kapnographie routinemäßig angewendet (Niederlande) und seit 1985 die Pulsoximetrie [17, 33].

Schon die ersten Todesfälle in der Anästhesie geben einen Hinweis auf die überragende Bedeutung *kardialer Komplikationen* während der Anästhesie, deren Entdeckung und Vermeidung. *Epidemiologische und retrospektive Untersuchungen* von operativen Eingriffen können bei entsprechend großen Zahlen allenfalls Hinweise auf Häufigkeit und Ursachen von Komplikationen geben. Sie können jedoch nicht Verdienste einzelner Faktoren würdigen – auch wenn sie so ausgewertet sind – weil zumeist größere Zeiträume erfaßt werden. Veränderungen und Verbesserungen in der operativen Medizin sind zumeist multifaktoriell, wie die Verbesserung der Personalsituation, des Wissens, der präoperativen Befundung, der räumlichen Ausstattung und apparativen Überwachung und der Medikamente über die Jahre zeigen. Dazu müßten *gezielte prospektive Studien* über Komplikationen herangezogen werden, die die Bedeutung eines einzelnen Faktors, z. B. Monitoring in seinem

Einfluß, auf die Verbesserung der Komplikationshäufigkeit eruieren. Derartige Studien sind ethisch nur schwer vertretbar und daher sehr selten gemacht worden. Im folgenden sollen die wesentlichen Studien zitiert und Forderungen daraus für das perioperative Monitoring formuliert werden.

Bedeutung der perioperativen Arrhythmie- und Ischämieüberwachung

In einer Übersicht über Studien von kardialen Arrhythmien während der Anästhesie konnte Atlee [3] zwischen inkompletten und kompletten Studien unterscheiden. Bei den inkompletten Studien, die mit Hilfe eines Sichtschirms an z. T. großen Patientenzahlen (500–5000) gemacht wurden, stellte man eine intraoperative Frequenz von kardialen Arrhythmien zwischen 18 und 30% fest. Bei den kompletten Studien erfolgt eine kontinuierliche Schreibung, daher wurden nur kleinere Patientenzahlen beobachtet (100–160). Es wurde eine wesentliche höhere intraoperative Arrhythmiefrequenz (zwischen 62 und 84%) festgestellt. Die Frequenz postoperativer Arrhythmien wird übrigens mit 28–38% angegeben [26].

Die Signifikanz intraoperativer kardialer Arrhythmien war meist gering. 28% aller Arrhythmien waren wandernde Schrittmacher. Tachyarrhythmien werden v. a. bei Patienten mit koronarer Herzkrankheit (KHK) als gefährlich eingestuft, ebenso auch kardiale Arrhythmien mit deutlichen hämodynamischen Konsequenzen. Nach Atlee [3] sind kardiale Arrhythmien in jedem Fall jedoch eine Andeutung von physiologischen oder pharmakologischen Störungen, sozusagen erste Zeichen, die v. a. bei Patienten mit Herzkrankheiten Gefahren mit sich bringen können:

eine *Störung der Myokardfunktion, der myokardialen O_2-Versorgung sowie Auslösung von letalen, ventrikulären Tachyarrhythmien.*

Patienten mit präoperativ festgestellten Herzerkrankungen zeigen intra- und postoperativ eine deutlich erhöhte Frequenz an kardialen Komplikationen [3, 19, 25, 26]. Die perioperative kardiale Mortalität wird mit 2–15% angegeben [26].

Eine präoperative Erfassung des EKG und aller Risikofaktoren (präoperatives Screening), in seltenen Fällen auch zusammen mit einem Langzeit-EKG zur gezielten Arrhythmie- und Myokardischämiediagnostik können die Risikoeinstufung und damit Umfang des Monitorings während und auch nach der Anästhesie deutlich beeinflussen und nachweislich durch Vorplanung zur Sicherheit des Patienten beitragen [27, 28].

In einer prospektiven Untersuchung der perioperativen, myokardialen Ischämie stellten Slogoff u. Keats [35] an 1023 Bypasspatienten in der postoperativen Phase 3mal häufiger Myokardinfarkte fest, wenn unmittelbar prä– oder intraoperativ Ischämien aufgetreten waren (7,9% zu 2,5%). Als häufigste Ursache bei Ischämien wurde nicht Hyper- oder Hypotension, sondern die intraoperative Tachykardie als Folge einer hämodynamischen Instabilität oder oberflächlichen Anästhesie angegeben. Der postoperative Myokardinfarkt ist zu 40% an den Todesursachen nach Bypassoperationen beteiligt. Diese prospektive Studie belegt ebenfalls die Bedeutung der prä– und intraoperativen Arrhythmie- und Ischämiediagnostik mittels EKG.

Bis zum heutigen Tag gibt es zwar Hinweise, aber keine gesicherte Studie über die Erhöhung der Sicherheit durch eine intraoperative EKG-Überwachung. Die zahlreichen prospektiven Untersuchungen zeigen, daß eine präoperativ festgestellte schwere Herzerkrankung ein deutlicher Hinweis für mögliche perioperative Komplikationen ist. Eine erweiterte intra- und postoperative EKG-Überwachung ist daher unbedingt vorzusehen.

Über die Wertigkeit der Puls- und Blutdruckmessung in der perioperativen Phase gibt es seit H. Cushing unzählige Untersuchungen und jedenfalls keine Zweifel über ihre Notwendigkeit und großen Bedeutung für die Sicherheit des Patienten.

Retrospektive Studien: Epidemiologie und Bewertung abgeschlossener Gerichtsverfahren

In einer Übersicht über Anästhesiezwischenfälle konnte Keenan [23] eine deutliche Reduzierung der Mortalität zwischen den Jahren 1954 und 1985 feststellen. Die anästhesiebedingte Mortalität ging von 1 zu 1560 auf 1 zu 10000 zurück. Bei gesunden Patienten mit kleineren operativen Eingriffen kann sogar eine Letalität von 1 zu 250000 angenommen werden (Ambulanzanästhesien).

Bei einer kritischen Fehleranalyse perioperartiver Ursachen von schweren Komplikationen wurde festgestellt, daß zwischen 60 und 90% aller Komplikationen, die gerichtsanhängig wurden, durch menschliches Versagen entstanden waren [10, 13, 32, 44]. Nach Holland [21], der Zwischenfälle in Australien untersuchte, ist es zwar zu einer deutlichen Reduzierung der Todesfälle zwischen 1960 und 1985 gekommen, *Irrtümer im Management* vom Patienten waren aber immer noch zahlreich [42]:

- inadäquate Operationsvorbereitung,
- falsche Wahl der Anästhetika,
- Überdosierung,
- Hypoxie,
- inadäquates postoperatives Management,
- Inkompetenz (CPR, Monitoring).

Störungen seitens der Patienten, die zu Komplikationen und Tod in dieser Studie geführt haben, waren Erkrankungen, Medikamentenüberempfindlichkeit, Halothanhepatitis, Blutverluste, Hyperpyrexien und Embolien.

In einer kanadischen Studie über 195000 Anästhesien [41] wurde festgestellt, daß alle nichtkrankheitsbedingen Todesfälle während der Operation hätten verhindert werden können.

In einer weiteren kanadischen Untersuchung von Cohen et al. [6] konnte allerdings bei 112000 Anästhesien zwischen 1975 und 1983 eine Zunahme schwerer Komplikationen, sowohl in der intraoperativen (von 7,6 auf 10,6%) als auch in der postoperativen Phase (von 3,1 auf 5,9%) festgestellt werden. Ein anderer wichtiger Trend, nämlich die Abnahme der Zahl der gesunden Patienten (ASA 1 und 2) von 83 auf 79% und der Anstieg der kranken Patienten (ASA 3 bis 5) von 17 auf 21% wurde ebenfalls festgestellt.

Eine retrospektive Untersuchung von möglicherweise anästhesiebedingten Zwischenfällen bei 17095 Patienten zeigte einen Anstieg der Zahl der Komplikationen mit zunehmendem Alter und zunehmendem Schweregrad der Vorerkrankungen (ASA). Mit der Einführung der Pulsoximetrie ist ein signifikanter Abfall der schweren Komplikationen feststellbar [14].

Bei den gesammelten Gerichtsgutachten von 1089 Patienten in den USA, bei denen es zu schweren kritischen Zwischenfällen kam, überwog der Anteil der gesunden Patienten (ASA 1 und 2) mit 81%, was auch auf menschliches Versagen und Fehler schließen läßt. Ein negativer Ausgang der Zwischenfälle mit Tod oder Koma wurde jedoch häufiger bei kranken Patienten (ASA 3 und 4) gefunden [10].

Nach Tiret et al. [40] wurde bei 200000 Anästhesien in Frankreich festgestellt:

- anästhesiebedingte Letalität 1:7924,
- 58% intraoperative Komplikationen,
- 42% postoperative Komplikationen,
- 50% aller Todesfälle oder Koma durch postoperative Atemdepression.

Zusammenfassend können aus epidemiologischen Untersuchungen und gesammelten gerichtlich abgeschlossenen Anästhesiezwischenfällen (mehr als 3000) folgende Schlüsse gezogen werden:

- Die Anästhesieletalität fällt ab, der Schweregrad der Vorerkrankung und das Alter der Patienten nehmen zu.
- In 60–90% ist menschliches Versagen die Ursache des Anästhesiezwischenfalles, oft bei jugendlichen Patienten.
- Hypoxie bedingt durch inadäquate Ventilation (42%), Intubationsfehler (32%) und Aspiration ist die häufigste Todes- oder Komaursache.
- Die Pulsoximetrie dürfte eine Besserung der Zwischenfallshäufigkeit gebracht haben
- Mangelhafte Kontrolle der Anästhesiemaschine vor Beginn ist häufiger Anlaß für technische Komplikationen [10, 30, 37].
- 42% aller Komplikationen, aber die Hälfte aller Todesfälle und Komata treten postoperativ auf.

Gezielte prospektive und kombinierte Studien zur Anästhesiemorbidität

Rao et al. [34] haben die Reinfarktrate nach Anästhesien bei Patienten mit Myokardinfarkt retrospektiv von 1973 bis 1976 und prospektiv von 1977 bis 1982 untersucht und einen signifikanten Abfall von 7,7 auf 1,9% festgestellt. Beim frischen Infarkt (0–3 Monate) reduzierte sich die Reinfarktrate von 36 auf 5,7%, beim älteren Infarkt (4–6 Monate) von 26 auf 2,3%. Die Reinfarktrate war häufiger bei kardialer Dekompensation, intraoperativer Hyper- und Hypotension und bei Tachykardie. Als Ursache der sehr deutlichen Verbesserung seit 1977 vermuten die Autoren das aggressive invasive Monitoring mit Hilfe von kontinuierlicher Blutdruckmessung und Swan-Ganz-Katheter. In einer weiteren prospektiven Untersuchung von 103 Pulmonalarterienkathetern bei kritisch kranken Patienten wurde mit einer rein klinischen Beurteilung verglichen und festgestellt, daß in 58% abweichende Diagnosen und in 30% eine klinisch unerwartete Therapie mit dem Pulmonaliskatheter durchgeführt wurde [18]. Gore et al. [20] stellten allerdings in einer retrospektiven Multicenterstudie an über 3000 Myokardinfarktpatienten eine erhöhte Morbidität und Letalität nach Swan-Ganz-Katheteranwendung bei vergleichbaren Patientengruppen fest.

In einer prospektiven Studie über Pulsoximetrie bei 152 Kindern konnten Coté et al. [12] signifikant mehr Zwischenfälle mit Hypoxämien in der Gruppe ohne Pulsoximeter feststellen. Das Pulsoximeter diagnostizierte Hypoxie, noch bevor eine Zyanose oder Bradykardie auftrat und führte damit zu einer frühzeitigen Warnung. Cooper et al [11] haben in einer ähnlichen prospektiven Untersuchung an Erwachsenen über das Informationsfeedback durch die Pulsoximetrie eine Reduzierung der Zwischenfälle (15,6 nach 12,4%) gefunden; der Unterschied war jedoch statistisch nicht signifikant. In einer weiteren randomisierten prospektiven Studie an 200 Erwachsenen wurde ein signifikanter Abfall an Hypoxiezwischenfällen bei Anwendung des Pulsoximeters festgestellt [29].

In einer prospektiv-retrospektiven Untersuchung über die Verminderung von intraoperativen Anästhesiezwischenfällen, ohne und mit den 1985 eingeführten *Harvard-Standards* [17] wurde eine Reduzierung der Zwischenfälle auf ein Drittel festgestellt, eine statistische Signifikanz erreichte die Studie auch nicht. Die Kapnographie, obwohl im Harvard-Standard nicht zwingend vorgeschrieben, wurde als das beste Monitoring der Atmung bezeichnet. Bei Einhaltung der *ASA-Standards* mit Einfügung der Pulsoximetrie und Kapnographie wird von vielen Versicherungen in den USA schon eine Prämienreduktion der Haftpflichtversicherung des Anästhesisten um 20% berechnet [22, 33, 45].

Diskussion

Aus mehreren retrospektiven Untersuchungen von Zwischenfällen und Versicherungsdaten wurde klar, daß Atemstörungen mit Hypoxie die häufigste Ursache bei Anästhesiezwischenfällen waren [30, 38]. Bei konsequenter Anwendung der Pulsoximetrie und Kapnographie könnten nach Meinung von Caplan et al. [5] und Whitcher et al. [43] 50–64% aller Zwischenfälle vermieden werden. An leicht verhinderbaren Zwischenfällen, die zu solchen Hypoxien führen, sind Fehlintubation, Atemsystemlecks, Dis- oder Fehlkonnektionen zu erwähnen. Nach Tinker et al. [39] die 1175 Urteile über Anästhesiezwischenfälle analysiert haben, hätten sogar 93% der mit Tod oder Koma endenen Zwischenfälle durch eine Kombination von Pulsoximetrie und Kapnographie verhindert werden können. O_2-Ausfall und Ventilatorfehlfunktion sind durch einfache Vorrichtungen, Alarme und exakte vorherige Checks am Narkosegerät behebbar. Die Aspiration, eine relativ häufige Komplikation mit späteren Todesfolgen, ist allerdings auch durch entsprechende Vorbereitung und Einleitung nicht sicher zu verhindern. In 50–90% sind menschliche Fehlleistungen Ursachen für ernste Zwischenfälle, Tod oder Koma. In den Harvard- und ASA-Standards steht die Anwesenheit des Anästhesisten bei der Narkose an 1. Stelle. Menschliche Irrtümer hängen aber auch vom Grad der Wachsamkeit ab. Cooper et al. [9] konnten bei einer Analyse von Zwischenfällen feststellen, daß der Austausch von Anästhesisten wesentlich häufiger zur Entdeckung von Fehlern führte [28], als daß Fehler die Folge waren [10]. Die Wachsamkeit des Anästhesisten kann durch kürzere Arbeitszeiten, Monitore und Alarme verstärkt werden.

Trotz vieler Hinweise, die einen gewissen Überwachungsstandard für erhöhte Sicherheit in der Anästhesie verantwortlich machen, gibt es auch Argumente, die dem widersprechen. Die Reduzierung der Zahl der Zwischenfälle nach der schrittweisen Einführung des Monitorings in die Anästhesie muß auch auf die verbesserte Personalsituation und Ausbildung der Anästhesisten und die bessere Vorbereitung der Patienten zurückgeführt werden. Das relative Verdienst des einen oder anderen Faktors ist unklar. Argumente gegen ein überzogenes Monitoring sind nach Orkin [31]:

1. Ablenkung der Aufmerksamkeit,
2. falsche Alarme (nur 3% sind echt, alle 4,5 min ein Alarm),
3. die Kostenexplosion.

Auch wenn bis jetzt keine erdrückenden Beweise dazu vorliegen, gibt es meiner Meinung nach keinen Zweifel an der erhöhten Sicherheit während der Anästhesie durch ein standardisiertes, ausgewogenes Monitoring. Einen sicheren Beweis durch prospektive Untersuchungen über die Verhinderung von schweren Zwischenfällen, Tod oder Koma wird es auch in Zukunft jedoch kaum geben. Kleine Hinweise auf eine erhöhte Sicherheit mit einer EKG-Überwachung, Blutdruck- und Pulsmessung, Pulsoximetrie und Kapnographie können aus bestehenden Untersuchungen abgelesen werden. Monitore sind in der Lage, die Aufmerksamkeit des Anästhesisten zu unterschätzen. Bei einer entsprechenden Alarmintegration und Alarmhierarchie können sie ihrer wichtigsten Funktion, der frühzeitigen Warnung, gerecht werden. Bei aller Aufmerksamkeit ist eine rein klinische Überwachung mit den Sinnen mit aller Sicherheit nicht ausreichend. Visuelle Impressionen (z. B. Zyanose) sind unzuverlässig [8]. Auch kardiale Arrhythmien können palpatorisch nur dann mit Sicherheit wahrgenommen werden, wenn es zu deutlichen hämodynamischen Veränderungen kommt.

Vorschläge zu einem abgestuften standardisierten Monitoring

Es werden folgende 3 Stufen vorgeschlagen:

1. Minimalmonitoring bei Kurznarkosen bis zu maximal 10 min.
2. Standardmonitoring bei normalen Anästhesien bis zu 3 h.
3. Erweitertes Monitoring bei langdauernden Operationen im Thorax- oder Kopfbereich, Wirbelsäulenoperationen sowie großen Gefäßoperationen.

1. Minimalmonitoring:
- Anwesenheit eines Anästhesisten,
- EKG,
- Blutdruck,
- Pulspalpation,
- Stethoskop.

2. *Standarmonitoring:*

Patienten:
- Anwesenheit eines Anästhesisten,
- Blutdruck und Herzfrequenz alle 5 min (in Abständen),
- EKG kontinuierlich,
- Kapnographie,
- Pulsoximetrie,
- Temperaturmöglichkeit.

Maschine:
- Atemdruck- und Diskonnektionsalarm,
- Atemvolumen,
- O_2-Analyse mit Hypoxiealarm,
- Lachgassperre.

3. *Erweitertes Monitoring:*

Zusätzlich zum Standardmonitoring evtl. Swan-Ganz-Katheter, arterieller Druck invasiv, zentralvenöser Druck, Harnvolumen, Ösophagustemperatur, Blutgasanalyse, Gerinnung, Labor, neuromuskuläre Überwachung, EEG, evozierte Potentiale.

Zusammenfassung

Seit dem Jahr 1954 ist nach fast allen retrospektiven und epidemiologischen Studien die Anästhesiemortalität auf ein Viertel bis ein Sechstel gesunken. Trotz nachweislicher Verschlechterung des präoperativen Gesundheitszustands, Erhöhung des Alters und einer Erschwerung der operativen Eingriffe bei unseren Patienten ist der relative Anteil einiger Faktoren an dieser Besserung unklar. Neben der verbesserten personellen Situation, der verbesserten Ausbildung spielt die präoperative Abklärung eine Rolle. Patienten mit hohem Risiko können präoperativ herausgesucht, vortherapiert und einer entsprechenden intra- und postoperativen Überwachung zugeführt werden. Wie aus den vielen retrospektiven und prospektiven Studien über Zwischenfälle mit und ohne Überwachung hervorgeht, gibt es Andeutungen und Hinweise, die der Überwachung eine Verminderung der Zwischenfälle und eine Reduzierung der Todesfälle und Fälle von Koma zuschreiben. Ein besonderes Augenmerk verdient die postoperative Phase, da 42% aller Anästhesiezwischenfälle und 50% der Todesfälle und Komata nach der Operation auftreten. Die wichtigste Ursache von ernsten Narkosezwischenfällen ist die Hypoxie bei gesunden Patienten, möglicherweise Folgen menschlichen Versagens. Der überwiegende Teil aller schweren Komplikationen könnte durch ein standardisiertes Monitoring mit Einfügen der Pulsoximetrie und Kapnographie verhindert werden. Als *Strategie zur Verhinderung* von Narkosezwischenfällen und Erhöhung der Sicherheit muß daher gelten:

- *Verhinderung* durch präoperative Checks an Patienten und Narkoseapparat,
- *Erkennung* durch eine ausgewogene Überwachung und
- adäquate *Behandlung* der Komplikationen.

Voraussetzung für jede Art von Monitoring ist jedoch die ständige Anwesenheit des Anästhesisten, seine hervorragende Ausbildung und die adäquate apparative Ausrüstung.

Literatur

1. ASA Standard for Basic Intraoperative Monitoring (1987) House of Delegates, Chicago
2. Becher HK (1940) The first anesthesia records. Surg Gynecol [Suppl 71] 906:689–693
3. Atlee JL III (1990) Perioperative cardiac dysrhythmias, 2nd edn. Year Book Medical Publisher, Chicago London
4. Cannard T, Dripps RD, Helwig J Jr et al. (1960) The electrocardiogramm during anesthesia and surgery. Anesthesiology 21:194–202
5. Caplan RA, Posner K, Ward RW, Cheing FN (1987) Respiratory mishaps: principle areas of risk. Anesthesiology 67:A 469
6. Cohen MM, Doucan PG, Pope WDB, Wolkenstein C (1986) A survey of 112000 anesthetics at one teaching hospital (1975–1983). Can Anaesth Soc J 33:22–31
7. Cohen DE, Downes JE, Raphaeli RC (1988) Editorial: What difference does pulse oximetry make. Anestheisology 68:181–183
8. Comroe JH JR, Botelho S (1947) The unreliability of cyanosis in the recongnititon of arterial anoxemia. Am J Med Sci 214:1–6
9. Cooper JB, Long CD, Newbower RS, Philip JH (1982) Critical incident associated with intraoperative exchange of anesthesia personnel. Anesthesiology 56:456–461
10. Cooper JB, Newbower RS, Kitz RJ (1984) An analysis of major errors and equipment failures in anesthesia management: considerations for prevention and detection. Anesthesiology 60:34–42
11. Cooper JB, Cullen DJ, Nemeskal R, Hoaglin DC, Csete M, Venable C (1987) Effect of information feedback and pulse oximetry on the incidence of anesthesia complications. Anesthesiology 67:686–694
12. Coté CJ, Goldstein EA, Cote MA, Hoaglin DC, Ryan JF (1988) A single-blind study of pulseoximetry in children. Anesthesiology 68:184–188
13. Craig J, Wilson ME (1981) A survey of anaesthetic misadventures. Anaesthesia 36:933–936
14. Cullen DJ, Nemeskat AR, Cooper JB, Zaslavsky A, Dwyer MJ (1990) The effect of pulse oximetry age and ASA. Anesthesiology 73:A 1249
15. Cushing HW (1903) On routine determinations of arterial thesion in operating room and clinic. Boston Surg J 148:250–256
16. Eichhorn JH (1989) Prevention of intraoperative anesthesia accidents and related severe injury through safety monitoring. Anesthesiology 70:572–577
17. Eichhorn JH, Cooper JB, Cullen DJ, Maier WR, Philip JH, Seemann RG (1986) Standards for patient monitoring during anesthesia at Harvard. JAMA 256:1017–1020
18. Eisenberg PR, Jatte AS, Schuster DP (1984) Clinical evaluation compared to pulmonary artery catheterization in the hemodynamic assessment of critically ill patients. Crit Care Med 12:549–553
19. Goldman L, Caldera DL et al. (1977) Multifactorial index of cardiac risk in noncardiac surgical procedures. N Engl J Med 297:845–850
20. Gore JM, Goldberg RJ, Spodick DH, Alpert JS, Dalen JE (1987) A community-wide assessment of the use of pulmonary artery catheters in patients with acute myocardial infarction. Chest 92:721–727
21. Holland R (1987) Anaesthetic mortality in New South Wales Australia. Br J Anaesth 59:834–841
22. Keats AS (1990) Anesthesia mortality in perspective. Anesth Analg 71:113–119
23. Keenan RL (1986) Anesthesia disasters: Incidence, causes and preventability. Semin Anesth V:175–179
24. Levy AG (1922) Chloroform anaesthesia. Bale Sons & Danielson, London
25. List WF, Kröll W, Filzwieser G (1985) Perioperatives Risiko schwerkranker chirurgischer Patienten. Anaesthesist 34:612–618

26. Mangano DT (1990) Perioperative cardiac morbidity. Anesthesiology 72:153–184
27. Metzler H, Rehak P, Gombotz H, List WF (1988) Unstable angina – are preoperative ischemic phenomena predictive for the intraoperative course? Anesthesiology 69:A 48
28. Metzler H, Rekak P, Mahla E, Rotman B, List WF (1990) Präoperative Risikoerfassung: Langzeit-Elektrokardiographie zur gezielten Arrhythmiediagnostik. Anaesthesist 39: 77–82
29. Moller JT, Iversen S, Jensen PF, Johannessen NW, Espersen K (1990) Monitoring with pulse oximetry during anesthesia and in the recovery room – is the incidence, degree and duration of hypoxemia reduced? Anesthesiology V 73 No 3 A
30. Norman J (1987) Education in anaesthetic safety. Br J Anaesth 59:922–927
31. Orkin FK (1989) Editorial: Practice standards: The Midas touch or the emperor's new clothes. Anesthesiology 70:567–571
32. Pierce EC Jr (1986) Introduction. Semin Anesth V:171–174
33. Pierce EC (1990) Risikomodifikation in der Anästhesie. Klin Anästh Curr Rev 8:18
34. Rao TLK, Jacobs KH, El-Etr AA (1983) Reinfarction following anesthesia in patients with MI. Anesthesiology 59:499–505
35. Slogoff S, Keats AS (1985) Does perioperative myocardial ischemia lead to postoperative myocardial infarction. Anesthesiology 62:107–114
36. Snow J (1958) Chloroform and other anaesthetics. Churchill, London
37. Sykes MK (1987) Essential monitoring. Br J Anaesth 59:901–912
38. Thompson PW (1981) Editorial. Anaesthesia 36:931–932
39. Tinker JH, Dull DL, Caplan RA, Ward RJ, Cheney FW (1989) Role of monitoring devices in prevention of anesthetic mishaps: A closed claims analysis. Anesthesiology 71:541–546
40. Tiret L, Desmonts JM, Hatton F, Vourek G (1986) Complications associated with anaesthesia – a prospektive survey in France. Can Anaesth Soc J 33:336–344
41. Turnbull KW, Fancourt-Schmith PF, Bauting GC (1980) Death within 48 hours of anaesthesia at the Vancouver General Hospital. Can Anaesth Soc J 27:159–163
42. Utting JE (1987) Pitfalls in anaesthetic practice. Br J Anaesth 59:877–890
43. Whitcher C, Ream AK, Parsons D et al. (1988) Anesthetic mishaps and the cost of monitoring: a proposed standard for monitoring equipment. J Clin Monit 4:5–15
44. Wyant GM, Craig DB, Pietak DE, Jekins LC, Doun AJ (1984) A panel discussion: Safety in the operating room. Can Anaesth Soc J 31:287–301
45. Zeitlin GL (1989) Possible decrease in mortality associated with anaesthesia. Anaesthesia 44:432–433

Monitoring der Respiration

T. Pasch

Art und Umfang der Überwachung sind heute mehr durch die Verfügbarkeit und Zuverlässigkeit von Methoden vorgegeben als durch differente Auffassungen. Das apparative Monitoring muß um so lückenloser und aufwendiger sein, je ausgeprägter die Interferenz von Anästhesie, Operation oder dem akuten pathologischen Zustand mit physiologischen Funktionen und Regulationsmechanismen ist [30]. Das wird besonders deutlich am Beispiel der Atmung: Ein relaxierter Patient muß maschinell beatmet werden; deshalb bedarf es einer lückenlosen Überwachung der Funktionen des Beatmungsgeräts sowie von Ventilation und Gasaustausch auf Patientenseite.

Bei kardialen Risikopatienten ist das respiratorische Monitoring von besonderer Wichtigkeit. Das myokardiale O_2-Angebot wird nicht nur von der kardiozirkulatorischen Funktion einschließlich der Myokarddurchblutung, sondern auch vom arteriellen O_2-Gehalt determiniert, welcher wiederum direkt von der Respiration mit ihren Partialfunktionen *Ventilation* und *Gasaustausch* abhängt. Diese müssen wegen ihrer gegenseitigen Abhängigkeit beide überwacht werden (Abb. 1). Das Monitoring der Ventilation ist für die Beurteilung einer adäquaten Respiration zwar notwendig, aber nicht hinreichend.

Schwere Komplikationen der Anästhesie sind bis zu 50% durch eine unzureichende oder unterbrochene Ventilation bedingt [27]. In der Closed Claims Study der ASA waren 34% von 1541 ausgewerteten Komplikationen respiratorisch verursacht. Von diesen hatten 66% den Tod, 19% einen bleibenden Hirnschaden und 5% einen sonstigen Dauerschaden zur Folge [4]. In einer schwedischen Analyse waren von 115 anästhesiebedingten Todesfällen 27 (23,5%) auf eine Hypoxie durch Ventilationsprobleme zurückzuführen [26]. In einer weiteren Studie waren von 27 Herzstillständen während der Anästhesie 12 (44%) durch eine inadäquate Ventilation bedingt [16]. Demnach ist es ein Hauptziel der Überwachung der Respiration, Ventilationseinschränkungen sicher zu verhindern, seien sie geräte- oder patientenseitig oder durch eine Störung der Verbindung zwischen (Narkose)beatmungsgerät und Patient verursacht. Darüber hinaus ist das respiratorische Monitoring die Voraussetzung zur exakten Anpassung der Ventilation an die metabolischen Bedürfnisse und zur Steuerung der Beatmungstherapie [20].

Obwohl eine die metabolischen Erfordernisse übersteigende Ventilation nicht vital gefährdet, wirkt sie sich funktionell negativ aus. Beatmung mit zu hohen inspiratorischen O_2-Konzentrationen (F_IO_2) kann zu Lungenversagen und bei Frühgeborenen zu Erblindung führen. Bei exzessiver Hyperventilation nimmt nicht nur die Gehirndurchblutung in unerwünschtem Ausmaß ab, sondern auch die O_2-Abgabe an die Myokardzellen kann durch die hypokapnisch bedingte Linksverschie-

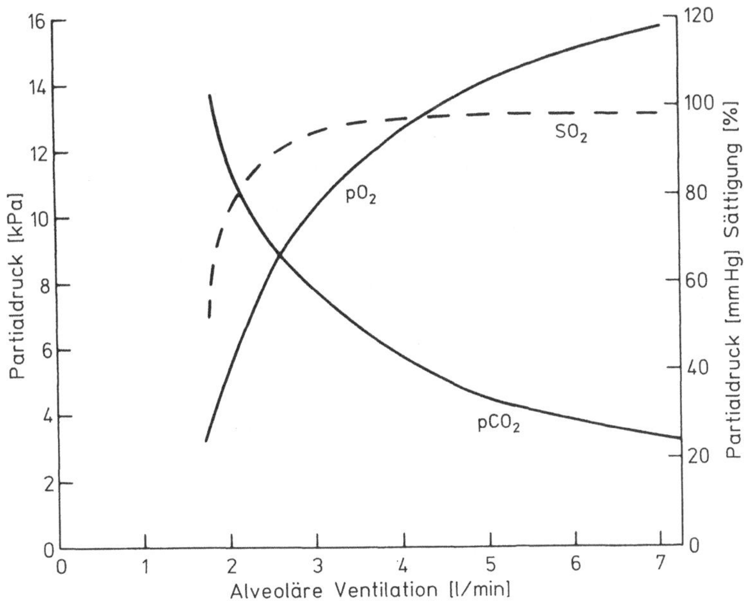

Abb. 1. Zusammensetzung des aus den alveolären Kapillaren ausströmenden Blutes in Abhängigkeit von der alveolären Ventilation unter Steady-state-Bedingungen und bei normaler kardiopulmonaler Funktion. (Aus [5])

bung der O_2-Dissoziationskurve des Hämoglobins erschwert werden. Nach tierexperimentellen Befunden vermindert sich die Koronardurchblutung bei einer Abnahme von 10 mm Hg um 15–20%, so daß die O_2-Ausschöpfung um 1,5 Vol.% zunimmt. Das Herzminutenvolumen sinkt pro mm Hg p_aCO_2-Abnahme um 0,5–1% [7, 9].

Diese Überlegungen zeigen, wie wichtig beim Patienten mit kardialen bzw. koronaren Risiken die Anpassung der Beatmung an die metabolischen Bedürfnisse ist. Das ist nur bei adäquatem Monitoring der Ventilation und des Gasaustausches möglich. Im folgenden wird ausgeführt, wie die Respiration intra- und postoperativ sowie beim beatmeten Intensivpatienten mit akuter respiratorischer Insuffizienz zu überwachen ist. Eigens wird berücksichtigt, inwieweit der Umfang des Monitorings vom Anästhesieverfahren (Allgemein- bzw. Regionalanästhesie) abhängt. Auf rein methodische Aspekte wird nur bei Bedarf genauer eingegangen.

Allgemeinanästhesie

Unverzichtbare Basis der respiratorischen Überwachung während der Anästhesie ist die permanente Anwesenheit des Anästhesisten, der den Patienten mit klinischen Mitteln zu beurteilen hat. Anders als in der Ära der Mononarkose mit Äther oder ähnlichen Substanzen haben die Sinnesorgane des Anästhesisten aber ihre exklusive Bedeutung verloren [11]. Einerseits stehen neue, nichtinvasive, kontinuierlich messende und zuverlässige Methoden wie die Kapnographie und die Pulsoximetrie zur Verfügung, andererseits müssen wegen der meist kompletten Übernahme der

Tabelle 1. Überwachte Systemkomponenten. (Nach [20])

Gerät	Gaslieferung Beatmungsmuster
Verbindung Gerät-Patient	Dichtigkeit Durchgängigkeit
Patient	Durchgängigkeit der Atemwege Mechanische Lungeneigenschaften Spontanatmungsaktivität

Tabelle 2. Apparative Überwachung der Respiration während der Allgemeinanästhesie

Monitor	Parameter/Funktion	Alarm
O_2-Analysator	Inspiratorische O_2-Konzentration	O_2-Mangel
Flowmeter (Spirometer)	Atemzug-/ Atemminutenvolumen	Diskonnektion, Apnoe, Leckage
Manometer	Druck im Atemsystem	Diskonnektion, Apnoe, Leckage, Atemwegsstenose
Kapnometer	Ventilation	Apnoe
Pulsoximeter	Funktionelle arterielle O_2-Sättigung	Hypoxämie
Arterielle Butgasanalyse	Ventilation, Oxygenierung, Säure-Basen-Status	

Ventilation durch eine Maschine zusätzlich deren Funktion und Ankopplung an den Patienten überwacht werden, um vital gefährdende Fehlfunktionen oder Ausfälle sofort zu erkennen (Tabelle 1). Diesem Ziel dienen: O_2-Analysator im Inspirationsgas, Flowmeter und Manometer mit den entsprechenden Alarmierungsmöglichkeiten für hypoxisches Gasgemisch, Diskonnektion, Leckage, Apnoe und Stenose (Tabelle 2), entsprechend der DIN-Vorschrift 13252.

Die nichtinvasiven Verfahren der *Kapnographie* und der *Pulsoximetrie* ermöglichen nicht nur eine nichtinvasive und kontinuerliche Überwachung der Ventilation bzw. der arteriellen Oxygenierung, sondern auch eine globale Bewertung der Kreislaufverhältnisse [11]. So ändern sich Amplitude und Form des bei der Pulsoximetrie registrierbaren peripheren Volumenpulses mit dem Grad der peripheren Vasokonstriktion, dem Blutdruck und in gewissem Ausmaß auch mit dem intravaskulären Volumen [29]. Ausgeprägte Änderungen des Herzzeitvolumens bzw. der Lungendurchblutung wirken sich auf das Kapnogramm aus, am eindrücklichsten bei der Lungengefäßembolie und beim Herzstillstand einschließlich der Reanimation [8, 44].

Auch wenn ein strenger wissenschaftlicher Beweis, daß durch vermehrtes apparatives Monitoring die anästhesiebedingte Morbidität und Mortalität herabgesetzt wird, nicht zu erbringen ist [15], legt die erwähnte Closed Claims Study der ASA nahe, daß ein beträchtlicher Teil ventilationsbedingter Schäden zu verhindern ist [4]. Bei 25% von 1522 retrospektiv analysierten Fällen wurde festgestellt, daß besseres Monitoring den Zwischenfall verhindert hätte. Bei 98% der Fälle wäre die Pulsoximetrie, die Kapnometrie oder die Kombination beider das geeignete Verfahren gewesen. Diese beiden Methoden sollten also heute bei jeder Anästhesie eingesetzt werden und nach den Empfehlungen von DGAI und BDA zur Qualitätssicherung in der Anästhesiologie wenigstens im Operationstrakt vorhanden sein [32a]. Die ASA legt in ihren 1989 verabschiedeten Monitoringstandards ebenfalls dringend nahe, beide Methoden einzusetzen [1] [37a].

Selbstverständlich haben beide Methoden Grenzen und Fehlermöglichkeiten [31]. Die übliche Pulsoximetrie mit 2 Wellenlängen erfaßt nicht die „fraktionelle", sondern die „funktionelle" oder „partielle" O_2-Sättigung; die Kalibration der Geräte erfolgt empirisch; und bei zu geringen oder fehlenden arteriellen Wandpulsationen sind Fehlmessungen möglich [22, 38, 42].

Respiratorische und zirkulatorische Störungen können so hohe Gradienten zwischen arteriellem und endexpiratorischem pCO_2 erzeugen, daß letzterer ($p_{et}CO_2$) bestenfalls als Trend des arteriellen verwertbar ist [10, 12, 18, 37, 44]. Zu nennen sind v.a. $\dot{V}_A$-/$\dot{Q}$-Störungen, V_D-/V_T-Anstiege, Schock und "low cardiac output". Auf die methodischen Varianten zur Messung der CO_2-Konzentration im Atemgas wie Massen-, Infrarot-, photoakustische Spektrometrie und Raman-Streuung kann hier nicht eingegangen werden [1, 12, 23]. Festgehalten sei, daß die CO_2-Kurve als Kapnogramm dargestellt werden muß, weil die Kapnometrie, d.h. die nur zahlenmäßige Wiedergabe des endexspiratorischen Wertes, einen beträchtlichen Informationsverlust zur Folge hat.

Die *arterielle Blutgasanalyse* ist bei Risikopatienten und bei großen Operationen unverändert das Standardverfahren zur Beurteilung von Ventilation und Oxygenierung. Obwohl die neuen nichtinvasiven und kontinuierlichen Meßverfahren unsere Überwachungsmöglichkeiten enorm erweitert haben, haben sie die intermittierende Blutgasanalyse nicht verdrängt oder ersetzt. Auch eine kontinuierliche intraarterielle pO_2-Messung mit Clark-Elektroden ist prinzipiell möglich, hat sich aber wegen der Elektrodengröße, Drift-Problemen und der Begrenzung auf die p_aO_2-Registrierung nicht durchgesetzt.

Eine neue technische Entwicklung sind fiberoptische Sensoren, die auf dem Prinzip beruhen, daß fluoreszierende Farbstoffe zur Lumineszenz angeregt werden. O_2-Moleküle absorbieren hiervon Energieanteile, was sich als Farbänderung erfassen läßt („luminescence quenching"). Dieses Verfahren läßt sich miniaturisieren und auch auf CO_2 und pH anwenden. Solche auch intravasal anwendbaren Sensoren werden als *Optoden* bezeichnet [43] und sind bereits im Tierversuch und an Patienten zur kontinuerlich intravasalen Blutgasüberwachung eingesetzt worden [35]. Nach Lösung der noch vorhandenen technischen Unzulänglichkeiten ist zu erwarten, daß sie in breitem Umfang einer klinischen Prüfung unterzogen werden können.

Eine fortlaufende Registrierung von Gaspartialdrücken ist auch *transkutan* möglich. Die transkutane pCO_2-Schreibung ($p_{tc}CO_2$) wird intraoperativ wegen des höheren Aufwands, der größeren mechanischen Störanfälligkeit, der langsamen Ansprechzeit und des Eichaufwands nur selten verwendet. Bezüglich der Übereinstimmung mit p_aCO_2-Werten ist die Methode der Kapnographie als zumindest gleichwertig zu bezeichnen [28, 30, 33]. Ist diese nicht anwendbar (Bronchoskopie, Hochfrequenzventilation), bietet sich die $p_{tc}O_2$-Schreibung als Alternative an. In der Überwachung Neu- und Frühgeborener hat sie ihren festen Platz. Die transkutane pO_2-Registrierung ($p_{tc}O_2$) gibt beim Erwachsenen den p_aO_2 nur unter günstigen Bedingungen als Trend wieder. Bei Zentralisation und Hypothermie ist sie nicht verwendbar, weil dann die Werte in erster Linie perfusions- und druckabhängig sind [41]. Diese Methode ist deshalb eher als ein unspezifisches Zirkulations- denn als ein Respirationsmonitoring, das nur in der Neonatologie etabliert ist, anzusehen [30].

Regionalanästhesie

Bei rückenmarknahen Regionalanästhesien darf auf das Monitoring der Ventilation bzw. der Respiration nicht verzichtet werden. Das gleiche trifft für alle sonstigen Lokal- und Regionalanästhesien zu, besonders wenn der Patient sediert wird. Zwischenfälle und Komplikationen durch Hypoventilation und Hypoxämie sind zwar selten, aber nicht auszuschließen, wie aus der ASA Closed Claims Study hervorgeht [3]. Unter 900 Anästhesien wurden 14 Herzstillstände während einer Spinalanästhesie beobachtet. Hierbei war eine Zyanose 4mal der erste und 3mal der zweite klinische Hinweis auf den Herzstillstand, so daß bei jedem zweiten dieser Fälle eine respiratorische Ursache des Herzstillstands anzunehmen war.

Neben der lückenlosen klinischen Beobachtung ist die Pulsoximetrie der beste Schutz vor unerwarteter Hypoxämie während Lokal- und Regionalanästhesien (Tabelle 3). Auch das wurde in der Closed Claims Study gezeigt. 80% vermeidbarer Schädigungen hätten durch die Pulsoximetrie und 16% durch die Kombination von Pulsoximetrie mit Kapnometrie verhindert werden können [40]. Demgegenüber ist

Tabelle 3. Apparative Überwachung der Respiration während Regionalanästhesie und Lokalanästhesie mit Sedierung

Monitor	Parameter/Funktion	Bemerkungen
Pulsoximeter	Funktionelle arterielle O_2-Sättigung	Methode der Wahl
Kapnometer	Ventilation	Methodisch problematisch (nasale Sonde)
Transkutane pCO_2-Elektrode	Ventilation	Nur bei besonderer Indikation
Nasaler Thermistor	Atemfrequenz	Unzuverlässig, unkomfortabel

die Kapnographie bei nicht intubierten und spontan atmenden Patienten aus methodischen Gründen schwierig anzuwenden. Hauptstromanalysatoren sind nicht anwendbar. Der Gasabsaugschlauch von Seitenstromanalysatoren kann mit einer Maske [13] oder einem nasalen O_2-Zufuhrsystem [14] verbunden werden. Unter günstigen, stabilen Bedingungen lassen sich so befriedigende Korrelationen zwischen $p_{et}CO_2$ and p_aCO_2 erzielen [2]. Allerdings bestehen immer erhebliche Störmöglichkeiten durch O_2-Zufuhr und Sekretverlegung des Schlauchsystems. Deshalb ist bei zwingender Indikation zur kontinuierlichen Überwachung der Ventilation die $p_{tc}CO_2$-Registrierung eine sinnvolle Alternative.

Aufwachphase

Hypoventilation und Hypoxämie sind konkrete Gefahren der unmittelbaren postoperativen Phase. Für letztere sind eine erhöhte alveoloarterielle pO_2-Differenz ($p(A\text{-}a)O_2$) infolge $\dot{V}_A$-/$\dot{Q}$-Verteilungsstörungen oder Rechts-Links-Shunts, ein erhöhter O_2-Verbrauch infolge Muskelzitterns oder eine Hypoventilation ursächlich in Betracht zu ziehen. Eine Hypoventilation kann nicht nur durch Restwirkungen der Anästhesie (zentrale und periphere Atemhemmung) und der Operation (Schmerz) zustande kommen, sondern es ist ein weiterer, nur wenig geläufiger Mechanismus zu berücksichtigen. Wird intraoperativ über längere Zeit hyperventiliert, nimmt der CO_2-Bestand des Organismus ab, d.h. es wird mehr CO_2 abgeatmet, als metabolisch gebildet wird. Nach Wiedereinsetzen der Spontanatmung muß dann zur Aufrechterhaltung einer Normokapnie weniger ventiliert werden als üblich, da ein Teil des im Stoffwechsel produzierten CO_2 die Speicher wiederauffüllt [11, 34]. Solche intraoperativen Hypokapnien können nur vermieden werden, wenn die Ventilation während der künstlichen Beatmung nicht nach Norm-, sondern nach gemessenen Werten (z. B. $p_{et}CO_2$) eingestellt wird.

Mit der Pulsoximetrie lassen sich in der Aufwachphase bei 20–40% der Patienten hypoxämische Episoden nachweisen. Sie können durch zusätzliche O_2-Gabe zu einem beträchlichen Teil, aber nicht komplett vermieden werden [6, 17, 22, 24, 36]. Schon während des Transportes aus dem Operationssaal in den Ausleitungsraum gibt es ohne zusätzliche O_2-Zufuhr markante Abfälle der pulsoximetrisch gemessenen O_2-Sättigung [19].

Die Pulsoximetrie hat also zweifellos Priorität für die Überwachung der Atmung in der Aufwachphase (Tabelle 4). Für das Monitoring der Ventilation im engeren Sinne können spirometrische Methoden beim Nichtintubierten nicht angewendet werden. Jedoch kann die Atemfrequenz durch eine Messung der thorakalen Impedanz über das EKG-Registriersystem recht zuverlässig erfaßt werden, vorausgesetzt, der Patient ist motorisch nicht zu unruhig. Die Möglichkeiten und Grenzen der Kapnographie und der transkutanen pCO_2-Registrierung sind in der Aufwachphase die gleichen wie bei der Regionalanästhesie (s. oben).

Arterielle Butgasanalyse, Röntgenbild des Thorax und die Bestimmung atemmechanischer Größen sind postoperativ bedarfsweise einzusetzen. Kann erst im Aufwachraum extubiert werden, kann die Ursache einer Hypoventilation durch Registrierung von Atemzugvolumen (AZV), Vitalkapazität (FVC), inspiratorischem Sog (IF) und sog. Mundokklusionsdruck (p_{100}) differenziert [23, 25, 32] und

Tabelle 4. Monitoring der Respiration in der Aufwachphase

Klinisch	– Hautfarbe, -temperatur und -feuchtigkeit – Atmung (Frequenz, Tiefe, Typ, Nebengeräusche) – Auskultation
Apparativ	– Thoraximpedanzmessung über EKG-Elektroden (evtl. alternativ: nasaler Thermistor) – Pulsoximetrie – Ggf. $p_{tc}CO_2$ oder Kapnographie
Bei Bedarf	– Arterielle BGA – Thoraxröntgen – Atemmechanik mit AZV, AMV, FVC, IF, p_{100}

Tabelle 5. Differentialdiagnose der Hypoventilation bei Spontanatmung mit normalem $p_{(A-a)}O_2$

Ursache	Erfassung
Verminderter Atemantrieb (zentral oder peripher)	p_{100}, V_T/T_I
Neuromuskuläre Insuffizienz	FVC, IF
Obstruktion großer Atemwege	FEV_1, Fluß-Volumen-Kurve

P_{100} Mundokklusionsdruck nach 100 ms; *IF* maximaler inspiratorischer Sog; V_T Aemzugvolumen; T_I Inspirationszeit; *FVC* forcierte Vitalkapazität; FEV_I Einsekundenkapazität

zwischen vermindertem Atemantrieb, neuromuskulärer Insuffizienz und Obstruktion der großen Atemwege unterschieden werden (Tabellen 4 und 5). Das sind allerdings keineswegs Routinemethoden, die bei jedem Patienten postoperativ notwendig oder sinnvoll sind.

Akute respiratorische Insuffizienz und beatmeter Patient

Ist die O_2-Aufnahme in der Lunge so stark vermindert, daß der durch den Ruhemetabolismus bedingte O_2-Bedarf nicht mehr gedeckt werden kann, liegt eine respiratorische Insuffizienz vor. Entwickelt sich diese im Zusammenhang mit einer akuten Erkrankung, einem Trauma oder als akute Exazerbation einer chronischen Einschränkung der Lungenfunktion, handelt es sich um eine akute respiratorische Insuffizienz. Diese Definition impliziert im klinischen Sprachgebrauch, daß alle Teilfunktionen der Atmung mehr oder weniger betroffen sein können, auch wenn sich die Störung der Oxygenierung am meisten auswirkt, weil sie die O_2-Verfügbarkeit für die Zellatmung herabsetzt. Der arterielle pO_2 ist demnach die zentrale Meßgröße. Ein p_aO_2-Abfall auf etwa 50 mm Hg bei Spontanatmung von Raumluft stellt neben einer Dyspnoe das Leitsymptom der akuten respiratorischen Insuffizienz dar [1a]. Zur genauen Beurteilung bedarf es zusätzlicher Untersuchungen der Teilfunktionen Ventilation, Gasaustausch und Atemmechanik.

Obwohl die Atemfrequenz ein simpler und globaler Parameter ist, nimmt ihre Überwachung einen hohen Stellenwert ein. Im Anfangsstadium einer akuten respiratorischen Insuffizienz steigt sie meistens an, und Werte über 30–40/min gelten als Indikation zur Beatmung bzw. als Kontraindikation für die Entwöhnung vom Respirator [39]. Bei akuter zentral ausgelöster Hypoventilation (z. B. durch Opiate) ist sie im Gegensatz zu den postoperativen, posttraumatischen oder septisch bedingten Formen der respiratorischen Insuffizienz in der Regel erniedrigt. Messungen von Atemvolumina sind für sich allein genommen wenig aussagekräftig und höchstens in der Entwöhnungsphase ein Hinweis auf ausreichende ventilatorische und atemmechanische Reserven [1a].

Der p_aCO_2 ist im metabolischen Steadystate ein zuverlässiger Parameter für die alveoläre Ventilation. In der Anfangsphase der akuten respiratorischen Insuffizienz ist er oft erniedrigt, weil die Hypoxämie den Atemantrieb verstärkt. Bei normalem $P_{(A\text{-}a)}O_2$ kann eine Hypokapnie nicht durch eine Gasaustauschstörung, sondern nur metabolisch oder durch eine alveoläre Hypoventilation verursacht sein [25]. Aufgrund der bereits erwähnten Abhängigkeit von dem regionalen Verteilungsmuster der alveolären Ventilation und der Lungenperfusion ist die Kapnometrie beim beatmeten Patienten mit akuter respiratorischer Insuffizienz nur von eingeschränkter Aussagekraft [17].

Auf die Bedeutung atemmechanischer Parameter (v.a. funktionelle Residualkapazität, Compliance und Atemarbeit) kann hier nicht näher eingegangen werden, und es sei auf zusammenfassende Darstellungen in der Literatur verwiesen [1a, 21, 25, 32, 39, 41]. Im Vordergrund der Überwachung und der Diagnostik steht der p_aO_2 als wichtigste, aber diagnostisch keineswegs ausreichende Meßgröße für die Qualität des Gasaustausches. Er kann durch eine $\dot{V}_A$-/$\dot{Q}$-Verteilungsstörung, einen erhöhten Rechts-Links-Shunt oder eine Diffusionsstörung abnehmen. Eine Differenzierung dieser Ursachen ist durch die Bestimmung der alveoloarteriellen pO_2-Differenz (Tabelle 6) möglich [25]. Es ist allerdings zu bedenken, daß der $p_{(A\text{-}a)}O_2$ nicht nur von der F_IO_2, sondern auch dem HZV, dem O_2-Verbrauch, der O_2-Dissoziationskurve und dem Hb-Gehalt bestimmt wird. Deshalb sind viele Oxygenierungsparameter wie die Quotienten $p_aO_2{:}p_AO_2$, $p_aO_2{:}F_IO_2$ oder $p_{(A\text{-}a)}O_2{:}p_AO_2$ für die Verlaufskontrolle der akuten respiratorischen Insuffizienz empfohlen worden, ohne daß einem von ihnen eindeutige Vorzüge zugebilligt werden können [32].

So groß die Zahl der Meßgrößen für Diagnostik und Verlaufskontrolle bei einer akuten respiratorischen Insuffizienz ist, so unterschiedlich ist ihre praktische Bedeutung. Das diagnostische Vorgehen bei einer vermuteten oder manifesten respiratorischen Insuffizienz muß sich immer am Verlauf der Erkrankung orientieren und nicht primär nach einzelnen Partialfunktionen der Respiration unterscheiden. Klinische Symptome, insbesondere die Tachypnoe und die Blutgasanalyse, bilden die Basis der Diagnostik und der Beurteilung von Verlauf und Therapieerfolg [39]. Die Pulsoximetrie erlangt für die Überwachung beatmeter Intensivpatienten zunehmende Bedeutung, hat die arterielle Blutgasanalyse aber nicht überflüssig gemacht. Die kontinuierliche Registrierung der gemischt-venösen O_2-Sättigung dient der Überwachung der O_2-Bilanz und des Kreislaufs, weniger dem respiratorischen Monitoring.

Tabelle 6. Auswirkungen der respiratorischen Insuffizienz auf die arteriellen Blutgase. (Nach [25])

	p_aCO_2	p_aO_2	$p_{(A-a)}O_2$			$p_{(a-A)}CO_2$
			Luft	$F_IO_2=1$	$p_IO_2<140$	
Hypoventilation	↑	↓	0	+1	−1	0
Hyperventialtion	↓	(↑)	0	+1	−1	0
Diffusionsstörung	—	(↓)	+1	0	+2	0
Shunt	(↓/↑)*	↓↓	+2	+3	+1	0
Verteilungsstörung:						
$\dot{V}_A/\dot{Q}$ hoch	(↓/↑)*	↓	+2	+1	+1	+3
$\dot{V}_A/\dot{Q}$ niedrig	(↓/↑)*	↓	+2	+1	+1	+1

0–3: Stärke des Effekts

+: Zunahme, —: Abnahme der Differenz

* von p_aCO_2 bei leichten bis mittleren (↓), bei schweren Graden (↑)

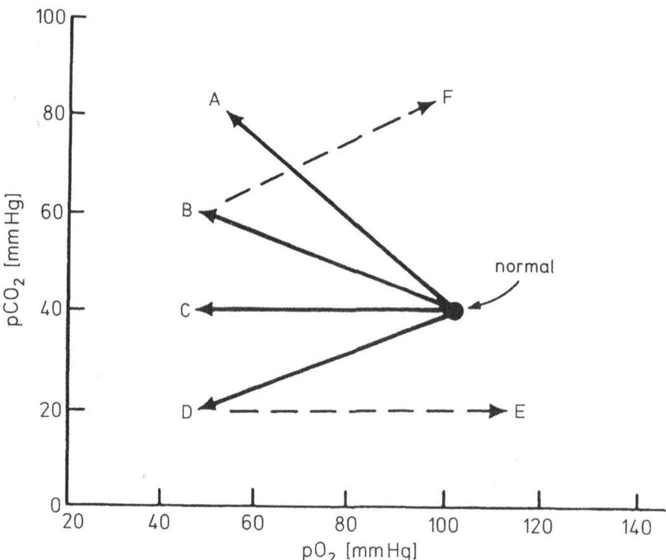

Abb. 2. Verhalten der arteriellen Blutgase bei akuter respiratorischer Insuffizienz. *A:* Hypoventilation (z. B. Opiat- oder Relaxanswirkung); *B:* schwere Verteilungsstörung und Hypoventilation (z. B. akute Dekompensation bei COPD); *C:* fortgeschrittene interstitielle Lungenerkrankung; *D:* Hypoxämie bei akuter respiratorischer Insuffizienz mit kompensatorischer Hyperventilation; O_2-Zufuhr bessert bei Verteilungsstörungen die Hypoxämie ohne Einfluß auf die Hypokapnie (*E*); *F:* O_2-Gabe im Fall B vermindert den hypoxischen Atemantrieb. (Aus [45])

Mit der Tachypnoe geht häufig eine Abnahme des Atemzugvolumens einher. Demgegenüber kann das Atemminutenvolumen erhöht sein, allerdings in unökonomischer Weise, so daß der Gasaustausch nicht verbessert wird, sondern nur der p_aCO_2 sinkt (D in Abb. 2). In diesen frühen Stadien gibt es keinen Unterschied zwischen der akuten respiratorischen Insuffizienz und ihrer Sonderform, dem ARDS. Es gibt auch Varianten der akuten respiratorischen Insuffizienz mit Hypoventilation (A und B in Abb. 2), insbesondere akute Dekompensationszustände einer chronischen respiratorischen Insuffizienz. Wird hierbei der hypoxische Atemantrieb durch O_2-Gabe vermindert, steigt zwar der p_aO_2 an, aber auf Kosten einer simultanen p_aCO_2-Zunahme (F in Abb. 2). Stehen $\dot{V}_{A\text{-}/\dot{Q}}$-Verteilungsstörungen im Vordergrund, führt eine Erhöhung der F_IO_2 zu einem p_aO_2-Anstieg, ohne den p_aCO_2 wesentlich zu beeinflussen (E in Abb. 2).

In einer weiteren Stufe der Diagnostik kann eine Blutgasanalyse bei erhöhter F_IO_2 durchgeführt und der $p_{(A\text{-}a)}O_2$ berechnet werden. Das ergibt gemäß Tabelle 6 Hinweise auf Verteilungsstörungen und/oder echte Shunts. Zur Abschätzung der respiratorischen Reserven dienen FVC und IF (Tabelle 5). Bei Beatmung sind die Messung der Atemwegsdrücke, der Flows und Volumina und die Blutgasanalyse das diagnostische Minimum. Eine Bestimmung von Compliance und venöser Beimischung kann bei schweren Verlaufsformen und diffizilen Beatmungsproblemen hilfreich sein. Resistancebestimmungen und Aufzeichnungen von PV-Diagrammen gehören nicht zum Routineprogramm. Letztere können aber zusammen mit der Bestimmung des Totraumquotienten oder besser noch der CO_2-Abgabe bei sehr schweren, protrahierten Verläufen die Einstellung der Beatmung erleichtern [32].

Literatur

1. Bone RC (1983) Monitoring ventilatory mechanics in acute respiratory failure. Respir Care 28:597
2. Bowe EA, Boysen PG, Broome JA, Klein EF (1989) Accurate determination of end-tidal carbon dioxide during administration of oxygen by nasal cannulae. J Clin Monit 5:105
3. Caplan RA, Ward RJ, Posner K, Cheney FW (1988) Unexpected cardiac arrest during spinal anesthesia: A closed claims analysis of predisposing factors. Anesthesiology 68:5
4. Caplan RA, Posner KL, Ward RJ, Cheney FW (1990) Adverse respiratory events in anesthesia: A closed claims analysis. Anesthesiology 72:828
5. Cotes JE (1979) Lung function. Assessment and application in medicine, 4th edn. Blackwell, Oxford London Edinburgh Melbourne, chapter 8
6. Daley MD, Colmenares ME, Sander AN, Norman PH (1990) Continuous pulse oximetry in the post-anesthesia care unit. Anesth Analg 70:S 77
7. Eberlein HJ (1966) Koronardurchblutung und Sauerstoffversorgung des Herzens unter verschiedenen CO_2-Spannungen und Anästhetika. Arch Kreislaufforsch 50:18
8. Falk JL, Rackow EC, Weil MH (1988) End-tidal carbon dioxide concentration during cardiopulmonary resuscitation. N Engl J Med 318:607
9. Foëx P (1980) Effects of carbon dioxide on the systemic circulation. In: Prys-Roberts C (ed) The circulation in anaesthesia. Applied physiology and pharmacology. Blackwell, Oxford London Edinburgh Melbourne, p 295
10. Frei FJ, Konrad R (1990) Die arteriell-endtidale CO_2 Partialdruckdifferenz während der Anaesthesie. Anaesthesist 39:101

11. Gravenstein JS (1990) Gas monitoring and pulse oximetry. Butterworth-Heinemann, Boston London Singapore Syndney Toronto Wellington
12. Gravenstein JS, Paulus DA, Hayes TJ (1989) Capnography in clinical practice. Butterworths, Boston London Singapore Sydney Toronto Wellington
13. Huntington CT, King HK (1986) A simpler design for mass spectrometer monitoring of the awake patient. Anesthesiology 65:565
14. Ibarra E, Lees DE (1985) Mass spectrometer monitoring of patients with regional anesthesia. Anesthesiology 63:572
15. Keats AS (1990) Anesthetic mortality in perspective. Anesth Analg 71:113
16. Keenan RL, Boyan CP (1985) Cardiac arrest during anesthesia. A study of incidences and causes. JAMA 253:2373
17. Kimovec MA, Grutsch JF, Nacpil JA (1989) Incidence of post-operative hypoxemia prior to recovery room discharge. Anesthesiology 71:A373
18. Kinasewirtz GT (1982) Use of end-tidal capnography during mechanical ventilation. Respir Care 27:169
19. Kyff JV, Tait AR, Crier B, Learned D, Finch JS (1990) Alterations in end tidal CO_2 during postoperative transport. Anesth Analg 70:S220
20. Lotz P, Altemeyer KH (1987) Ventilationsüberwachung in Narkose bei Spontanatmung und Beatmung. In: Schwilden H, Stoeckel H (Hrsg) Die Inhalationsnarkose: Steuerung und Überwachung. Thieme, Stuttgart New York (JNA, Bd 58, S 79)
21. Marini JJ (1990) Work of breathing during mechanical ventilation. In: Vincent JL (ed) Update 1990. Springer, Berlin Heidelberg New York (Update in intensive care and emergency medicine, vol 10, p 239)
22. Mertzlufft FO, Brandt L, Nick D (1989) Der Einsatz der Pulsoximetrie zur Erkennung von Störungen des arteriellen Sauerstoff-Status in der unmittelbar postnarkotischen Phase am Beispiel von Kombinationsnarkosen mit Isofluran. Anästh Intensivther Notfallmed 24:27
23. Moon RE, Camporesi EM (1990) Respiratory monitoring. In: Miller RD (ed) Anesthesia, 3rd edbm vol 1. Churchill Livingstone, New York Edinburgh London Melbourne, p 1129
24. Morris RW, Buschman A, Warren DL, Philip JH, Raemer DB (1988) The prevalence of hypoxemia detected by pulse oximetry during recovery from anesthesia. J Clin Monit 4:16
25. Neff TA (1985) Monitoring alveolar ventilation and respiratory gas exchange. Respir Care 30:413
26. Olsson GL, Hallein B (1988) Cardiac arrest during anaesthesia. A computer-aided study in 250 543 anaesthetics. Acta Anaesthesiol Scand 32:653
27. Otteni JC, Steib A, Ludes B (1990) Morbidität und Mortalität in der Anästhesie. In: Rügheimer E (Hrsg) Konzepte zur Sicherheit in der Anästhesie, Teil 1: Fehler durch Mensch und Technik. Springer, Berlin Heidelberg New York Tokyo (Klinische Anästhesiologie und Intensivtherapie, Bd 38, S 1)
28. Palmisano BW, Severinghaus JW (1990) Transcutaneous PCO_2 and PO_2: A multicenter study of accuracy. J Clin Monitor 6:189
29. Partridge BL (1987) Use of pulse oximetry as a noninvasive indicator of intravascular volume status. J Clin Monit 3:263
30. Pasch T (1986) Die Überwachung des Patienten in der Narkose. Anaesthesist 35:708
31. Pasch T (1990) Zuverlässigkeit und Fehlermöglichkeiten des Monitorings. In: Rügheimer E (Hrsg) Konzepte zur Sicherheit in der Anästhesie, Teil 1: Fehler durch Mensch und Technik. Springer, Berlin Heidelberg New York Tokyo (Klinische Anästhesiologie und Intensivtherapie, Bd 38, S 249)

32. Pasch T, Krayer S, Brunner HR (1990) Definition und Meßgrößen der akuten respiratorischen Insuffizienz: Ventilation, Gasaustausch, Atemmechanik. In: Kilian J, Ahnefeld FW, Benzer H (Hrsg) Grundzüge der Beatmung. Springer, Berlin Heidelberg New York Tokyo (Klinische Anästhesiologie und Intensivtherapie, Bd 40)
32a. Qualitätssicherung in der Anästhesiologie (1989) Richtlinien der DGAI und des BDA. Anästh Intensivmed 30:307
33. Reid CW, Martineau RJ, Miller DR, Sullivan PJ, Hull KA, Samson B (1990) A comparison of end-tidal and transcutaneous PO_2 measurements during anaesthesia. Can J Anaesth 37:S 89
34. Salvatore AJ, Sullivan SF, Papper EM (1968) Postoperative Hypoventilation and hypoxemia in man after hyperventilation. Engl J Med 280:467
35. Shapiro BA, Cane RD, Chomka CM, Bandala LE, Peruzzi WT (1989) Preliminary evaluation of an intra-arterial blood gas system in dogs and humans. Crit Care Med 17:455
36. Smith DC, Canning JJ, Crul JF (1989) Pulse oximetry in the recovery room. Anaesthesia 44:345
37. Sosis M (1988) Arterial to end-tidal carbon dioxide gradients. Anesth Analg 67:486
37a. Standards for basic intra-operative monitoring (1990) ASA Newsletter 54/5:17
38. Striebel FW, Kretz FJ (1989) Funktionsprinzip, Zuverlässigkeit und Grenzen der Pulsoximetrie. Anaesthesist 38:649
39. Suter PM (1985) Assessment of respiratory mechanics in ARDS. In: Zapol WM, Falke K (eds) Acute respiratory failure. Dekker, New York Basel, p 507
40. Tinker JH, Dull DL, Caplan RA, Ward RJ, Cheney FW (1989) Role of monitoring devices in prevention of anesthetic mishaps: A closed claims analysis. Anesthesiology 71:541
41. Tobin MJ (1988) Respiratory monitoring in the intensive care unit. Am Rev Respir Dis 138:1625
42. Tremper KK, Barker SJ (1989) Pulse oximetry. Anesthesiology 70:98
43. Tremper KK, Barker SJ (1989) The optode: Next generation in blood gas measurement. Crit Care Med 17:481
44. Weingarten M (1990) Respiratory monitoring of carbon dioxide and oxygen. A ten-year perspective. J Clin Monit 6:217
45. West JB (1987) Pulmonary pathophysiology – The essentials, 3rd edn. Williams & Wilkins, Baltimore London Los Angeles Sydney

Monitoring der myokardialen Pumpfunktion – Methoden und ihr Stellenwert

B. Zwissler

Das Herzzeitvolumen (HZV) wird durch die 4 Faktoren *Vorlast, Nachlast, Kontraktilität* und *Herzfrequenz* beeinflußt. Für das Monitoring der myokardialen Pumpfunktion ergeben sich hieraus 2 Ansatzpunkte:

1) Man kann das HZV *direkt* messen.
2) Man kann versuchen, die *Determinanten* des HZV zu quantifizieren. Allerdings erlaubt erst die *Kombination* der beiden Ansätze Aussagen über den Funktionszustand des Myokards.

Monitoring des Herzzeitvolumens

Da die Schätzung des HZV durch den behandelnden Arzt keine verläßlichen Angaben liefert [91], sollte eine quantitative Messung erfolgen. Mehrere Methoden stehen hierfür zur Verfügung (Tabelle 1).

Thermodilution

Die Thermodilution ist das gegenwärtig klinisch am häufigsten verwendete Verfahren [43]. Das *Meßprinzip* beruht auf der klassischen Indikatorverdünnung und wurde

Tabelle 1. Methoden der HZV-Messung

Klinisch verfügbar	Tierexperimentell
Thermodilution	Echokardiographie
Fick-Prinzip	Ultraschall (intravasal)
Oximetrie	Flußmeßköpfe
Thoraxbioimpedanz	
Puls-Kontour-Analyse	
Doppler-Ultraschall	
„Conductance“-Katheter	

mehrfach detailliert beschrieben [50, 97]. Bezüglich der *Meßtechnik* haben sich in den letzten Jahren jedoch einige neuere Aspekte ergeben:

- Der verwendete Pulmonaliskatheter sollte heparinbeschichtet sein, um eine Unterschätzung des HZV infolge thermistorständiger Thromben zu vermeiden [8]. Entsprechende Katheter sind seit kurzem auch auf dem deutschen Markt erhältlich.
- Eisgekühltes Injektat scheint die Meßgenauigkeit gegenüber Injektat mit Raumtemperatur zu erhöhen, wenn die Temperatur direkt am Injektionsort des Katheters abgegriffen wird [88].
- Durch maschinelle Injektoren kann gegenüber der manuellen Injektion eine gleichmäßigere Zufuhr der Kältelösung erreicht werden [32].
- Das HZV sollte aus mindestens 3 oder 4 Messungen gemittelt werden [33].
- Den genauesten HZV-Wert erhält man dabei, wenn diese Messungen gleichmäßig über den Atemzyklus verteilt erfolgen [33, 61].

Über die grundsätzliche *Validität* der Thermodilution für die HZV-Messung bestehen heute keine Zweifel mehr [91]. Von *Nachteil* ist ihre Invasivität. On-line-Messungen sind nicht möglich. Ihre *Vorteile* sind die gute Reproduzierbarkeit [91], ihre geringe Untersuchervariabilität, die einfache Handhabung, sowie ihre Praktikabilität unter den Bedingungen von Anästhesie und Intensivmedizin. Die Thermodilution stellt bei korrekter Durchführung heute das zuverlässigste Verfahren der HZV-Messung in der Klinik dar [91, 97] und hat sich hier als „Goodstandard" etabliert.

Andere Indikatorverdünnungsmethoden (z. B. Farbstoffverdünnung) haben aufgrund der aufwendigeren Handhabung keine klinische Bedeutung. Ihre Anwendung bleibt speziellen wissenschaftlichen Fragestellungen vorbehalten [75].

Fick-Prinzip

Eine Renaissance erfährt gegenwärtig die Bestimmung des HZV nach dem Fick-Prinzip. Hierbei wird das HZV aus dem Quotienten von O_2-Aufnahme und der Differenz aus arteriellem und gemischtvenösem O_2-Gehalt errechnet (direktes Fick-Prinzip). Alternativ kann das HZV auch aus dem Quotienten von CO_2-Elimination und der Differenz von gemischtvenösem und arteriellem CO_2-Gehalt ermittelt werden (indirektes Fick-Prinzip).

Die zunehmende Anwendung dieses Verfahrens beruht in erster Linie auf Verbesserungen der *Meßtechnik*. Die Geräte zur Messung der O_2-Aufnahme sind handlicher geworden [43], Pulsoximeter erlauben eine nichtinvasive und kontinuierliche Bestimmung der arteriellen O_2-Sättigung, fiberoptische Katheter ermöglichen eine kontinuierliche Aufzeichnung der gemischtvenösen O_2-Sättigung [73]. Arterieller und gemischtvenöser pCO_2 können über CO_2-Rückatmungstechniken nichtinvasiv ermittelt werden [6].

Die Eignung des direkten und indirekten Fick-Prinzips für die HZV-Messung in der Anästhesie wurde in den letzten Jahren - z. T. in modifizierter Form - mehrfach untersucht. Die meisten Autoren kommen hinsichtlich der Validität der Technik zu einer weitgehend positiven Bewertung [6, 19, 20, 24, 37, 43, 52, 73, 75, 91, 97]. Dabei sind jedoch in Einzelfällen beträchtliche Abweichungen des Fick-HZV von der jeweiligen Referenztechnik beobachtet worden [20, 52, 73]. Darüber hinaus scheint die Validität der HZV-Messung mittels indirektem Fick-Prinzip bei Vorliegen einer respiratorischen Insuffizienz limitiert [110].

Fehlbestimmungen des HZV können u.a. auftreten bei hämodynamischer Instabilität während der Messung, bei Fehlmessungen im Rahmen der Pulsoximetrie oder S$\bar{v}$-Oximetrie [92, 94], bei raschen Änderungen der Hämoglobinkonzentration sowie bei Undichtigkeit des Meßsystems (Cave: hohe F_IO_2) oder falscher Volumenbilanz der Atemgase [24]. Die genannten Faktoren können insbesondere während Anästhesie oder Intensivtherapie Ursache von Meßwertartefakten sein [24, 97].

Die HZV-Messung nach dem Fick-Prinzip ist somit zwar kontinuierlich und pseudo-on-line, jedoch invasiv, immer noch relativ aufwendig und fehleranfällig. Es ist nicht endgültig geklärt, ob das Verfahren robust genug ist, um auch bei Messungen unter suboptimalen äußeren Bedingungen verläßliche Resultate zu liefern.

Oximetrie

Bei konstanter O_2-Aufnahme ist das HZV proportional der arteriovenösen O_2-Differenz. Ist zusätzlich der arterielle O_2-Gehalt stabil, so lassen sich relative Änderungen des HZV bereits aus den Veränderungen des gemischtvenösen O_2-Gehalts bzw. der gemischtvenösen O_2-Sättigung ablesen. Klinisch wird daher gegenwärtig versucht, durch Messung der arteriellen und/oder gemischtvenösen O_2-Sättigung relative HZV-Änderungen on line zu erfassen (S$\bar{v}$-Oximetrie, Dual-Oximetrie).

Die Validität der Oximetrie im Rahmen der HZV-Messung wird allerdings kontrovers diskutiert [45, 53, 72]. Bislang ist nicht endgültig entschieden, ob und unter welchen klinischen Bedingungen die Methode klinisch von Nutzen sein kann.

Thoraxbioimpedanz

Die Methode der Thoraxbioimpedanz basiert auf der Tatsache, daß die Leitfähigkeit des Thorax um so kleiner ist, je mehr Flüssigkeit sich darin befindet. Die Leitfähigkeit läßt sich messen, indem man zwischen Kopf und Rumpf über 2 dort fixierte Elektroden einen konstanten Stromfluß erzeugt und die im Bereich des Thorax auftretende Spannung mit 2 weiteren Elektroden abgreift. Wirft der linke Ventrikel sein Schlagvolumen in die Aorta aus, so erhöht dies kurzzeitig die Thoraxleitfähigkeit. Das Ausmaß der Leitfähigkeitsänderung ist dabei dem Schlagvolumen proportional.

Nach ihrer Beschreibung im Jahre 1966 durch Kubicek hat die Methode infolge erheblicher Verbesserungen der Meßtechnik [78] in den letzten Jahren breiteres klinisches Interesse erfahren [99]. Die *Validität* der Methode ist jedoch unter einer Vielzahl von Bedingungen (z. B. Tachykardie, Hypertension, Atelektasen, Veränderungen des Hämatokrit, Herzschrittmacher, Thorakotomie, Elektrokoagulation, Thoraxverbänden, Beatmung, Sepsis, Arrhythmie) eingeschränkt [2, 67, 106]. In

Anästhesie und Intensivmedizin konnte sich die nichtinvasive, kontinuierliche HZV-Messung mittels Thoraxbioimpedanz daher trotz einiger ermutigender Berichte [18, 36, 78, 93] bislang nicht durchsetzen [7, 23, 35, 67, 91].

„Conductance"-Katheter

Relativ neu ist die Möglichkeit, das HZV mit Hilfe eines „Conductance"-Katheters zu messen [4]. Es handelt sich hierbei um einen Katheter, der in den linken Ventrikel eingeführt wird und in seinem intraventrikulären Verlauf mehrere Elektroden aufweist. Zwischen den an Herzspitze und Herzbasis lokalisierten Elektroden wird ein konstanter Stromfluß erzeugt. Da Blut ähnlich wie Wasser ein sehr guter elektrischer Leiter ist, wird die Leitfähigkeit zwischen den intraventrikulär gelegenen Elektroden um so besser sein, je größer das intraventrikuläre Blutvolumen ist und umgekehrt. Die während einer Herzaktion im Ventrikel auftretenden zyklischen Änderungen der Leitfähgkeit können kontinuierlich registriert werden; sie sind den Änderungen des Schlagvolumens proportional. Nach Eichung des Katheters [4, 5] lassen sich auch absolute Ventrikelvolumina ermitteln.

Die Technik ist mittlerweile tierexperimentell [4, 48] und am Menschen validiert [5, 49, 57]. Fehlmessungen können auftreten im Rahmen von Änderungen der Leitfähigkeit des Blutes (z. B. durch Änderungen von Temperatur, Elektrolytzusammensetzung oder Hämoglobingehalt des Blutes) und der herznahen Strukturen („parallel-conductance") sowie bei Katheterdislokation [10, 57].

Die „Conductance"-Technik bietet ein echtes On-line-Monitoring des linksventrikulären Volumens [38]. Ein Routineeinsatz des Katheters erscheint jedoch wegen der damit verbundenen Invasivität (LV-Katheter) unwahrscheinlich. Allerdings gibt es Ansätze, die „Conductance"-Technik auch für den rechten Ventrikel oder Vorhof zu etablieren [21, 57, 66]. Damit könnte in einigen Jahren eine kontinuierliche HZV-Messung über einen entsprechend umgerüsteten Swan-Ganz-Katheter zur Verfügung stehen.

Puls-Kontour-Analyse

Bei der Puls-Kontour-Analyse wird das HZV nach Wesseling et al. [104] aus Herzfrequenz (HF) und der Fläche unter der systolischen arteriellen Druckkurve (A), der charakteristischen arteriellen Gefäßimpedanz (Z_0) und einem Korrekturfaktor (K) berechnet als:

$$HZV = (HR \cdot A)/(Z_0 \cdot K).$$

Während HF, A und K aus der arteriellen Druckkurve und dem Alter des Patienten ermittelt werden können, ist Z_0 individuell unterschiedlich und kann korrekt nur durch eine Eichung des Puls-Kontour-HZV mit Hilfe eines absoluten Meßverfahrens (z. B. Thermodilution) quantifiziert werden.

Wird eine solche initiale Eichung durchgeführt, so läßt sich im weiteren Verlauf das absolute HZV während Anästhesie relativ exakt verfolgen [80]. Systematische

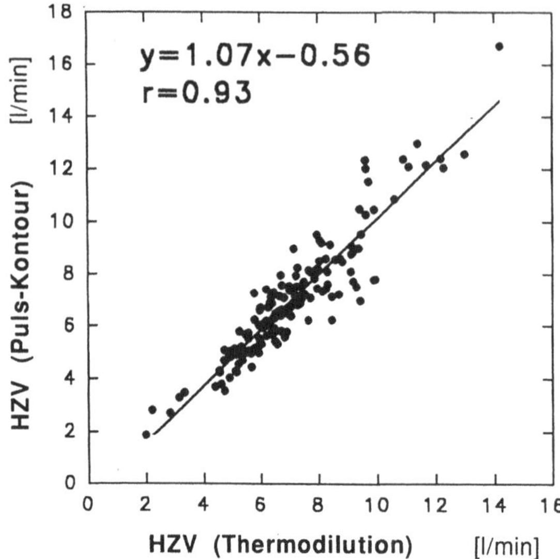

Abb. 1. Validität der HZV-Messung mittels Puls-Kontour-Analyse. Puls-Kontour-HZV vs. Thermodilutions-HZV bei 19 beatmeten und katecholaminpflichtigen Intensivpatienten (einmalige initiale Kalibrierung; bis 7 h Meßdauer; n = 159). (Aus Forst et al., unveröffentliche Befunde)

Untersuchungen der Technik bei Intensivpatienten durch Forst und Irlbeck zeigten eine gute Korrelation von Puls-Kontour und Thermodilution; eine systematische Über- bzw. Unterschätzung des HZV durch die Pulskontourmethode trat nicht auf (Abb. 1). Vasoaktive Substanzen scheinen dabei die Validität der Methode nicht zu beeinflussen [25]. Die Puls-Kontour-Analyse liefert ein kontinuierliches und Online-(„beat-to-beat"-) HZV und ist technisch einfach durchzuführen. Von Nachteil ist ihre Invasivität. Neben der initialen Kalibrierung des Systems sollte in regelmäßigen Abständen (Größenordnung: Stunden) eine Nacheichung erfolgen. Als mögliches Anwendungsgebiet kämen damit z. B. hämodynamisch instabile Patienten mit bereits liegendem Pulmonaliskather in Frage, bei denen ein kontinuierliches HZV-Monitoring aus Sicherheitsgründen (Alarmmöglichkeit) oder zur initialen Therapiekontrolle wünschenswert erscheint.

Doppler-Ultraschall

Die Messung des HZV mit Hilfe von Doppler-Ultraschall basiert auf der Tatsache, daß sich die Frequenz von Schallwellen, die von fließendem Blut reflektiert werden, in Abhängigkeit von der Flußgeschwindigkeit ändert. Kennt man diese „Frequenz-Shift", so kann die Flußgeschwindigkeit errechnet werden. Integriert man über die in der Aorta während der Systole gemessene Flußgeschwindigkeit des Blutes (Einheit: cm/s), so erhält man die Länge (Einheit: cm), um die sich die Blutsäule in der Aorta während der Systole fortbewegt hat. Kennt man zusätzlich den Aortenquerschnitt (Einheit: cm^2), so läßt sich das Schlagvolumen berechnen (Übersicht bei [63]).

Grundsätzlich stehen 3 *Zugangswege* zur Verfügung, um die aortale Flußgeschwindigkeit zu messen. Beim suprasternalen Zugang wird die Doppler-Sonde im Bereich der Fossa jugularis manuell fixiert und der Blutfluß im Bereich der Aorta ascendens erfaßt [105]. Für anästhesiologische Zwecke besser geeignet ist die transösophageale [37, 44] oder transtracheale Messung [1] im Bereich der Aorta descendens, da hierbei die Doppler-Sonde nicht mehr manuell fixiert werden muß und ein kontinuierliches Monitoring möglich ist.

In den letzten Jahren hat es eine Vielzahl von Versuchen gegeben, die Doppler-Technik für die HZV-Messung in Anästhesie und Intensivmedizin zu *validieren.* Während mehrere Autoren über eine befriedigende Übereinstimmung von Doppler-HZV und Referenz-HZV (z. B. Thermodilution) berichten [1, 26, 44, 86, 87], konnten diese positiven Ergebnisse von anderen Untersuchern nicht bestätigt werden [37, 91].

Ein Teil der widersprüchlichen Ergebnisse ist sicherlich auf die Tatsache zurückzuführen, daß sowohl die Quantifizierung der Flußgeschwindigkeit als auch die Bestimmung des Aortenquerschnittes fehlerbehaftet ist und von einer Vielzahl theoretischer Annahmen (laminarer Fluß, zirkuläre Aorta etc.) abhängt [37, 63]. Auch technologische Weiterentwicklungen in jüngster Zeit (z. B. „Dual-beam“-Doppler-Ultraschall) haben bislang zu keiner wesentlichen Verbesserung der Meßgenauigkeit geführt [60, 105].

Abgesehen von der nicht eindeutig geklärten Validität liegen die Hauptprobleme des Doppler-Ultraschall-Verfahrens darin, daß die Messungen technisch relativ schwierig durchzuführen sind und eine längere Anlernphase erfordern [63, 97]. Bei bis zu 40% aller Patienten gelingt es nicht, ein für die Messung geeignetes Doppler-Signal zu erhalten [60, 91, 106]. Ein Routineeinsatz der Doppler-Technik zur HZV-Messung in Anästhesie und Intensivmedizin Erwachsener scheint daher derzeit wenig sinnvoll [23, 64].

Experimentelle Verfahren

Die HZV-Messung mit Hilfe der transösophagealen Echokardiographie (nichtinvasiv, off line) oder mit Hilfe intravasaler Doppler-Sonden (invasiv, on line) befindet sich gegenwärtig im Stadium der experimentellen Erprobung [55, 83]. Inwieweit diese Techniken zukünftig für die Messung des HZV bei anästhesierten Patienten von Nutzen sein werden, läßt sich gegenwärtig noch nicht beurteilen.

Monitoring der Vorlast

Das Monitoring der myokardialen Vorlast in der Klinik beruht auf der Annahme, daß die verwendeten Parameter die Faservordehnung der Ventrikel korrekt widerspiegeln. Dies erfordert, daß die in Abb. 2 gezeigte Kausalkette intakt ist. Diese Voraussetzungen sind jedoch nicht immer erfüllt.

ZVD und PCWP

Während unter Normalbedingungen eine gute Übereinstimmung zwischen PCWP und linksventrikulärer Füllung bzw. ZVD und rechtsventrikulärer Füllung [69, 85] dokumentiert ist, haben eigene Untersuchungen gezeigt, daß bei beatmeten Tieren mit experimentell induziertem ARDS [107] keine Korrelation von PCWP und

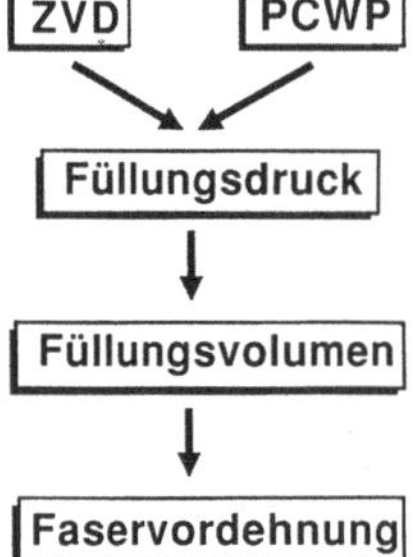

Abb. 2. Parameter der Vorlast. *ZVD* zentralvenöser Druck; *PCWP* pulmonalkapillärer Verschlußdruck. Weitere Erläuterungen s. Text

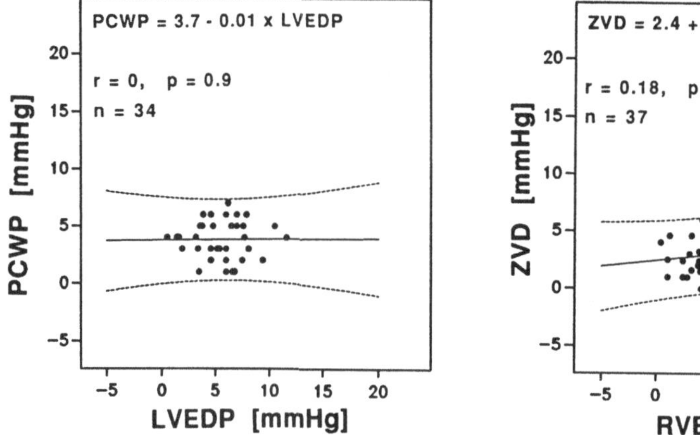

Abb. 3. PCWP (ZVD) vs. LVEDP (RVEDP). Korrelation klinisch gebräuchlicher Vorlastindikatoren (PCWP, ZVD) mit den direkt gemessenen enddiastolischen Füllungsdrücken (LVEDP, RVEDP) bei anästhesierten, beatmeten Hunden mit respiratorischer Insuffizienz. (Aus Zwissler et al., unveröffentlichte Befunde)

LVEDP bzw. ZVD und RVEDP existiert (Abb. 3). Auch bei Patienten mit Myokardinfarkt, Herzklappenfehlern, ARDS, COPD oder hohem pulmonalvaskulärem Widerstand ist die Validität des PCWP als Maß der ventrikulären Vorlast limitiert [15, 17, 28, 55, 70, 89, 90] und während PEEP-Beatmung umstritten [98]. Wird anstelle des PCWP der ZVD als Indikator der linksventrikulären Vorlast verwendet, so birgt dies zusätzliche Fehlerquellen [84]. Insbesondere unter den Bedingungen von Anästhesie und Intensivmedizin lassen die genannten Einschränkungen die Interpretation von ZVD und PCWP als Parameter der ventrikulären Vorlast als problematisch erscheinen [84].

Ventrikelfüllungsdrücke

Auch die Validität der enddiastolischen Ventrikeldrücke als Maß der tatsächlichen Ventrikelfüllung wird durch 3 Faktoren eingeschränkt:

1. Die *Druck-Volumen-Beziehung* im Herzen ist *nicht linear,* d.h. aus einer Zunahme des Füllungsdruckes kann nicht quantitativ auf die Änderung des Füllungsvolumens und damit der Faserdehnung rückgeschlossen werden [9, 17].
2. Die enddiastolische Druck-Volumen-Beziehung, die *Ventrikelcompliance,* ist individuell unterschiedlich und kann sich bei ein und demselben Patienten ändern [17, 54]: wird ein erhöhter Füllungsdruck gemessen, so bedeutet dies nicht unbedingt, daß eine höhere Ventrikelfüllung vorliegt; bei gleichzeitig verschlechterter Ventrikelcompliance kann das Füllungsvolumen nämlich trotz erhöhtem Füllungsdruck gleichgeblieben sein oder sogar abgenommen haben. Complianceänderungen des Myokards können durch Pharmaka („lusitroper Effekt"), Beatmung (PEEP), Myokardinfarkt, Perikardtamponade, Lungenveränderungen und eine Reihe weiterer Faktoren ausgelöst werden [9, 15, 16, 29].
3. *Intrathorakale Druckschwankungen* (Beatmung, PEEP, Pneumothorax) können Änderungen des Füllungsdruckes und der Vorlast vortäuschen, ohne daß sich der echte Dehnungsdruck des Herzens („transmuraler Druck") tatsächlich verändert haben muß. Da eine exakte Quantifizierung des intrathorakalen Druckes klinisch bislang nicht möglich ist [3, 31], können die Füllungsdrücke bei wechselndem intrathorakalem Druck Änderungen der Vorlast nicht verläßlich wiedergeben [12].

Füllungsvolumina

Aufgrund der eingeschränkten Validität von ZVD, PCWP und Füllungsdrücken wird heute empfohlen, *Füllungsvolumina* als Maß der Vorlast zu verwenden, wann immer dies möglich ist. Theoretisch stehen hierzu eine Vielzahl von Meßtechniken zur Verfügung [38]. Hiervon sind allerdings nur die Echokardiographie und die „Fast-response"-Thermodilution experimentell und klinisch validiert und gleichzeitig auch für das Monitoring beim Patienten geeignet.

Mit Hilfe der *Echokardiographie* können über die transthorakale oder die für das anästhesiologische Monitoring interessantere transösophageale Messung (TEE) zweidimensionale Schnittbilder des Herzens in verschiedenen Ebenen registriert werden (Übersicht bei [14, 103]). Die Beurteilung der Ventrikeldurchmesser bzw. -flächen gestattet hierbei eine indirekte Abschätzung der links- und rechtsventrikulären Füllungsvolumina [42, 51, 79]. Die Technik ist nichtinvasiv (TEE: semiinvasiv) und weist im Gegensatz zur Radionuklidszintigraphie oder Kontrastventrikulographie keine Strahlenbelastung auf. Die Untersuchungsdauer ist kurz, die Geräte sind mobil. Zwar muß eine exakte quantitative Auswertung der Daten gegenwärtig noch off line erfolgen; jedoch sind in dieser Hinsicht durch eine mögliche Automatisierung der echokardiographischen Bildauswertung in naher Zukunft weitere Fortschritte zu erwarten.

Mit der *„Fast-response"-Thermodilution* steht seit kurzem ein weiteres Verfahren für die Messung von Füllungsvolumina bei Patienten zur Verfügung. Gemessen wird wie bei der konventionellen Thermodilution. Neu ist, daß der eingeschwemmte Pulmonaliskatheter einen trägheitsarmen Thermistor besitzt, mit dem Temperaturänderungen in der A. pulmonalis nach Injektion der Kältelösung Schlag für Schlag registriert werden können. Aus dem Ausmaß der Temperaturänderung je Schlag lassen sich Auswurffraktion und Füllungsvolumina im rechten Ventrikel berechnen [40]. Die Validität der „Fast-response"-Thermodilution konnte in einer Reihe von Untersuchungen bestätigt werden [22, 34, 40, 100, 102]. Für das Monitoring der Vorlast des RV bietet die Methode mehrere Vorteile: bei liegendem Pulmonaliskatheter stellen die Messungen keine zusätzliche Belastung dar, sie sind einfach und am Krankenbett durchzuführen. Allerdings ist die Methode primär invasiv, ihre Aussagekraft ist auf den rechten Ventrikel beschränkt, und es sind nur Einzelpunktmessungen möglich. Obwohl die Methode bereits mehrfach im Rahmen des Patientenmonitorings eingesetzt wurde [12, 69, 81, 101], ist noch unklar, ob durch die mittels „Fast-response"-Thermodilution gewonnenen zusätzlichen Informationen letztlich die Prognose der Patienten verbessert werden kann [31].

Faservordehnung

Füllungsvolumina sind gegenwärtig sicherlich der zuverlässigste klinische Indikator für Vorlast. Aber auch ihre Validität als globales Maß der myokardialen Faservordehnung kann eingeschränkt sein. Im Tierexperiment ist von uns gezeigt worden, daß eine Nachlasterhöhung des RV durch pulmonale Mikroembolisierung zu regional gegensätzlichen Änderungen der lokalen Faservordehnung in der Wand des rechten Ventrikels führt: während die Nachlasterhöhung im Einflußtrakt des rechten Ventrikels die erwartete Zunahme der Faservordehnung induzierte, kam es gleichzeitig in der Ausflußbahn des RV zu einer Abnahme der lokalen Vorlast [108]. Dies bedeutet, daß pulmonale Mikroembolie zu einer Veränderung der Geometrie und damit zu regional unterschiedlichen Veränderungen des Funktionszustands des RV führen kann, ohne daß sich dies sofort in einer Änderung der Ventrikelfüllung niederschlagen muß (Abb. 4). Auch während Beatmung mit PEEP kann das Ausmaß von Vorlaständerungen in der Wand des RV regional unterschiedlich sein [109]. Bei der Interpretation von Füllungsvolumina sollten daher Änderungen der Ventrikelgeometrie berücksichtigt werden.

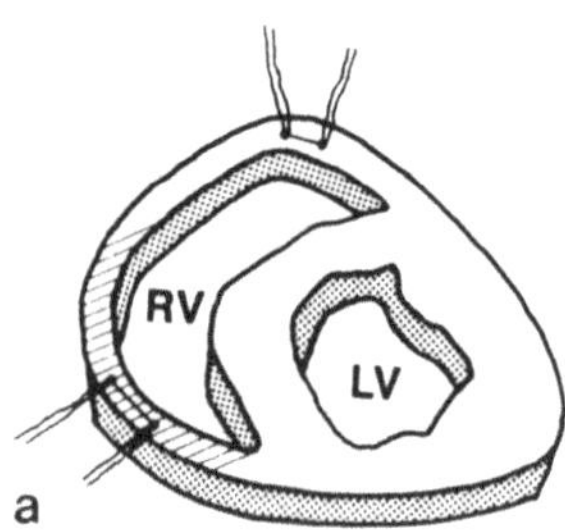

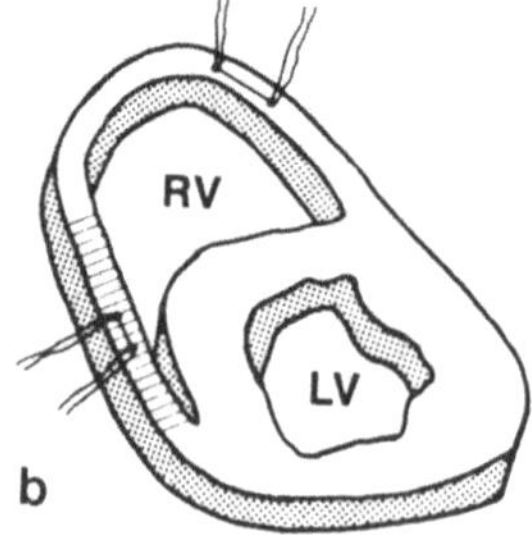

Abb. 4. Änderungen der ventrikulären Geometrie. Änderungen der Geometrie des rechten Ventrikels (RV) infolge pulmonaler Embolie **(b)** können gegenüber Kontrollbedingungen **(a)** zu regional gegensätzlichen Veränderungen der myokardialen Faservordehnung führen, ohne daß dies notwendigerweise eine Änderung des ventrikulären Füllungsvolumens zur Folge haben muß. (Nach Zwissler et al. [108])

Monitoring der Nachlast

Die ventrikuläre Nachlast ist abhängig von Ventrikeldruck, Ventrikeldurchmesser und der Wanddicke („Wandspannung") einerseits und vom Gefäßquerschnitt, der Gefäßelastizität und der Blutviskosität andererseits [16]. Eine exakte Quantifizierung von Nachlast würde die kontinuierliche Messung von Wandspannung und Widerstand während der Systole erfordern. Dies ist praktisch nicht möglich. Von den verfügbaren Indikatoren für Nachlast sind nur wenige für ein Monitoring beim Patienten geeignet.

Druck

Arterieller oder pulmonalarterieller Druck können unter normalen physiologischen Verhältnissen die tatsächliche Nachlast des rechten bzw. linken Ventrikels befriedigend wiedergeben. Bei starken Größenänderungen des Herzens liefern sie jedoch falsche Werte. So ist etwa die Nachlast eines dilatierten Ventrikels mit dünner Wand bei gleichem Druck wesentlich größer als die Nachlast eines konzentrisch hypertrophierten Ventrikels mit dicker Wand. Bei dieser Form des Nachlastmonitorings müssen daher - soweit dies praktisch überhaupt möglich ist - Änderungen der Ventrikelgröße und Ventrikelgeometrie berücksichtigt werden.

Gefäßwiderstand

Die Validität der Gefäßwiderstände (pulmonalvaskulärer Widerstand, PVR; systemisch vaskulärer Widerstand, SVR) als Indikatoren der ventrikulären Nachlast wird dadurch limitiert, daß in ihre Berechnung das Herzzeitvolumen eingeht. Dopamin und Noradrenalin führen z. B. zu gleichsinnigen Veränderungen der tatsächlichen, im Tierexperiment gemessenen Wandspannung, der errechnete SVR verändert sich jedoch aufgrund des quantitativ unterschiedlichen Einflusses der beiden Pharmaka auf das HZV gegensinnig [47]. Dieses Beispiel zeigt, daß es sehr problematisch ist, aus Veränderungen des Gefäßwiderstands auf Veränderungen der Nachlast schließen zu wollen.

Validere Verfahren zur Messung von Nachlast, wie z. B. die Bestimmung der Wandspannung [71] oder der vaskulären Eingangsimpedanz [65], sind technisch aufwendig und bleiben daher der Beantwortung wissenschaftlicher Fragestellungen vorbehalten [74]. Einen optimalen klinischen Parameter für das Monitoring der Nachlast gibt es gegenwärtig nicht.

Monitoring der Kontraktilität

In der Literatur sind eine Vielzahl von Indizes für Kontraktilität beschrieben (Überblick bei [46, 74, 95]). Die Validität der meisten dieser Parameter ist jedoch umstritten. Nur wenige eignen sich darüber hinaus auch nur ansatzweise für das Monitoring beim Patienten.

dp/dt_max

Seit langem ist bekannt, daß eine Zunahme der Kontraktilität mit einer Zunahme der maximalen Druckanstieggeschwindigkeit (dp/dt_{max}) im Ventrikel einhergeht [27]. dp/dt_{max} läßt sich relativ einfach und on line durch Differenzieren der Ventrikeldruckkurve ermitteln und ist wohl der klinisch am häufigsten verwendete Parameter für Kontraktilität [68]. dp/dt_{max} wird jedoch nicht nur durch Änderungen der Kontraktilität, sondern auch durch Änderungen von Vorlast, Nachlast und Herzfrequenz beeinflußt [59]. dp/dt_{max} ist daher für das Kontraktilitätsmonitoring nur mit erheblichen Einschränkungen verwendbar.

Ventrikelfunktionsdiagramme

Zur Erstellung von Ventrikelfunktionsdiagrammen werden Schlagvolumen und myokardiale Vorlast gegeneinander aufgetragen. Durch Variation der Vorlast erhält man so eine Kennlinie der Ventrikelfunktion [16, 30, 74]. Kommt ein neuer Meßpunkt oberhalb dieser Kennlinie zu liegen, wird dies normalerweise als Anstieg der Kontraktilität interpretiert, da der Ventrikel offensichtlich mehr Volumen ausgeworfen hat, als dies bei der gegebenen Vorlast zu erwarten war.

Eine solche Schlußfolgerung setzt jedoch voraus, daß der für die Messung der Vorlast verwendete Parameter diese auch tatsächlich korrekt wiedergibt und zwischen 2 Meßzeitpunkten die Nachlast konstant geblieben ist. Ventrikelfunktionsdiagramme sind damit zwar ein klassisches, aber fehleranfälliges und infolge der erforderlichen Laständerung auch aufwendiges Verfahren zur Messung von Kontraktilität; darüber hinaus ist das Verfahren nicht in der Lage, beginnende Veränderungen der Kontraktilität bzw. eine latente Myokardinsuffizienz zu erkennen [77]. Für ein Monitoring beim Patienten erscheint es daher insgesamt wenig geeignet.

Auswurffraktion

Die *ventrikuläre Auswurffraktion (EF)* ist ein klinisch häufig verwendeter „Kontraktilitäts"-parameter, der heute mittels Echokardiographie oder Thermodilution (rechter Ventrikel) auch am Krankenbett relativ einfach zu bestimmen ist und unter stabilen Ruhebedingungen eine befriedigende Einschätzung der myokardialen Pumpfunktion erlaubt [74]. Die prognostische Bedeutung der EF im Rahmen kardialer oder septischer Krankheitsbilder ist mehrfach belegt (Übersicht bei [55]), wenn auch nicht völlig unumstritten [62]. Die Aussagekraft der EF als Maß der Myokardkontraktilität ist allerdings wegen ihrer Lastabhängigkeit deutlich eingeschränkt: steigende Vorlast erhöht die EF [96], steigende Nachlast reduziert die EF [74]. Änderungen der EF sind also nur bei konstanten Lastbedingungen Ausdruck einer Kontraktilitätsänderung und damit als echter Kontraktilitätsindex ebenfalls problematisch.

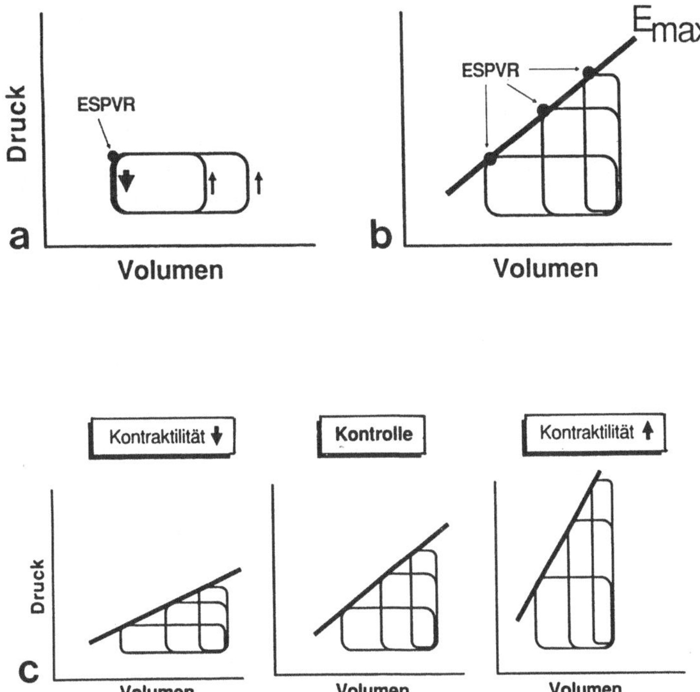

Abb. 5a–c. Kontraktilitätsmessung mit Hilfe endsystolischer Druck-Volumen-Beziehungen (ESPVR). **a** Die ESPVR ist unabhängig von Änderungen der Vorlast. **b** Die Steigung der ESPVR (E_{max}) ist unabhängig von Änderungen der Nachlast. **c** Die Zunahme von E_{max} signalisiert eine Kontraktilitätssteigerung. Die Abnahme von E_{max} signalisiert eine Kontraktilitätsminderung. (Weitere Erläuterungen s. Text)

Endsystolische Druck-Volumen-Beziehung (E_{max})

Bei konstanter Nachlast (Druck) ist das endsystolische Volumen von der Vorlast unabhängig (Abb. 5a). Mit steigender Nachlast nimmt das endsystolische Volumen zwar zu, die endsystolische Druck-Volumen-Beziehung (ESPVR) ist jedoch linear (Abb. 5b). Die *Steigung* dieser Geraden *(maximale Ventrikelelastance; E_{max})* hängt also weder von der Vorlast noch von der Nachlast des Ventrikels ab und stellt das einzige heute verfügbare lastunabhängige Maß für Kontraktilität dar [11, 41, 56, 58]. Eine Kontraktilitätsteigerung bewirkt bei gleicher Nachlast eine vollständigere Entleerung des Ventrikels und führt damit zu einer Zunahme von E_{max}; umgekehrt deutet eine Abflachung der Geraden auf eine Kontraktilitätsminderung hin (Abb. 5c).

Mit dieser Methode können Kontraktilitätsänderungen des linken Ventrikels infolge inotroper Stimulation, globaler Myokarddepression und Ischämie eindeutig nachgewiesen werden [11, 39, 55, 76]. Auch am rechten Ventrikel sind die Linearität der endsystolischen Druckvolumen-Beziehung und die Sensivität von E_{max} sowohl experimentell als auch klinisch belegt [13, 82].

E_{max} gilt heute als der Parameter der Wahl zur Bestimmung von Kontraktilität. Die Erstellung der zur Berechnung von E_{max} notwendigen endsystolischen Druck-Volumen-Diagramme setzt jedoch die gleichzeitige Messung von Druck und Volumen im Ventrikel während Laständerung voraus. Die Quantifizierung von E_{max} ist somit invasiv und aufwendig. Eine Veränderung der Lastbedingungen im Rahmen der Messung kann darüber hinaus bei instabilen Patienten risikoreich sein. Für das klinische Routinemonitoring erscheint daher auch dieses Verfahren gegenwärtig wenig geeignet.

Zusammenfassung

Eine umfassende Analyse der myokardialen Pumpfunktion erfordert sowohl die Messung der aktuellen myokardialen Pumpleistung (Herzzeitvolumen) als auch die Charakterisierung der Bedingungen, unter denen diese Pumpleistung erbracht wurde (Vorlast, Nachlast, Kontraktilität, Herzfrequenz).

Das *Herzzeitvolumen* kann heute mit Hilfe verschiedenster Techniken quantifiziert werden. Die Validität der meisten nichtinvasiven und/oder On-line-Verfahren im Rahmen des anästhesiologischen oder intensivmedizinischen Monitorings ist jedoch noch nicht ausreichend belegt. Die Thermodilution stellt hier trotz ihrer Invasivität nach wie vor den klinischen „Goldstandard" dar. Beim Monitoring von *Vorlast* geben ZVD, PCWP oder ventrikuläre Füllungsdrücke unter vielen anästhesiologisch relevanten Bedingungen die tatsächliche ventrikuläre Vordehnung nicht korrekt wieder. Die Messung von Füllungsvolumina kann hier die Aussagekraft erhöhen. Für das klinische Monitoring von Nachlast oder Kontraktiität stehen gegenwärtig keine befriedigenden Methoden zur Verfügung.

Literatur

1. Abrams JH, Weber RE, Holmen KD (1989) Continuous cardiac output determination using transtracheal doppler: Initial results in humans. Anesthesiology 71:11–15
2. Appel PL, Kram HB, Mackabee J, Fleming AW, Shoemaker WC (1986) Comparison of measurements of cardiac output by bioimpedance and thermodilution in severely ill surgical patients. Crit Care Med 14:933–935
3. Assmann R, Falke KJ (1988) Pressure and volume assessment of right ventricular function during mechanical ventilation. Intensive Care Med 14:467–470
4. Baan J, Aouw Jong TT, Kerkhof PLM, Moene RJ, Dijk AD van, Velde ET van der, Koops J (1981) Continuous stroke volume and cardiac output from intra-ventricular dimensions obtained with impedance catheter. Cardiovasc Res 15:328–334
5. Baan J, Velde ET van der, de Bruin HG et al. (1984) Continuous measurement of left ventricular volume in animals and humans by conductance catheter. Circulation 70:812–823
6. Badgwell JM, Heavner JE (1990) Alveolar dead space does not affect indirect Fick cardiac output determinations. J Appl Physiol 68:787–791
7. Bernstein DP (1986) A new stroke volume equation for thoracic electrical bioimpedance. Theory and rationale. Crit Care Med 14:904–909
8. Bjoraker DG, Ketcham TR (1983) Catheter thrombus artifactually decreases thermodilution cardiac output measurements. Anesth Analg 62:1031–1034

9. Boettcher DH, Vatner SF, Heyndrickx GR, Braunwald E (1978) Extent of utilization of the Frank-Starling mechanism in conscious dogs. Am J Physiol 234:H338–H345
10. Boltwood CM Jr, Appleyard RF, Glantz SA (1989) Left ventricular volume measurement by conductance catheter in intact dogs. Parallel conductance volume depends on left ventricular size. Circulation 80:1360–1377
11. Borow KM, Neumann A, Wyne J (1982) Sensitivity of end-systolic pressure-dimension and pressure-volume relations to the inotropic state in humans. Circulation 65:988–997
12. Brienza A, Dambrosio M, Bruno F, Lagioia V, Marucci M, Belpiede G, Guiliani R (1988) Right ventricular ejection fraction measurement in moderate acute respiratory failure (ARF). Effects of PEEP. Intensive Care Med 14:478–482
13. Brown KA, Ditchey RV (1988) Human right ventricular end-systolic pressure-volume relation defined by maximal elastance. Circulation 78:81–91
14. Cahalan MK, Litt L, Botvinick EH, Schiller NB (1987) Advances in noninvasive cardiovascular imaging: implications for the anesthesiologist. Anesthesiologist 66:356–372
15. Calvin JE, Driedger AA, Sibbald WJ (1981) Does the pulmonary capillary wedge pressure predict left ventricular preload in critically ill patients? Crit Care Med 9:437–443
16. Calvin JE, Sibbald WJ (1990) Applied cardiovascular physiology in the critically ill with special reference to diastole and ventricular interaction. In: Shoemaker WC (ed) Textbook of critical care. Saunders, Philadelphia, pp 312–326
17. Carlile PV (1985) Pitfalls in the interpretation of hemodynamic data. Prog Crit Care Med 2:69–86
18. Castor G, Molter G, Helms J, Niedermark I, Altmayer P (1990) Determination of cardiac output during positive end-expiratory pressure – noninvasive electrical bioimpedance compared with standard thermodilution. Crit Care Med 18:544–546
19. Davies G, Hess D, Jebson P (1987) Continuous Fick cardiac output compared to continuous pulmonary artery electromagnetic flow measurement in pigs. Anesthesiology 66:805–809
20. Davies GG, Jebson PJR, Glasgow BM, Hess DR (1986) Continuous Fick cardiac output compared to thermodilution cardiac output. Crit Care Med 14:881–885
21. DeMaria EJ, Burchard KW, Carlson DE, Gann DS (1990) Continuous measurement of atrial volume with an impedance catheter during positive pressure ventilation and volume expansion. Surg Gynecol Obstet 170:501–509
22. Dhainaut JF, Brunet F, Monsallier JF et al. (1987) Bedside evaluation of right ventricular performance using a rapid computerized thermodilution method. Crit Care Med 15:148–152
23. Dobb GJ, Donovan KD (1987) Non-invasive methods of measuring cardiac output. Intensive Care Med 13:304–309
24. Doi M, Morita K, Ikeda K (1990) Frequently repeated Fick cardiac output measurements during anesthesia. J Clin Monit 6:107–112
25. Forst H, Irlbeck M, Bein H, Roelandt R, Peter K (im Druck) Kontinuierliche Messung des HZV beim Intensivpatienten. Anaesthesist
26. Freund PR (1987) Transesophageal doppler scanning vs. thermodilution during general anesthesia. An initial comparison of cardiac output techniques. Am J Surg 153:490–494
27. Gleason WL, Braunwald E (1962) Studies on the first derivative of the ventricular pressure pulse in man. J Clin Invest 41:80–91
28. Greene ES, Gerson JI (1986) One vs. two MAC Halothane anesthesia does not alter the left ventricular diastolic pressure-volume relationship. Anesthesiology 64:230–237
29. Grossman W (1990) Diastolic dysfunction and congestive heart failure. Circulation [Suppl III) 81:1–7

30. Guyton AC, Jones CE, Coleman TG (1973) The pumping of the heart as expressed by cardiac function curves. In: Guyton AC, Jones CE, Coleman TG (eds) Circulatory physiology: cardiac output and its regulation. Saunders, Philadelphia London Toronto, pp 147–157
31. Hurford WE, Zapol WM (1988) The right ventricle and critical illness: a review of anatomy, physiology and clinical evaluation of its function. Intensive Care Med 14:448–457
32. Jansen JRC, Schreuder J, Bogaard JM, Rooyen W van, Verspirille A (1981) Thermodilution technique for measurement of cardiac output during artificial ventilation. J Appl Physiol 50:584–591
33. Jansen JRC, Schreuder JJ, Versprille A (1990) Reliability of cardiac output measurements by the thermodilution method. In: Vincent JL (ed) Update 1990. Springer, Berlin Heidelberg New York Tokyo (Update in intensive care and emergency medicine, vol 10, pp 407–412)
34. Jardin F, Gueret P, Dubourg O, Farcot JC, Margairaz A, Bourdarias JP (1985) Right ventricular volumes by thermodilution in the adult respiratory distress syndrome: a comparative study using two dimensional echocardiography as a reference method. Chest 88:34–39
35. Javeed M, Reines HD (1990) Poor correlation or bioimpedance (Bio) cardiac output and thermodilution (TD) in a general surgery ICU. Crit Care Med [Suppl] S 248 18:(abstract)
36. Jivegard L, Frid I, Haljamäe H, Holm J, Holm S, Wickström I (1990) Cardiac output determinations in the pig - Thoracic electrical bioimpedance vs. thermodilution. Crit Care Med 18:995–998
37. Kamal GD, Symreng T, Starr J (1990) Inconsistent esophageal Doppler cardiac output during acute blood loss. Anesthesiology 72:95–99
38. Kass DA (1988) Measuring right ventricular volumes. Am J Physiol 254:619–621
39. Kass DA, Midei M, Brinker J, Maughan WL (1990) Influence of coronary occlusion during PTCA on end-systolic and end-diastolic pressure-volume relations in humans. Circulation 81:447–460
40. Kay HR, Afshari M, Barash P et al. (1983) Measurement of ejection fraction by thermal dilution techniques. J Surg Res 34:337–346
41. Kono A, Maughan WL, Sunagawa K, Hamilton K, Sagawa K, Weisfeldt ML (1984) The use of left ventricular end-ejection pressure and peak pressure in the estimation of the end-systolic pressure-volume relationship. Circulation 70:1057–1065
42. Konstadt SN, Thys D, Mindich BP, Kaplan JA, Goldman M (1986) Validation of quantitative intraoperative transesophageal echocardiography. Anesthesiology 65:418–421
43. Kreymann G, Rödiger W, Gottschall C, Grosser S, Raedler A, Greten H (1990) Vergleichende Messungen von Sauerstoffaufnahme und Herzzeitvolumen in Ruhe und unter Belastung - Evaluierung eines neuen Monitors zur kontinuierlichen Bestimmung der Sauerstoffaufnahme und Kohlendioxydabgabe. Z Kardiol 79:341–346
44. Kumar A, Minagoe S, Thangathurai D et al. (1989) Noninvasive measurement of cardiac output during surgery using a new continuous-wave doppler esophageal probe. Am J Cardiol 64:793–798
45. Kyff JV, Vaughn S, Yang SC, Raheja R, Puri VK (1989) Continuous monitoring of mixed venous oxygen saturation in patients with acute myocardial infarction. Chest 95:607–611
46. Lambert CR, Nichols WW, Pepine CJ (1983) Indices of ventricular contractile state: comparative sensitivity and specificity. Am Heart J 106:136–144
47. Lang RM, Borow KM, Neumann A, Janzen D (1986) Systemic vascular resistance: an unreliable index of left ventricular afterload. Circulation 74:1114–1123

48. Lankford EB, Kass DA, Maughan WL, Shoukas AA (1990) Does volume catheter parallel conductance vary during a cadiac cycle? Am J Physiol 27:H 1933–H 1942
49. Leatherman GF, Shook TL, Leatherman SM, Colucci WS (1989) Use of a conductance catheter to detect increased left ventricular inotropic state by end-systolic pressure-volume analysis. Basic Res Cardiol 84:247–256
50. Levett JM, Replogle RL (1979) Thermodilution cardiac output: a critical analysis and review of the literature. J Surg Res 27:392–404
51. Levine RA, Gibson TC, Aretz T, Gilam LD, Guyer DE, King ME, Weyman AE (1984) Echocardiographic measurement of right ventricular volume. Circulation 69:497–505
52. Lynch J, Kaemmerer H (1990) Comparison of a modified Fick method with thermodilution for determining cardiac output in critically ill patients on mechanical ventilation. Intensive Care Med 16:248–251
53. Magilligan DJ, Teasdall R, Eisinminger R, Peterson E (1987) Mixed venous oxygen saturation as a predictor of cardiac output in the postoperative cardiac surgical patient. Ann Thorac Surg 44:260–262
54. Mangano DT, Dyke DC van, Ellis RJ (1980) The effect of increasing preload on ventricular output and ejection in man. Limitations of the Frank-Starling mechanism. Circulation 62:535–541
55. Martin RW, Bashein G (1989) Measurement of stroke volume with three-dimensional transesophageal ultrasonic scanning: comparison with thermodilution measurement. Anesthesiology 70:470–476
56. Maughan WL, Sunagawa K, Burkhoff D, Sagawa K (1984) Effect of arterial impedance changes on the end-systolic pressure-volume relation. Circ Res 54:595–602
57. McKay RG, Spears JR, Aroesty JM et al. (1984) Instantaneous measurement of left and right ventricular stroke volume and pressure-volume relationships with an impedance catheter. Circulation 69:703–710
58. Mehmel HC, Stockins B, Ruffmann K, Olshausen K von, Schuler G, Kübler W (1981) The linearity of the end-systolic pressure-volume relationship in man and its sensitivity for assessment of left ventricular function. Circulation 63:1216–1222
59. Nejad NS, Klein MD, Mirsky I, Lown B (1971) Assessment of myocardial contractility from ventricular pressure recordings. Cardiovasc Res 5:15–23
60. Niclou R, Teague SM, Lee R (1990) Clinical evaluation of a diameter sensing doppler cardiac output meter. Crit Care Med 18:428–432
61. Okamoto K, Komatsu T, Kumar V, Sanchala V, Kubal K, Bhalodia R, Shibutani K (1986) Effects of intermittent positive pressure ventilation on cardiac output measurements by thermodilution. Crit Care Med 14:977–980
62. Parker MM, McCarthy KE, Ognibene FP, Parillo JE (1990) Right ventricular dysfunction and dilatation, similar to left ventricular changes, characterize the cardiac depression of septic shock in humans. Chest 97:126–131
63. Pearlman AS (1990) The use of doppler in the evaluation of cardiac disorders and function. In: Hurst JW, Schlant RC, Rackley CE, Sonnenblick EH, Wenger NK (eds) The heart, arteries and veins. McGraw-Hill, New-York, pp 2039–2063
64. Perrino AC Jr, Barash PG (1990) Concentric beam doppler: should we be going in circles? Crit Care Med 18:456–457
65. Piene H (1986) Pulmonary arterial impedance and right ventricular function. Physiol Rev 66:606–652
66. Pinsky MR, Perlini S, Solda PL, Pantaleo P, Calciati A, Finardi G, Bernardi L (1990) Effects of acute aortic and pulmonary artery occlusion on ventricular interdependence in vivo. Eur Heart J 11:100 (abstract)

67. Preiser JC, Daper A, Parquier J-N, Contempre B, Vincent J-L (1989) Transthoracic electrical bioimpedance versus thermodilution technique for cardiac output measurement during mechanical ventilation. Intensive Care Med 15:221–223
68. Quinones MA, Gaasch WH, Alexander JK (1976) Influence of acute changes in preload, afterload, contractile state and heart rate on ejection and isovolumic indices of myocardial contractility in man. Circulation 53:293–302
69. Rajacich N, Burchard KW, Hasan FM, Singh AK (1989) Central venous pressure and pulmonary capillary wedge pressure as estimates of left atrial pressure: Effects of positive end-expiratory pressure and catheter tip malposition. Crit Care Med 17:7–11
70. Raper R, Sibbald WJ (1986) Misled by the Wedge? The Swan-Ganz catheter and left ventricular preload. Chest 89:427–432
71. Regen DM (1990) Calculation of left ventricular wall stress. Circ Res 67:245–252
72. Reinhart K (1988) Zum Monitoring des Sauerstofftransportsystems. Anaesthesist 37:1–9
73. Rieke H, Weyland A, Hoeft A, Weyland W, Sonntag H, Breme S (1990) Kontinuierliche HZV-Messung nach dem Fickschen Prinzip in der Kardioanaesthesie. Anaesthesist 39:13–21
74. Ross J Jr (1990) Assessment of cardiac function and myocadial contractility. In: Hurst JW, Schlant RC, Rackley CE, Sonnenblick EH, Wenger NK (eds) The heart, arteries and veins. McGraw-Hill, New York, pp 322–335
75. Russell AE, Smith SA, West MJ et al. (1990) Automated non-invasive measurement of cardiac output by the carbon dioxide rebreathing method: comparisons with dye dilution and thermodilution. Br Heart J 63:195–199
76. Sagawa K (1978) The ventricular pressure-volume diagram revisited. Circ Res 43:677–687
77. Sagawa K, Suga H, Shoukas AA, Bakalar KM (1977) End-systolic pressure/volume ratio: a new index of ventricular contractility. Am J Cardiol 40:748–753
78. Salandin V, Zussa C, Risica G, Michielon P, Paccagnella A, Cipolotti G, Simini G (1988) Comparison of cardiac output estimation by thoracic electrical bioimpedance, thermodilution, and Fick methods. Crit Care Med 16:1157–1158
79. Schlüter M, Hinrichs A, Thier W, Kremer P, Schröder S, Cahalan MK, Hanrath P (1984) Transesophageal two-dimensional echocardiography: Comparison of ultrasonic and anatomic sections. Am J Cardiol 53:1173–1178
80. Schreuder JJ, Jansen JRC, Settels JJ (1990) Continuous cardiac output monitoring during cardiac surgery. In: Vincent JL (ed) Update 1990. Springer, Berlin Heidelberg New York Tokyo (Update in intensive care and emergency medicine, vol 10, pp 413–416)
81. Schulman DS, Biondi JW, Matthay RA, Zaret BL, Soufer R (1989) Differing responses in right and left ventricular filling, loading and volumes during positive end-expiratory pressure. Am J Cardiol 64:772–777
82. Schwiep F, Cassidy SS, Ramanathan M, Johnson RL Jr (1988) Rapid in vivo determinations of instantaneous right ventricular pressure and volume in dogs. Am J Physiol 254:H622–H630
83. Segal J, Pearl RG, Ford AJ, Stern RA, Gehlbach SM (1989) Instantaneous and continuous cardiac output obtained with a doppler pulmonary artery catheter. J Am Coll Cardiol 13:1382–1392
84. Shoemaker WC (1989) Physiologic monitoring of the critically ill patient. In: Shoemaker WC (ed) Textbook of critical care. Saunders, Philadelphia, pp 145–160
85. Sibbald WJ, Driedger AA, Cunningham DG, Cheung H (1986) Right and left ventricular performance in acute respiratory failure. Crit Care Med 14:852–857
86. Singer M, Benett D (1990) Hemodynamic monitoring using aortic doppler. In: Vincent JL (ed) Update 1990. Springer, Berlin Heidelberg New York Tokyo (Update in intensive care and emergency medicine, vol 10, pp 417–429

87. Singer M, Clarke J, Bennett ED (1989) Continuous hemodynamic monitoring by esophageal doppler. Crit Care Med 17:447–452
88. Snyder JV, Powner DJ (1982) Effects of mechanical ventilation on the measurement of cardiac output by thermodilution. Crit Care Med 10:677–682
89. Sold M (1990) Der Stellenwert des Pulmonaliskatheters in Anästhesie und Intensivmedizin, Teil 1. Anaesthesiol Intensivmed 6:159–169
90. Sold M (1990) Der Stellenwert des Pulmonaliskatheters in Anästhesie und Intensivmedizin, Teil 21. Anaesthesiol Intensivmed 7:198–204
91. Spahn DR, Schmid ER, Tornic M, Jenni R, Segesser L von, Turina M, Baetscher A (1990) Noninvasive vs. invasive assessment of cardiac output after cardiac surgery: Clinical validation. J Cardiothoracic Anesth 4:46–59
92. Specht M, Reinhart K, Mayr O, Laute V, Roedig J, Wanke M, Eyrich K (1987) Die Genauigkeit der In-vivo-Messung der gemischtvenösen Sauerstoffsättigung in der perioperativen Phase. Anaesthesist 36:510–511 (abstract)
93. Spinale FG, Hendrick DA, Crawford FA, Carabello BA (1990) Relationship between bioimpedance, thermodilution and ventriculographic measurements in experimental congestive heart failure. Cardiovasc Res 24:423–429
94. Striebel HW, Kretz FJ (1989) Funktionsprinzip, Zuverlässigkeit und Grenzen der Pulsoximetrie. Anaesthesist 38:649–657
95. Strobeck JE, Sonnenblick EH (1986) Myocardial contractile properties and ventricular performance. In: Fozzard HA, Haber E, Jennings RB, Katz AM, Morgan HE (eds) The heart and cardiovascular system, vol 1: The heart. Rven, New York, pp 31–49
96. Suga H, Sagawa K, Shoukas AA (1973) Load independence of the instantaneous pressure-volume ratio of the canine left ventricle and effects of epinephrine and heart rate on the ratio. Circ Res 32:314–322
97. Taylor SH, Silke B (1988) Is the measurement of cardiac output useful in clinical practice? Br J Anesth 60:90–98
98. Teboul JL, Zapol WM, Brun-Buisson C, Abrouk F, Rauss A, Lemaire F (1989) A comparison of pulmonary artery occlusion pressure and left ventricular end-diastolic pressure during mechanical ventilation with PEEP in patients with severe ARDS. Anesthesiology 70:261–266
99. Tremper K (1989) Transthoracic electrical bioimpedance vs. thermodilution technique for cardiac output measurement during mechanical ventilation. Intensive Care Med 15:219–220
100. Urban P, Scheidegger D, Gabathuler J, Rutishauser W (1987) Thermodilution determination of right ventricular volume and ejection fraction: a comparison with biplane angiography. Crit Care Med 15:652–655
101. Vincent JL, Reuse C, Kahn RJ (1988) Effects on right ventricular function of a change from dopamine to dobutamine in critically ill patients. Crit Care Med 16:659–662
102. Vincent JL, Thirion M, Brimioule S, Lejeune P, Kahn RJ (1986) Thermodilution measurement of right ventricular ejection fraction with a modified pulmonary artery catheter. Intensive Care Med 12:33–38
103. Visser CA, Koolen JJ, Wezel HB van, Dunning AJ (1988) Transesophageal echocardiography: technique and clinical applications. J Cardiothorac Surg 2:74–91
104. Wesseling KH, de Wit B, Weber JAP, Smith NT (1983) A simple device for the continuous measurement of cardiac output. Adv Cardiovasc Phys 5:16–52
105. Wong DH, Mahutte CK (1990) Two-beam pulsed doppler cardiac output measurement: reproducibility and agreement with thermodilution. Crit Care Med 18:433–437
106. Wong DH, Tremper KK, Stemmer EA et al. (1990) Noninvasive cardiac output: simultaneous comparison of two different methods with thermodilution. Anesthesiology 72:784–792

107. Zwissler B, Forst H, Ishii K, Messmer K (1989) A new experimental model of ARDS and pulmonary hypertension in the dog. Res Exp Med 189:427–438
108. Zwissler B, Forst H, Messmer K (1990) Acute pulmonary microembolism induces different changes of preload and contraction pattern in the canine right ventricle. Cardiovasc Res 24:285–295
109. Zwissler B, Forst H, Messmer K (in press) Local and global function of the right ventricle in a canine model of pulmonary microembolism and oleic acid edema: Influence of ventilation with PEEP. Anesthesiology
110. Zwissler B, Vidal-Melo MF (im Druck) Validität der HZV-Messung mittels indirektem Fick'schen Prinzip bei experimentellem Lungenversagen. Anaesthesist

Monitoring myokardialer Ischämien: Immer noch ein ungelöstes Problem?

S. Probst

Einleitung

Der Einfluß der koronaren Herzkrankheit (KHK) auf die perioperative Morbidität und Mortalität ist von grundlegender Bedeutung.

Untersuchungen in den 80er Jahren haben ergeben, daß die perioperative Phase mit erhöhtem Streß verbunden ist und daß den Veränderungen physiologischer Parameter eine Aussagekraft bezüglich des „outcome" der Patienten zukommt.

Es zeigte sich, daß in der präoperativen Phase (bis zu 42%), am Operationstag (bis zu 37%) und in der postoperativen Phase (bis zu 40%) häufig mit dem Auftreten myokardialer Ischämien gerechnet werden muß [9, 13, 18–20].

Seit der Nachweis erbracht worden ist, daß neu auftretende myokardiale Ischämien die Inzidenz postoperativer Infarkte erhöhen, ist die Bedeutung der Erkennung und Therapie dieser Veränderungen weiter gestiegen [19].

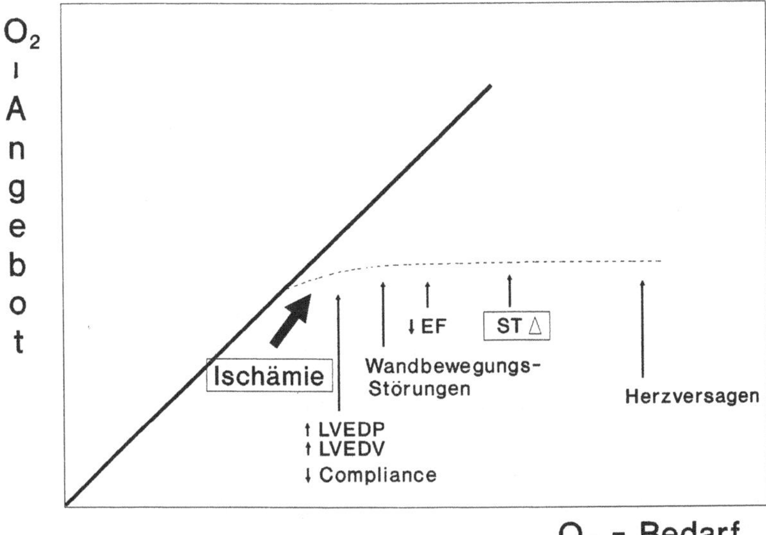

Abb. 1. Hämodynamische Folgen der Myokardischämie. Eine Ischämie tritt auf, wenn der Bedarf das Angebot übersteigt (*LVEDP* linksventrikulärer enddiastolischer Druck; *LVEDV* linksventrikuläres enddiastolisches Volumen; *EF* Ejektionsfraktion; *ST* ST-Segmentdeviation)

Angewendete Methoden

Myokardiale Ischämien treten bei einem Mißverhältnis zwischen O_2-Angebot und O_2-Bedarf auf. In der Folge kommt es zu pathologischen Veränderungen verschiedener Parameter, die zum großen Teil gemessen werden können (Abb. 1).

Zu den am frühesten auftretenden Veränderungen gehört eine Abnahme der Ventrikelcompliance mit Anstiegen der enddiastolischen Drücke und Volumina. Diese Veränderungen können mit Hilfe eines Pulmonaliskatheters (PCWP-Anstiege, v-Welle) erfaßt werden.

Als nächstes treten regionale Wandbewegungsstörungen der Ventrikelwand (RWMA) auf, die bei Fortbestehen der Ischämie auch zu einer Verminderung der Auswurfleistung (Ejektionsfraktion) führen können. Das Beurteilen von Dyskinesien der Ventrikelwand und des Auswurfverhaltens läßt sich nichtinvasiv mit der transösophagealen Echokardiographie (TEE) durchführen. Myokardiale Ischämien führen auch zu typischen EKG-Veränderungen, so daß die Analyse von ST-Segmentdeviationen ebenfalls Hinweise für das Auftreten, die Dauer und Schwere von ischämischen Episoden geben kann.

Monitoring des Druckes der Pulmonalarterie

Die Einführung des Swan-Ganz-Katheters in die klinische Praxis bedeutete zweifellos einen Fortschritt auch für die Überwachung herzchirurgischer Patienten. Ein rechtzeitiges Erkennen und eine sinnvolle Therapie bedrohlicher Kreislaufsituationen während der Narkoseeinleitung, im Verlauf des Eingriffs oder in der frühen postoperativen Phase ist in vielen Situationen mittels Überwachung der linksventrikulären Dynamik möglich.

Messungen des zentralen Venendruckes lassen nur begrenzt eine Aussage über die Funktion des linken Ventrikels zu.

Untersuchungen von Mangano et al. an koronarchirurgischen Patienten haben gezeigt, daß Änderungen von zentralem Venendruck und linksventrikulärem Füllungsdruck nur dann gut korrelieren, wenn die Funktion des linken Ventrikels ungestört ist. Bei Patienten mit Auswurffraktionen von weniger als 40% oder linksventrikulären Dyskinesien bzw. Hypokinesien waren dagegen keine guten Korrelationen mehr nachweisbar [15].

Der pulmonalkapilläre Verschlußdruck kann jedoch auch in einigen Fällen unzuverlässig und unsensibel sein. Der mittlere linksventrikuläre diastolische Druck und damit der pulmonalkapilläre Verschlußdruck spiegeln nicht immer die Veränderungen des linksventrikulären enddiastolischen Druckes wieder. So konnte bei Patienten mit akutem Myokardinfarkt gezeigt werden, daß der linksventrikuläre enddiastolische Druck den pulmonalkapillären Verschlußdruck um 10–15 mmHg während akuter Ischämien übersteigen kann [16].

So kann festgestellt werden, daß der Pulmonaliskatheter einen exzellenten Parameter für die Beurteilung der Ventrikelfunktionen darstellt (Preload, Afterload und Kontraktilität); seine Sensibilität für das Aufdecken myokardialer Ischämien muß jedoch kontrovers beurteilt werden.

Echokardiographie

Bereits die herkömmliche Echokardiographie wurde seit über 10 Jahren als eine einfache Technik zur Dokumentation von Veränderungen des linksventrikulären Kontraktionsmusters auch während der Anästhesie bezeichnet. Die Entwicklung der transösophagealen zweidimensionalen Echokardiographie hat die Möglichkeiten, Kontraktionsanomalien des linken Ventrikels aufzudecken, noch deutlich verbessert.

Um regionale Kontraktilitätsveränderungen des linken Ventrikels zu untersuchen, wird der Transducer bei der TEE im distalen Bereich des Ösophagus plaziert. Er zeigt an dieser Stelle einen Querschnitt des linken Ventrikels auf der Ebene der Ansätze der Papillarmuskeln. Diese Position des Transducers erlaubt sowohl ein Aufzeichnen regionaler Kontraktionsmuster und des Ausmaßes der Veränderung der systolischen Wanddicke der vorderen, seitlichen und hinteren Wand des linken Ventrikels als auch des interventrikulären Septums.

Akinesien und Dyskinesien werden leicht entdeckt, und es wird sowohl eine gute Korrelation der Ergebnisse bei der Anwendung dieser Technik von einem Untersucher an verschiedenen Patienten als auch zwischen verschiedenen Untersuchern erzielt [1].

Hypokinesien und die besonderen Beeinträchtigungen der systolischen Wanddicke können nicht so leicht verifiziert werden, und deren Analyse ergibt keine guten Korrelationen zwischen verschiedenen Untersuchern.

Probleme treten v.a. dann auf, wenn sich die Lage des Herzens im Thorax verändert, wie es durch viele Manöver (z. B. Sternotomie, Öffnen des Perikards, Beatmung mit positivem Druck) erfolgen kann. Zusätzlich kann sich auch die Lage des Transducers im Ösophagus verändern.

Es ist offensichtlich, daß die Beurteilung von Hypokinesien und abnormalen Veränderungen der systolischen Wanddicke aufgrund der aufwendigen Verarbeitung normalerweise erst bei einer nachträglichen Analyse der aufgenommenen Videobänder erfolgen kann. Gerade diese Veränderungen sind jedoch häufiger als Akinese und Dyskinesie. Das bedeutet, daß die hohe Sensibilität der TEE für das Entdecken myokardialer Ischämien im Operationsbereich für den Anästhesisten, der eine On-line-Information für seine Entscheidungen braucht, meist von geringerer Bedeutung ist. Einschränkend sollte auch erwähnt werden, daß nicht alle auftretenden Kontraktionsanomalien Hinweise für myokardiale Ischämien darstellen müssen.

So kann z. B. an einen Gebiet des Myokards, in dem vorher ein nichttransmuraler Infarkt oder eine Myokarditis stattgefunden haben, das Myokard sich unter normalen hämodynamischen Bedingungen normal kontrahieren. Wenn aber eine Volumenbelastung oder ein Anstieg der Herzfrequenz auftritt, kann dieses Gebiet ein abnormales Kontraktionsmuster entwickeln, ohne ischämisch zu sein.

Es ist deshalb durchaus möglich, daß alle Techniken, die Kontraktionsanomalien der Herzwand als Goldstandard für das Auftreten von Ischämien benutzen, die Inzidenz von Ischämien überschätzen [17].

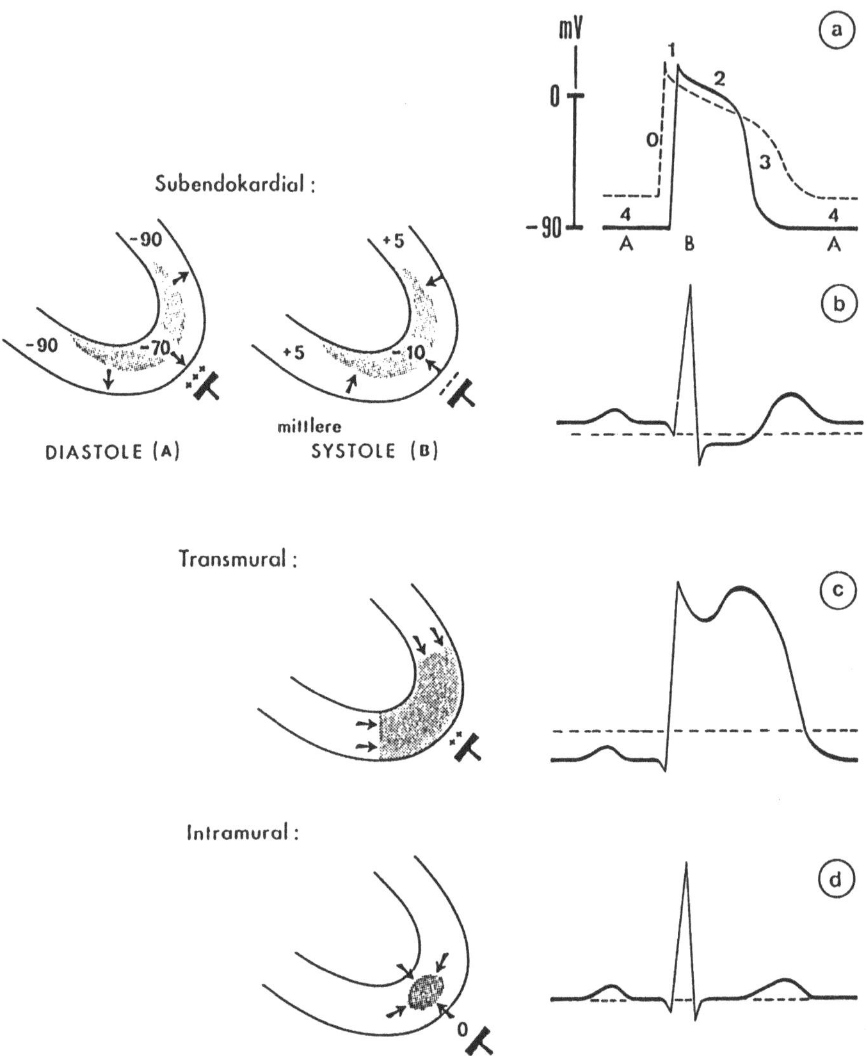

Abb. 2a–d. Elektrophysiologische Veränderungen während verschiedener Ischämielokalisationen. Subendokardiale Ischämie: In der Diastole ist das ischämische Gebiet weniger elektronegativ als das nichtischämische, es kommt zum Stromfluß vom Endo- zum Epikard, welcher zu einer TQ-Hebung führt. Während der mittleren Systole ist es umgekehrt (ST-Senkung). **a** monophasische Stromkurve des ischämischen *(unterbrochene Linie)* und des nichtischämischen *(volle Linie)* Gebietes bei subendokardialer Ischämie. *0–4* Phasen der monophasischen Stromkurve. **b** EKG bei subendokardialer Ischämie; *unterbrochener Strich:* tatsächliche Nullinie. **c** EKG bei transmuraler Ischämie. **d** EKG bei intramuraler Ischämie

EKG (ST-Streckenvermessung)

Die Myokardischämie führt zu einer Reihe von metabolischen, hämodynamischen und elektrophysiologischen Veränderungen.

Elektrophysiologisch kommt es im hypoxischen Gebiet zu einer Abnahme des negativen Ruhepotentials und zu einem weniger stark ausgeprägten Anstieg des Aktionspotentials. Somit besteht bei einer subendokardialen Ischämie in der Diastole ein Stromfluß aus dem ischämischen in das nichtischämische Gebiet. Dies bewirkt in den Ableitungen, zu denen sich der Stromfluß hinbewegt – in der Regel in die linkspräkordiale Ableitung mit der größten R-Amplitude – eine TQ-Hebung, die aber bei der konventionellen EKG-Schreibung nicht dargestellt wird. In der mittleren Systolenphase ist das ischämische Gebiet gegenüber dem nichtischämischen elektronegativer, so daß jetzt ein Stromfluß in das ischämische Gebiet entsteht.

Dies bewirkt wiederum in den entsprechenden Ableitungen eine Senkung der ST-Strecke. Somit ist die ST-Senkung Ausdruck einer echten Senkung, aber auch einer TQ-Hebung.

Eine Zusammenfassung der Veränderungen, die bei subendokardialen, intramuralen und transmuralen Ischämien entstehen, ist in Abb. 2 dargestellt. Unabhängig von dieser elektrophysiologischen Erklärung konnte mit Hilfe der Myokardszintigraphie eine ST-Senkung als Hinweis für subendokardiale, eine ST-Hebung als Hinweis für transmurale Ischämien bestätigt werden.

Normalerweise tritt bei einer sog. *fixierten* Stenose dann eine Myokardischämie auf, wenn – durch Mehrarbeit des Herzens bedingt – der myokardiale O_2- und Blutbedarf eine kritische Grenze überschreitet. Dies trifft für bestimmte Patienten nicht zu. In diesem Zusammenhang ist der Begriff der sog. *dynamischen* Stenose relevant. Denn ein bei diesen Patienten im Vordergrund stehender Spasmus kann sowohl bei normalen Kranzarterien vorkommen, als auch sich einer organischen Stenose aufpfropfen. Dies ist für die Beurteilung von myokardialen Ischämien mit und ohne hämodynamisches Korrelat von Bedeutung.

Beurteilung der ST-Strecke: Zur Beurteilung der ST-Streckensenkung werden 2 Punkte analysiert (Abb. 3): der J-Punkt sowie ein Meßpunkt 60–80 ms danach. Der Verlauf der ST-Strecke ist aszendierend, wenn der J-Punkt stärker als der zweite Meßpunkt gesenkt ist. Eine ST-Streckensenkung gilt als ischämisch, wenn bei normalem ST-Streckenverlauf im Ruhe-EKG der zweite Meßpunkt (60–80 ms nach dem J-Punkt) um mindestens 0,1 mV (entspricht 1 mm) gesenkt ist, bei horizontalem oder deszendierendem Verlauf.

Von einigen Arbeitsgruppen wird auch ein träg aszendierender ST-Verlauf als ischämisch angenommen. Diese „ischämischen", träg aszendierenden ST-Strecken müssen sehr kritisch beurteilt werden.

Die steil aszendierende ST-Strecke, auch junktionale ST-Senkung genannt, ist als eine normale Reaktion bei Herzfrequenzsteigerung anzusehen.

Bei ST-Hebungen als Anzeichen einer transmuralen Ischämie wird der Stromkurvenverlauf nicht berücksichtigt.

Verschiedene Parameter, die Einfluß auf den ST-Streckenverlauf nehmen können (Medikamente: z. B. Digitalis, Elektrolyte), sollten berücksichtigt werden.

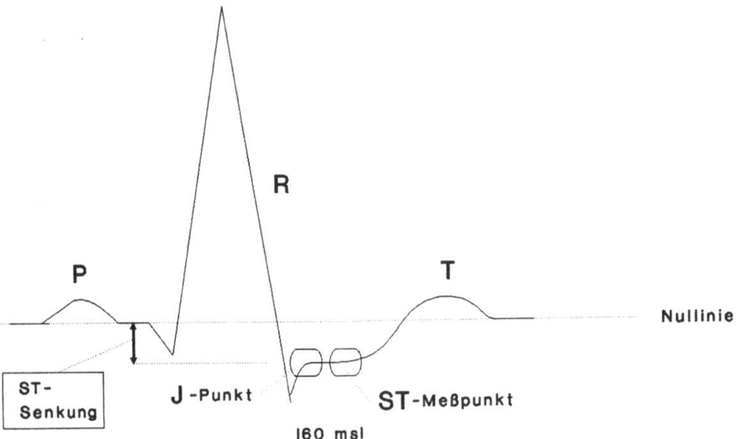

Abb. 3. Stromkurvenverlauf des EKG (schematisch). ST-Strecke, horizontaler Verlauf. Meßpunkte für die R-Zackenhöhe, den J-Punkt und die ST-Strecke (60–80 ms nach J)

Im Bereich der Belastungsergometrie haben ST-Streckendeviationen als Ausdruck myokardialer Ischämien bei der Entdeckung relevanter Koronarstenosen bereits ihren festen Stellenwert, und die Anzahl und Lokalisation der Elektroden wurden bereits in den 60er Jahren gründlich untersucht [10]. Es zeigte sich, daß mit der Anzahl der angelegten Elektroden (12-/14-Kanal-EKG) die Empfindlichkeit und Aussagekraft zunimmt [3, 4].

Im operativen Bereich sind der Zahl der Anlage von Elektroden jedoch teilweise Grenzen gesetzt. Heute besteht ein vernünftiges Standard-EKG für das ST-Streckenmonitoring aus 4 Extremitätenableitungen und einer V_5-Elektrode, nachdem sich gezeigt hatte, daß damit ca. 80% aller in einem 12-Kanal-EKG nachweisbaren Ischämien erfaßt werden können [13].

Im operativen Bereich beginnt sich das Ischämiemonitoring anhand der Analyse des ST-Segments erst langsam durchzusetzen. Dafür gibt es verschiedene Gründe: Der oszilloskopischen Beurteilbarkeit des EKG sind enge Grenzen gesetzt [13]. Gerade die Interpretation des ST-Segments erfordert die Möglichkeit eines Druckers mit ausreichender Papiergeschwindigkeit (50 mm/s). Die so gewonnenen Daten können von Hand ausgewertet oder einer Computeranalyse unterzogen werden. Da das Erheben und Auswerten dieser Daten zeitaufwendig ist und Aufmerksamkeit erfordert, beginnt sich das ST-Streckenmonitoring erst seit der Einführung automatisierter Systeme zur ST-Streckenanalyse im klinischen Routinebetrieb zu etablieren [7, 10, 11].

Vergleich der Methoden anhand klinischer Studien

Tabelle 1 zeigt eine Zusammenstellung wichtiger klinischer Untersuchungen der letzten Jahre.

Die Studie von Slogoff u. Keats mit 1023 Patienten erbrachte den Beweis für die Vermutung, daß neu auftretende myokardiale Ischämien – nachgewiesen anhand

Tabelle 1. Perioperative(r) Ischämie/Infarkt; klinische Studien

Autor Jahr	Untersuchte Patienten (n)	Art des Eingriffs	Monitoring	Ischämiedefinition	Ableitungen	Ischämische Patienten	Outcome
Slogoff u. Keats 1985 [19]	KHK 1023	ACVB	Routine-EKG	> 1 mm ST-Deviation	II, V5	37%	2,5% PMI (ohne Ischämie) 6,9% PMI (mit Ischämie)
Smith et al. 1985 [21]	KHK 50	ACVB (21) Gefäße (29)	TEE Standard-EKG	RWMA > 1 mm ST-Deviation	LV („short axis") I, II, III, AVR, AVL, AVF, V5	24 6	3 PMI 1 PMI
Leung et al. 1989 [12]	KHK 50	ACVB	TEE EKG-Holter	RWMA > 1 mm Hebung > 2 mm Senkung > 1 min	LV („short axis") CC5, CM5 (mod.)	44% 43%	6 PMI Kein PMI
Cheng et al. 1989 [5]	KHK 30	ACVB	EKG-Holter	> 1 mm ST-Deviation > 2 mm (aszendierende Senkung)	II, V5	39%	7/28 PMI (25%) TcPPI-SPECT
v. Daele et al. 1990 [6]	KHK 98	ACVB	EKG TEE PCWP	> 1 mm RWMA Anstieg > 3 mmHg	12-Kanal LV („short axis")	10% 14% 2,5%	Keine Angaben Gute Übereinstimmung von TEE und ST-Analyse

PMI Postoperativer Myokardinfarkt, *TEE* transösophageale Echokardiographie; *LV („short axis")* Standardschnitt durch den linken Ventrikel, *PCWP* Pulmonalkapillärer Verschlußdruck, *RWMA* „Regional wall motion abnormalities" (regionale Wandbewegungsstörungen), *TcPPI-SPECT* Technetiumtomographie.

einer ST-Strecken-Analyse in der Präbypassphase – die Inzidenz postoperativ auftretender Myokardinfarkte erhöhen [14, 19]. Eindrucksvoll bestätigt wurden diese Ergebnisse durch Cheng et al.: 25% aller Patienten, die sich einer ACVB-Operation unterziehen mußten, erlitten postoperative Myokardinfarkte, die anhand einer hochsensiblen Untersuchungsmethode, der Technetiumtomographie, festgestellt wurden [5].

Wie in der Slogoff-Studie, gingen myokardiale Ischämien in der Präbypassphase, die anhand von ST-Streckendeviationen nachgewiesen wurden, mit einer höheren Inzidenz einher, postoperativ einen Myokardinfarkt zu erleiden.

Die ungewöhnlich hohe Zahl von postoperativen Infarkten in dieser Untersuchung wirft ein neues Licht auf die Definition des Myokardinfarkts, die sich bisher meist auf Parameter wie Serumenzyme oder EKG- Veränderungen gründete.

Smith et al. verglichen bei einem ähnlichen Patientengut 2 Techniken zur Beurteilung myokardialer Ischämien miteinander, die TEE (RWMA) und die ST-Streckenanalyse [21]. Sie kamen zu dem Ergebnis, daß die TEE das sensiblere und spezifischere Verfahren darstellt: Von den Patienten, die einen postoperativen Myokardinfarkt erlitten (3/59), hatten alle vorher regionale Wandbewegungsstörungen (TEE), aber nur 1 Patient ST-Streckendeviationen. In der Arbeit von Leung et al. fanden sich ähnlich gute Übereinstimmungen, aber hier zwischen den postoperativ auftretenden RWMA und Myokardinfarkten [12]. Die ST-Streckenanalyse war ebenfalls weniger sensibel und spezifisch, da kein Patient mit PMI durch vorher aufgetretene ST-Streckendeviationen vorhergesagt werden konnte. Zusätzlich beklagen die Autoren die Einschränkungen bei der ST-Streckenanalyse durch vorbestehende oder neu aufgetretene Veränderungen des Stromkurvenverlaufs, die eine Bewertung nicht zulassen.

Van Daele et al. vergleichen in einer Studie präoperativ bei narkotisierten Patienten die Häufigkeit des Auftretens von myokardialen Ischämien anhand dreier Methoden: der TEE, der ST-Streckenanalyse und des PCWP [6]. In Übereinstimmung mit anderen Studien [8, 12] erweist sich das Monitoring des PCWP als eine relativ unsensible und unspezifische Methode, wobei nach Meinung der Autoren beim intraoperativen Einsatz noch größere Abstriche wegen zusätzlich auftretender Störfaktoren, die die Messung beeinflussen (z. B. Herzfunktion, Blutverluste), gemacht werden müssen.

Bemerkenswert ist in dieser Studie die gute Übereinstimmung der Ergebnisse von TEE (RWMA) und ST-Streckenanalyse: Wenn man die TEE als „Goldstandard“ für das Entdecken von Ischämien benutzte, hatte die ST-Streckenanalyse des 12-Kanal-EKG eine Sensibilität von 69% und eine Spezifität von 99%.

Tabelle 2. EKG als Goldstandard (n = 24). (Nach Ellis et al. [14])

	Sensibilität	Spezifität
Marquette-Monitor	6/9 (67%)	7/14 (50%)
Hewlett-Packard-Monitor	5/9 (56%)	9/14 (73%)
EKG (8-Kanal)	8/9 (89%)	13/14 (93%)

Tabelle 3. TEE als Goldstandard (n = 24). (Nach Ellis et al. [14])

	Sensibilität	Spezifität
Marquette-Monitor	6/10 (60%)	7/14 (50%)
Hewlett-Packard-Monitor	4/10 (40%)	9/14 (64%)
EKG (8-Kanal)	8/10 (80%)	13/14 (93%)

Da für das routinemäßige Monitoring eigentlich nur eine automatisierte ST-Streckenanalyse in Frage kommen dürfte, soll abschießend noch eine Untersuchung erwähnt werden, die einen Vergleich zwischen 2 automatisierten ST-Streckenanalysesystemen, einem herkömmlichen 8-Kanal-EKG und der TEE anstellte [7]. Die Ergebnisse sind im einzelnen in den Tabellen 2 und 3 dargestellt. Die Autoren führen die guten Ergebnisse des herkömmlichen EKG zum einen auf die größere Anzahl der verwendeten Elektroden, zum anderen auf die zusätzliche Berücksichtigung einer T-Inversion im 8-Kanal-EKG zurück.

Zusammenfassung

Das Monitoring myokardialer Ischämien ist in den letzten Jahren zu einem wichtigen Bestandteil der perioperativen Betreuung von Patienten mit KHK geworden.

Das Monitoring des PCWP scheidet wegen seiner geringen Sensibilität und Spezifität als geeignetes Verfahren aus [6, 8, 12].

Die TEE, mit der Analyse von regionalen Wandbewegungsstörungen, scheint z. Z. das Verfahren mit der größten Sensibilität und Spezifität für das Entdecken myokardialer Ischämien zu sein. Leider sind diesem apparativ aufwendigen, teueren und von der Erfahrung des Untersuchers stark abhängigen Verfahren bezüglich der routinemäßigen Anwendung im Operationssaal Grenzen gesetzt, da die quantitative Auswertung der erhobenen Befunde bisher nur nachträglich erfolgen kann.

So scheint die Anwendung der (automatisierten) ST-Streckenanalyse zum jetzigen Zeitpunkt das geeignetste Verfahren für das Monitoring im perioperativen Bereich zu sein, wenn man sich einige Einschränkungen vor Augen führt:

- Dem Anlegen von Elektroden sind im operativen Bereich Grenzen gesetzt, obwohl die Sensibilität mit der Anzahl der angelegten Elektroden zunimmt.
- Bei der Ableitung des EKG von der Körperoberfläche sind Einschränkungen bezüglich des Erkennens von Innenschichtischämien und Ischämien im Bereich der Herzhinterwand zu berücksichtigen.

Weitere Fragen bleiben offen: Ist die Höhe der ST-Streckendeviation proportional zur Größe des ischämischen Areals? Wie ist die prognostische Aussagekraft von ST-Streckendeviationen bei vorbestehenden Segmentveränderungen? Hat das Ausmaß der ST-Streckendeviationen, seine Dauer oder das Produkt beider Größen prognostische Aussagekraft bezüglich des postoperativen Infarktrisikos [17]?

Ansonsten erfüllt das ST-Streckenmonitoring wesentliche Anforderungen, die an ein entsprechendes Verfahren gestellt werden. Es ist nichtinvasiv, routinemäßig und überall einsetzbar und stellt – in erster Linie bezogen auf die automatisierten Systeme – keine hohen Anforderungen an die Aufmerksamkeit und Erfahrung des Benutzers. Die angezeigten Ergebnisse sind hochspezifisch in bezug auf ihre Validität gegenüber myokardialen Ischämien.

Ob das Berücksichtigen neuerer diagnostischer Kriterien wie T-Inversionen, Knotenrhythmen oder gehäuften, früh einfallenden, ventrikulären Extrasystolen die Aussagekraft der EKG-Diagnostik erhöhen kann, müssen künftige Untersuchungen zeigen.

Literatur

1. Abel MD, Nishimura RA, Callahan MJ, Rehder K, Ilstrup DM, Tajik AJ (1987) Evaluation of intraoperative transesophageal two-dimensional echocardiography. Anesthesiology 66:64
2. Arbeit SR, Rubin IL, Gross H (1970) Dangers in interpreting the ECG from the oscilloscope monitor. JAMA 211:453
3. Blackburn H (1967) The exercise electrocardiogram: Technical, procedural, and conceptional developments. In: Blackburn H (ed) Measurements and exercise electrocardiography. Thomas, Springfield
4. Chaitman BR, Bourassa MG, Wagniart P, Corbara F, Ferguson RJ (1978) Improved efficiency of treadmill exercise testing using a multiple lead ECG system and basic hemodynamic exercise response. Circulation 57:71
5. Cheng DCH, Chung F, Burns RJ, Houston PL, Feindel CM (1989) Postoperative myocardial infarction documented by technetium pyrophosphate scan using single-photon emission computed tomography: Significance of intraoperative myocardial ischemia and hemodynamic control. Anesthesiology 71:818–826
6. Daele MERM van, Sutherland GR, Mitchell MM, Fraser AG, Prakash O, Rulf EN, Roelandt JRTC (1990) Do changes in pulmonary capillary wedge pressure reflect myocardial ischemia during anesthesia? Circulation 81:865
7. Ellis JE, Roizen MF, Aronson S et al. (1988) Comparison of two automated ST-segment analysis systems, EKG (including T wave inversion analysis), and transesophageal echocardiography for the diagnosis of intraoperative myocardial ischemia. Anesthesiology V 69/3A
8. Häggmark S, Hohner P, Östman M, Friedman A, Diamond G, Lowenstein E, Reiz S (1989) Comparison of hemodynamic, electrocardiographic, mechanical and metabolic indicators of intraoperative myocardial ischemia in vascular surgical patients with coronary artery disease. Anesthesiology 70:19–25
9. Knight AA, Hollenberg M, London MJ, Verrier ED, Browner W, Mangano DT and the SPI Research Group (1988) Perioperative myocardial ischemia: Importance of the preoperative ischemic pattern. Anesthesiology 68:81–688
10. Kotrly KJ, Kotter GS, Mortara D, Kampine JP (1984) Intraoperative detection of myocardial ischemia with an ST segment trend monitoring system. Anesth Analg 63:343
11. Kotter GS, Kotrly KJ, Kalbfleisch JH, Vucins EJ, Kampine JP (1987) Myocardial ischemia during cardiovascular surgery as detected by an ST segment trend monitoring system. J Cardiothorac Anesth 1:190
12. Leung JM, O'Kelly B, Browner WS, Tubau J, Hollenberg M, Mangano DT, the SPI Research Group (1989) Prognostic importance of postbypass regional wall-motion abnormalities in patients undergoing coronary artery bypass graft surgery. Anesthesiology 71:16
13. London MJ, Hollengerg M, Wong MG, Levenson L, Tubau J, Browner W, Mangano DT, and the SPI Research Group (1988) Intraoperative myocardial ischemia: Localization by continuous 12-lead electrocardiography. Anesthesiology 69:232–241

14. Lowenstein E (1985) Perioperative ischemic episodes cause myocardial infarction in humans - A hypothesis confirmed. Anesthesiology 62:103
15. Mangano DT (1980) Monitoring pulmonary arterial pressure in coronary artery disease. Anesthesiology 53:364
16. Rahimtoola SH, Loeb HS, Ehsani A et al. (1972) Relationship of pulmonary artery to left ventricular diatolic pressures in acute myocardial infarction. Circulation 46:283–290
17. Reiz S (1989) Diagnosis, causes and treatment of myocardial ischemia in the operating room. In: Reinhart K, Eyrich K (eds) Clinical aspects of O_2-transport and tissue oxygenation. Berlin Heidelberg New York Tokyo
18. Slogoff S, Keats AS (1988) Does chronic treatment with calcium entry blocking drugs reduce perioperative myocardial ischemia? Anesthesiology 68:676–680
19. Slogoff S, Keats AS (1985) Does perioperative myocardial ischemia lead to postoperative myocardial infarction? Anesthesiology 62:107–114
20. Slogoff S, Keats AS (1986) Further observations on perioperative myocardial ischemia. Anesthesiology 65:539–542
21. Smith JS, Calahan MK, Benefiel DJ et al. (1985) Intraoperative detection of myocardial ischemia in high-risk patients: electrocardiography vs. two-dimensional transesophageal echocardiography. Circulation 72:1015

Prämedikation
und Anästhesieverfahren

Prämedikation: Routine ohne gesicherten Nutzen?

C. Madler, D. Schwender

Im Jahre 1869 beobachtete Bernard, daß die pränarkotische Gabe von Morphin die Einleitung einer Chloroformanästhesie erleichterte. Es ließ sich nicht nur die Gesamtdosis des benötigten Cloroforms herabsetzten, auch unerwünschte Nebenwirkungen dieser damals häufig angewendeten Mononarkose konnten wesentlich reduziert werden. So verwundert es nicht, daß die Prämedikation seit den Frühzeiten der Anästhesiologie fester Bestandteil der präoperativen Versorgung geworden ist. Obwohl die operative Medizin insgesamt und die anästhesiologischen Verfahren im besonderen sich im Laufe der Jahre deutlich gewandelt haben, ist die Prämedikation über viele Jahre ein unveränderter und meist unreflektierter Routinevorgang geblieben. Um so mehr scheint es gerechtfertigt, sich von Zeit zu Zeit die Ziele, die mit der Verabreichung der Prämedikation erreicht werden sollen, vor Augen zu führen und ggf. die eigenen Prämedikationsstandards den Erfordernissen der modernen Anästhesie anzugleichen. Dies gilt nicht zuletzt für die Prämedikation des herzkranken Patienten, welcher als Risikopatient von einer sorgfältigen perioperativen anästhesiologischen Behandlung in besonderem Maße profitiert.

Am Beispiel der perioperativen Nahrungs- und Flüssigkeitskarenz läßt sich eindrucksvoll demonstrieren, daß es nicht schadet, ritualisierte perioperative Vorgehensweisen zuweilen zu überdenken. Im Hinblick auf eine mögliche Aspiration wird vor jedem elektiven Eingriff eine strenge stündige Flüssigkeits- und Nahrungskarenz gefordert. Die Untersuchung von Agarwal et al. [1] hinterfragt den Sinn dieser Maßnahme. Sie untersuchten den Effekt einer kleinen oral zugeführten Flüssigkeitsmenge auf Azidität und Volumen des präoperativ abgeheberten Magensaftes. Dabei stellte sich heraus, daß der Verzicht auf eine totale Flüssigkeitskarenz sowohl die Magensaftazidität als auch das Magensaftvolumen deutlich senken konnte. Diese Beobachtungen zeigen, daß das kritische Hinterfragen klinischer Routinevorgänge gelegentlich überraschende Ergebnisse liefert, die Grund für ein geändertes Vorgehen sein sollten.

Um den Nutzen einer Prämedikation für den kardialen Risikopatienten abschätzen zu können, ist es notwendig, die Ziele, die man mit der Prämedikation erreichen möchte, zu definieren. Mit den in der modernen Anästhesie zur Verfügung stehenden Methoden haben sich auch die Anforderungen an eine adäquate Prämedikation verändert. Die traditionellen Anforderungen – Erleichterung der Narkoseeinleitung und Narkoseführung, Verminderung des Anästhetikaverbrauchs – stehen heute nicht mehr im Mittelpunkt. Andere wünschenswerte Prämedikationseffekte sind in das Zentrum des Interesses gerückt.

Eine adäquate Prämedikation sollte heute im einzelnen folgenden Anforderungen genügen:

- **Anxiolyse:** Es ist heute unstrittig und durch eine Vielzahl neuropsychologischer Untersuchungen belegt, daß Angst die wichtigste Emotion in der perioperativen Phase ist. Eine angstinduzierte Katecholaminausschüttung muß besonders für den koronarkranken Patienten als Risiko gelten. Darüber hinaus muß beachtet werden, daß Angst nicht nur die präoperative Phase komplizieren kann. Die psychische Situation des Patienten kann auch sein postoperatives Befinden, insbesondere seine Schmerzbewertung, deutlich beeinflussen [5]. Anxiolyse, die medikamentöse Herabsetzung des Angstniveaus, ist deshalb die primäre und unverzichtbare Forderung an eine medikamentöse Operationsvorbereitung. Sie dient nicht nur einer subjektiven Befindlichkeitsverbesserung des Patienten, sondern gleichzeitig auch der Stabilisierung somatischer Funktionen und der Prävention katecholamininduzierter kardialer Komplikationen.
- **Sedierung:** Unter Sedierung versteht man die medikamentöse Herabsetzung des Vigilanzniveaus. Sie ist gekennzeichnet durch eine Reduktion sensorischer Fähigkeiten sowie durch die Verlangsamung der Psychomotorik. Anxiolyse und Sedierung dürfen jedoch keinesfalls gleichgesetzt oder miteinander verwechselt werden. Ein sedierter Patient ist nicht notwendigerweise als angstfrei zu betrachten [4].
- **Analgesie:** Im Gegensatz zu den letzgenannten Punkten ist die präoperative Schmerzlinderung eine fakultative Anforderung. Sie wird nur dann notwendig, wenn bereits präoperative Schmerzzustände bestehen oder wenn vor Narkoseeinleitung schmerzhafte Lagerungsmaßnahmen oder invasives Monitoring erforderlich werden. Selbstverständlich ist der pektanginöse Schmerz des Koronarkranken nicht Gegenstand einer allgemeinen analgetischen Therapie, sondern er muß mit den entsprechenden antianginösen Maßnahmen behandelt werden.
- **Amnesie:** Unter Amnesie versteht man eine Unterdrückung von Bewußstseinsinhalten bei erhaltener Kooperationsfähigkeit und erhaltenem Kurzzeitgedächtnis. Amnesie wird als Komponmente der Prämedikation von einigen Patienten ausdrücklich gewünscht. Man muß jedoch darauf hinweisen, daß perioperativ Erlebtes, auch wenn es nicht mehr erinnert werden kann, in der Psyche des Patienten präsent und für seine weitere Lebensgeschichte relevant sein kann.
- **Vagusblockade:** Die medikamentöse Unterdrückung vagaler Aktivität wurde v. a. unter dem Gesichtspunkt der Patientensicherheit durchgeführt. Die Einleitung einer Allgemeinanästhesie ohne vagolytische Prämedikation galt lange Zeit als fehlerhaft. Bei den heute üblichen Induktionstechniken ist die Forderung nach einer Vagolyse sicherlich fakultativ, beim kardialen Risikopatienten können durch Vagolytika im Gegenteil unerwünschte Nebenwirkungen bis hin zu deletären Situationen hervorgerufen werden. So zeigen die Untersuchungen von Fassonlaki u. Kaniaris [2], daß sowohl eine intramuskuläre als auch eine intravenöse Prämedikation mit Atropin während der Intubationsphase zu unerwünschten Tachykardien und zu einem signifikant häufigeren Auftreten von Dysrhythmien führen. Olthoff et al. [6] weisen darauf hin, daß eine intravenöse Atropingabe bei 10% aller koronarkranken Patienten über eine Steigerung der Herzfrequenz zur Auslösung einer Angina pectoris führt. Diese Hinweise müssen Veranlassung sein, die Indikation für Atropin beim kardialen Risikopatienten

streng zu stellen. Lediglich Patienten mit Insuffizienzvitien können von einer Anhebung der Herzfrequenz profitieren.

Die wichtigsten Prämedikationseffekte, nämlich Anxiolyse und Sedierung, sind subjektive intrapsychische Phänomene und als solche einer objektiven Erfassung mit naturwissenschaftlichen Methoden nur schwer zugänglich. Ihre Quantifizierung durch eine Fremdeinschätzung des Patienten, wie durch den Anästhesisten oder das Pflegepersonal ist nicht aussagekräftig. Insbesondere der emotionale Status ist ein subjektives Phänomen und kann nur vom Patienten selbst gültig eingeschätzt werden. Um diese Einschätzung erfassen zu können, muß man sich eines neurologischen Testinventars bedienen. Der präoperative emotionale Status läßt sich mit standardisierten und validisierten Fragebögen wie dem State-trait-Inventaur nach Spielberger quantifizieren. Dieses Testinventar läßt sowohl intra- als auch interindividuelle Vergleichsmöglichkeiten zu. Die Befindlichkeitsskala nach von Zerssen ist ein weiterer Test, der objektive Aussagen über die psychische und somatische Befindlichkeit erlaubt. Die Erfassung einer sedativen Komponente kann zuverlässig nur mit Tests zur Überprüfung psychomotorischer Fähigkeiten durchgeführt werden. Hierzu lassen sich Messungen von Reaktionszeiten – beispielsweise optisch-akustische Wahlreaktionszeiten – verwenden. Diese Tests lassen sich einfach und schnell durchführen und können auch im klinischen Alltag wertvolle Hilfen zur Kontrolle eines Prämedikationseffekts sein. Ohne Frage ist die Bewertung eines Prämedikationserfolgs heute auf die Anwendung neuropsychologischer Methoden angewiesen. Sie haben wesentlich dazu beigetragen, zu erkennen, daß emotionale Stabilisierung und psychomotorische Ruhigstellung zwei getrennte Komponenten sind, die nicht unbedingt parallel laufen. Es ist sogar möglich, daß eine psychomotorische Ruhigstellung von panikartigen Unruhezuständen begleitet sein kann. Dieses Phänomen trat gehäuft nach Prämedikation mit Thalamonal auf. Daß diese Form der Prämedikation nicht unbedingt zu einer Verbesserung der psychischen Befindlichkeit führt, zeigt eine Befragung der Anästhesisten nach ihren persönlichen Prämedikationserfahrungen [3]. Ein Viertel der Anästhesisten, die persönliche Erfahrung mit einer Thalamonalprämedikation gemacht hatten, gab an, die Prämedikation in Zukunft ablehnen zu wollen. Die Rate negativer Erfahrung lag bei anderen Prämedikationsschemata wesentlich niedriger.

Die Substanzgruppe, mit der heute den Forderungen nach Anxiolyse und Sedierung am idealsten Rechnung getragen wird, ist zweifelsohne die der Benzodiazepine. Alle Stoffe dieser Grupe haben ein qualitativ gleichwertiges Wirkungsspektrum. Eine Modifikation ihrer Wirkungen ist v. a. von der Pharmakokinetik und der Dosierung der Substanzen abhängig. In niedrigen Dosisbereichen führen sie zu einer emotionalen Stabilisierung und Anxiolyse. Eine höhere Dosierung bewirkt Sedation und Hypnose und kann von einer Muskelrelaxation begleitet sein. Es muß beachtet werden, daß ihre amnestische Wirkung nicht vom Sedierungsgrad abhängig ist. Sie ist also keine Funktion einer generellen zerebralen Dämpfung, sondern beruht auf einer Störung der Einspeicherung von Gedächtnisinhalten.

Gerade beim kardialen Risikopatienten sind die Wirkungen der Prämedikationssubstanzen auf Hämodynamik und respiratorische Funktion zu beachten. Benzodiazepine zeichnen sich dabei durch eine hohe Kreislaufstabilität aus. Der Vergleich einer Lorazepamprämedikation mit einer Morphinprümedikation vor kardiochirurgischen Eingriffen in hoch dosierter Fentanylanästhesie zeigt deutlich, daß die intraoperative Hämodynamik unter dieser Anästhesieform mit einer präoperativen Benzodiazepingabe wesentlich stabiler ist [7]. Nach Prämedikation mit dem Benzodiazepinderivat waren sowohl in der Postinduktionsphase als auch während des Eingriffs die Anstiege von Herzfrequenz und mittlerem arteriellem Druck signifikant weniger ausgeprägt. Als wichtigste unerwünschte Nebenwirkung einer Benzodiazepinprämedikation muß eine mögliche Atemdepression im Rahmen einer starken Sedierung v. a. bei geriatrischen Patienten in Rechnung gestellt werden.

Die Verminderung eines angstbedingten Sympathikotonus ist beim kardialen Risikopatienten das zentrale Gebot einer Prämedikation. Falls es überhaupt zulässig ist, von einer Routineprämedikation für den kardialen Risikopatienten zu sprechen, so haben die Benzodiazepine diesen Platz zu Recht erobert. Ihr Nutzen kann mit Hilfe neuropsychologischer Testinventare objektiviert werden. Die Möglichkeit einer peroralen Applikation von Benzodiazepinen hat diese Darreichungsform zunehmenden Eingang in die klinische Praxis finden lassen. Die perorale Applikation ist bei vergleichbarem Effekt im Gegensatz zur intramuskulären Injektion nicht nur subjektiv angenehm für den Patienten, sondern auch eine wesentliche Erleichterung der klinischen Routine für das Pflegepersonal. Die Einnahme einer Tablette zusammen mit einem Schluck Wasser widerspricht nicht dem Nüchternheitsgebot. Insbesondere ist eine erhöhte Aspirationsgefahr nicht zu erwarten. Die früher als unverzichtbar erachtete vagolytische Medikation vor Beginn einer Narkose muß heute beim kardialen Risikopatienten sehr kritisch betrachtet werden. Ihre Nachteile überwiegen dabei meist die erwünschten Wirkungen; in einigen Fällen ist eine vagolytische Medikation sogar absolut kontraindiziert.

Peroral verabreichte Benzodiazepine sind heute die Prämedikation der Wahl. Man sollte sich jedoch immer vor Augen halten, daß pharmakologische Maßnahmen eine wichtige, aber nicht die einzige Möglichkeit sind, um die psychische Situation eines Patienten vor einem operativen Eingriff subjektiv angenehm und der Situation entsprechend gestalten zu können, und damit auch die somatischen Auswirkungen von emotionalem Streß zu minimieren.

Literatur

1. Agarwal A, Chari P, Singh H (1989) Fluid deprivation before operation. Anaesthesia 44:632–632
2. Fassonlaki A, Kaniaris P (1982) Does atropine premedikation affect the cardiovascular response to laryngoscopy and intubation? Br J Anaeth 54:1065–1068
3. Ilias WK (1986) Premedication administered to anesthesiologists as patients. Acta Anaesthesiol Scand 30:105–108
4. Madler C (1989) Prämedikation In: Peter K, Frey L, Hobbhahn J (Hrsg) Anästhesiologie, Enke Stuttgart
5. Madler Cl, Mendl G, Plank A, Martin E (1987) Preoperative anxiety and postoperative pain in minor orthopedic surgery. Acta Anaesthesiol Scand [Suppl] 31:86
6. Olthoff D, Deutrich C, Lindenau K-F (1987) Untersuchungen zu den Atropin-Wirkungen bei koronarer Herzkrankheit. Anaesthesist [Suppl] 36:389
7. Thomson IR, Bergstrom RG, Rosenbom M, Meatherall RC (1988) Premedication and high-dose fentanyl anesthesia for myocardial revascularisation. Anesthesiology 68:194–200

Inhalationsanästhetika: Wann von Vorteil, wann von Nachteil?

P. Conzen

Einleitung

Die Frage nach den Vor- und Nachteilen der Inhalationsanästhetika muß sich im Zusammenhang mit der Narkose von koronarkranken Patienten insbesondere mit der Situation des ischämiebedrohten Myokards auseinandersetzen. Im folgenden sollen deshalb die wesentlichen Wirkungen der gegenwärtig klinisch eingesetzten Inhalationsanästhetika kurz dargestellt und in ihrer Wertigkeit für das ischämiebedrohte Myokard diskutiert werden. Eine allzu detaillierte Zusammenfassung würde den Rahmen dieser Arbeit sprengen. Eine ausführliche Darstellung enthält jedoch ein kürzlich publizierter Übersichtsartikel von Hobbhahn et al. [11].

Die Qualität der O_2-Versorgung des normalversorgten wie auch des ischämiebedrohten Myokards hängt kritisch von seiner O_2-Bilanz ab. In die O_2-Bilanz des Myokards, also in den Quotienten aus O_2-Angebot und O_2-Bedarf, gehen im wesentlichen die folgenden Parameter ein: auf der Seite des O_2-Angebots die Durchblutung des Herzmuskelgewebes, der O_2- bzw. Hämoglobingehalt des arteriellen Blutes sowie die Lage der O_2-Bindungskurve. Diesen Faktoren gegenüber stehen auf der Bedarfsseite die myokardiale Kontraktilität, die Herzfrequenz, die Vor- und die Nachlast insbesondere des linken Ventrikels.

Beim gesunden Menschen liegen die Durchblutung des Herzens und das O_2-Angebot geringfügig über dem O_2-Verbrauch, so daß immer eine gewisse Reserve vorhanden ist. Steigender metabolischer Bedarf führt zur Durchblutungssteigerung und umgekehrt, ein Prinzip, welches auch als metabolische Kopplung der Perfusion bezeichnet wird. Anders ist die Situation bei Patienten mit koronarer Herzkrankheit (KHK). Hier kann die Durchblutung des Myokards nicht mehr dem O_2-Bedarf angepaßt werden. Bedingt durch das Vorliegen hämodynamisch wirksamer Stenosen und damit eines Druckgradienten, der sich ungünstig auf den Perfusionsdruck des dahinter liegenden Myokards auswirkt, ist das Gefäßbett im ischämiebedrohten Myokard bereits unter Ruhebedingungen nahezu maximal dilatiert. Somit erfolgt die Perfusion des ischämiebedrohten Myokards weitgehend in Abhängigkeit vom arteriellen Perfusionsdruck und nicht mehr vom metabolischen Bedarf.

Nach neueren amerikanischen Ergebnissen in der CASS-Studie finden sich im Obduktionsgut von Patienten mit KHK folgende pathologischen Veränderungen innerhalb des Gefäßsystems [2]: 51% weisen an einer oder mehreren Koronararterien hochgradige Einengungen auf, ohne daß ein vollständiger Gefäßverschluß nachweisbar wäre; 10% besitzen komplette Gefäßverschlüsse, ohne daß Kollateralgefäße nachweisbar wären; 16% haben Gefäßverschlüsse mit Kollateralgefäßen,

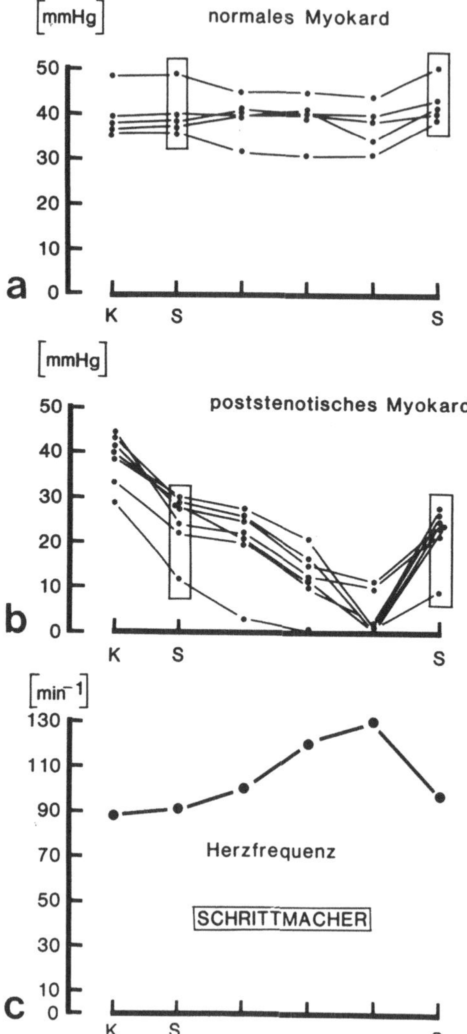

Abb. 1a–c. Einfluß der Herzfrequenz auf die Gewebeoxygenierung eines poststenotischen Myokardareals. Es handelt sich um einen Versuch bei einem Schwein, bei dem über einen Schrittmacher die Herzfrequenz von etwa 90 auf 130 Schläge/min angehoben wurde (**c**). Gleichzeitig wurde die Oxygenierung des linksventrikulären Myokards auf einem normalversorgten (**a**) und auf einem poststenostischen Myokardareal (**b**) gemessen. Im Falle des ischämiebedrohten Myokards wurde zu Versuchsbeginn eine Koronararterie von außen so weit eingeengt, bis der O_2-Druck im Gewebe im Versorgungsareal um einen gewissen Betrag (ca. 40%) abgenommen hatte. Es ist deutlich zu erkennen, daß die graduelle Erhöhung der Herzfrequenz um etwa 40 Schläge/min zu einer erheblichen Verschlechterung der Oxygenierung im poststenotischen Myocard führt. Die Verschlechterung der Gewebeoxygenierung ist bei Abschalten des Schrittmachers und Wiedererreichen der Ausgangsherzfrequenz voll reversibel. (Weiterführende Literatur bei Hobbhahn et al. [12]).

welche das Versorgungsgebiet der verschlossenen Koronararterie versorgen; und 23% besitzen gleichzeitig komplette Verschlüsse und hochgradige Stenosen. Allen Muster ist gemeinsam, daß – wie bereits oben erwähnt – die O_2-Versorgung des ischämiebedrohten Myokardareals hochgradig gefährdet ist, und zwar prinzipiell durch alle Faktoren, welche die myokardiale O_2-Bilanz ungünstig beeinflussen.

Als Beispiel für einen ungünstigen Eingriff in die myokardiale O_2-Bilanz seien hier stellvertretend die Folgen einer isolierten Herzfrequenzerhöhung auf die Oxygenierung des ischämiebedrohten Herzmuskels dargestellt (Abb. 1). Entsprechendes ließe sich beispielsweise auch für eine Senkung des arteriellen Drucks und einer damit verbundenen Perfusionsminderung im ischämiebedrohten Myokard zeigen. Speziell aus diesen beiden Faktoren leitet sich auch die Forderung ab, Herzfrequenz und arteriellen Druck bei der Narkose von Patienten mit KHK in engen Grenzen konstant zu halten. Als besonders günstig wird eine möglichst niedrige Herzfrequenz bei akzeptablem arteiellem Druck angesehen.

Damit erhebt sich die Frage, ob solche konstanten hämodynamischen Bedingungen, die den O_2-Verbrauch im Myokard möglichst niedrig halten, das O_2-Angebot jedoch hoch, durch volatile Anästhetika erzielt werden können. Darüber hinaus muß untersucht werden, welche weiteren spezifischen Eigenschaften die volatilen Anästhetika bei Patienten mit KHK möglicherweise besitzen, um schließlich Aussagen über spezifische Vor- und Nachteile treffen zu können.

Hierzu erscheinen insbesondere die Wirkungen der volatilen Anästhetika auf folgende Parameter von Bedeutung: Herzfrequenz und -rhythmus, Kontraktilität des normalen und des insuffizienten Myokards. Darüber hinaus ist zu untersuchen, inwieweit volatile Anästhetika evtl. ischämieprotektive Eigenschaften besitzen oder zur Steuerung von Kreislaufparametern unter Narkosebedingungen benutzt werden können. Schließlich bleibt die Frage, inwieweit sich Probleme durch koronardilatierende Eigenschaften volatiler Anästhetika ergeben können.

Veränderungen der Herzfrequenz

Einige ältere Studien ergaben, daß speziell Isofluran und Enfluran zu einer Steigerung der Herzfrequenz führen können. Dies geht u. a. auf Arbeiten der Gruppe um Eger [7] zurück, die dies an gesunden jungen Probanden untersuchte. Ursache dieser Frequenzerhöhungen mit Enfluran oder Isofluran ist ein weitgehend erhaltener Karotissinusreflex bei anästhesiebedingter Druckminderung. Die reflektorische Frequenzsteigerung erfolgt mit dem Ziel, arteriellen Druck und Herzminutenvolumen konstant zu halten. Halothan dämpft den Karotissinusreflex bereits in niedrigen Konzentrationen wesentlich stärker als Enflluran oder Isofluran, so daß es hier zu keiner Zunahme der Herzfrequenz kommt [16].

Die Arbeitsgruppe um Cahalan et al. [3] konnte zeigen, daß solche reflektorischen Herzfrequenzsteigerungen durch den gleichzeitigen Einsatz von Opiaten unterdrückt werden können. Einschränkend zu diesen Untersuchungen ist jedoch zu bemerken, daß in Zusammenhang mit der Frage nach Herzfrequenzveränderungen im wesentlichen herzgesunde Patienten untersucht wurden. Beim Koronarkranken könnte sich die Situation durchaus anders darstellen. Tatsächlich liegen inzwischen einige Untersuchungen bei alten Menschen oder bei Patienten mit KHK vor, die zeigen, daß es auch unter Enfluran oder Isofluran nicht zu einer Zunahme der Herzfrequenz kommt.

So wurde im Rahmen einer Studie von Mallow et al. [18] bei koronarkranken Patienten Isofluran mit Halothan verglichen. Beide Anästhetika führten zu einer deutlichen Abnahme der Herzfrequenz im Vergleich zum Wachzustand. Bei beiden Patientengruppen war die Abnahme des arteriellen Mitteldrucks vergleichbar. Auch das Ausmaß der Frequenzabnahmen – von 71 Schlägen/min auf 60 unter Isofluran und von 75 auf 68 unter Halothan – ist in etwa vergleichbar. Weitere Studien beispielsweise von Tarnow et al. [25] bei geriatrischen Patienten oder von Moffitt et al. [20] im Rahmen der Koronarchirurgie bestätigen dies. Somit zeigt sich, daß eine Zunahme des myokardialen O_2-Verbrauchs, bedingt durch Herzfrequenzsteigerungen beim Einsatz volatiler Anästhetika, bei Patienten mit KHK nicht befürchtet werden muß. Vielmehr ergeben sich hier, im Gegensatz zu jungen herzgesunden Patienten, eher Abnahmen der Herzfrequenz und damit günstige Effekte auf die myokardiale O_2-Bilanz.

Herzrhythmus

Die Sensibilisierung des Myokards gegen Katecholamine durch Halothan ist bereits seit längerer Zeit bekannt. Mehrere Arbeitsgruppen haben tierexperimentell untersucht, ab welchen Dosen von Adrenalin mit dem Auftreten von Extrasystolen zu rechnen ist. So genügt übereinstimmend im Falle einer Halothannarkose die Injektion von 5 µg Adrenalin/kg KG, um Extrasystolen auszulösen. Unter Enfluran werden wesentlich höhere Dosen, nämlich 17 bzw. 21 oder 21 bzw. 22 µg/kg KG benötigt.

Entsprechendes gilt für die Situation beim Menschen. Johnstone et al [14] haben die Wahrscheinlichkeit des Auftretens von ventrikulären Extrasystolen in Ahängigkeit von submuskös injiziertem Adrenalin untersucht. Es zeigte sich, daß bei der Narkose mit 1,25 MAC Halothan die Arrythmieschwelle wesentlich niedriger war als bei äquipotenter Isoflurananästhesie. So betrugen beispielsweise die erforderlichen Dosen von Adrenalin, um bei 50% der Untersuchten Extrasystolen auszulösen, während Halothannarkosen 2,1 µg/kg KG, bei Enfluran 3,4 µg/kg KG, während bei Isofluran hierfür immerhin 6,7 µg/kg KG benötigt wurden. Unbedingt beachtet werden sollte in diesem Zusammenhang, daß bei Asthmatikern, die unter Therapie mit β-Mimetika stehen, das Risiko für die Entwicklung von Rhythmusstörungen bei Halothan ausgesprochen hoch ist. Enfluran und Isofluran besitzen ganz ähnliche bronchodilatatorische Wirkungen bei wesentlich geringerem Arrhythmierisiko [10]. Somit ist hier diesen Substanzen sicher der Vorzug zu geben.

Zwei Fallberichte aus dem Jahr 1988 zeigen, daß bei Vorbehandlung mit Kalziumantagonisten u. U. lebensbedrohliche Rhythmusstörungen auftreten können [8]. Es handelte sich hierbei um 2 Patienten, die unter Dauertherapie mit Diltiazem standen. Bei einem Patienten entwickelte sich eine lebensbedrochliche AV-Überleitungsstörung, beim zweiten eine Asystolie. Beide Patienten konnten nur durch den Einsatz eines Schrittmachers gerettet werden. Die Ursache für diese Überleitungsstörungen dürfte in der additiven Wirkung von Diltiazem und Enfluran auf die spontane Sinusknotendepolarisation bzw. auf die Hemmung der AV-Überleitung zurückzuführen sein. Inhibitorische Effekte auf den langsamen Kalziumeinstrom sind allgemein sowohl für Kalziumantagonisten als auch für volatile Anästhetika bekannt. Inwieweit dieses Phänomen daher nur für die Kombination Diltiazem und Enfluran gilt oder aber auch für andere Kombinationen auszuweiten ist, kann derzeit nicht abschließend entschieden werden.

Myokardiale Kontraktilität

Alle halogenierten Inhalationsanästhetika wirken am Herzen negativ inotrop. Kontraktilitätsuntersuchungen in vivo sind jedoch schwierig, da entsprechende Indizes oftmals stark von der systemischen Hämodynamik abhängig sind. Kontraktilitätsparameter, die weitgehend lastunabhängig sind - wie V_{max} - zeigen eine dosiabhängige negative Inotropie. In eigenen Untersuchungen konnte dies für Isofluran ebenso wie für Enfluran gezeigt werden [5]. Bei Konzentrationen ab 1 MAC ergaben sich bei Hunden signifikante Unterschiede zwischen beiden Substanzen. Nimmt man Ergebnisse einer anderen Arbeitsgruppe für Halothan dazu, so zeigt sich, daß Halothan und Enfluran etwa gleich stark negativ-inotrop wirksam sind, Isofluran hingegen weniger stark [4].

In-vitro-Studien an Papillarmuskeln von Versuchstieren zeigen – was auch immer wieder beim Menschen beobachtet wird –, daß die negativ-inotropen Effekte beim insuffizienten Herzen wesentlich stärker ausgeprägt sind als beim normalen. Dies gilt für Halothan, Enfluran und Isofluran [15]. Auch die Frage, warum Patienten mit bestehender Herzinsuffizienz mit arteriellem Druck und Herzminutenvolumen so überaus stark auf volatile Anästhetika reagieren, kann derzeit nur spekulativ beantwortet werden. Neben der stärkeren Myokarddepression des Anästhetikums am insuffizienten Herzens bieten sich zusätzlich die Unterdrückung des im Wachzustand erhöhten Sympathikotonus dieser Patienten sowie eine Reduzierung der β-Rezeptorendichte, wie sie bereits für Halothan gezeigt werden konnte, an.

Myokardprotektion durch volatile Anästhetika

Es wäre für den Schutz des Myokards vor nicht zu vermeidenden intraoperativen Ischämien von außerordentlicher Bedeutung, wenn die volatilen Anästhetika hier protektive Eigenschaften besäßen. Die experimentellen Untersuchungen zur Frage einer möglichen Ischämieprotektion werden in der Regel so durchgeführt, daß eine Koronararterie für einen definierten Zeitraum vollständig verschlossen wird. Nach Reperfusion wird dann die Erholung der Funktion untersucht, bzw. es werden Marker des Schweregrades der Gewebsschädigung gemessen. So wurden z. B. unterschiedliche Narkoseverfahren in Hinblilck auf den ATP-Gehalt im Herzmuskel untersucht. Es zeigte sich, daß der ATP-Gehalt im Gewebe bei den volatilen Anästhetika Halothan und Isofluran deutlich besser erhalben blieb als bei einem Barbiturat.

Entsprechendes konnte auch in einer Langendorff-Präparation eines Meerschweinchenherzens gezeigt werden [13]. Hier wurde der Kalziumgehalt nach Reperfusion des ischämischen Myokards mit und ohne Halothan untersucht. Die Heranziehung des Kalziumgehaltes als Maß für den Schweregrad der Gewebeschädigung beruht darauf, daß Herzmuskelzellen in Abhängigkeit von Schwere und Dauer der Ischämie vermehrt Kalzium aufnehmen. Auch in dieser Ex-vivo-Untersuchung konnte ein volatiles Anästhetikum die Erholung von einer Ischämie deutlich positiv beeinflussen.

Daß diese Ergebnisse auch in vivo Gültigkeit haben, zeigt sehr eindrucksvoll eine Studie der Gruppe von Warltier et al. [28]. Bei wachen Hunden führte der Verschluß einer Koronararterie für 15 min zum Verlust der Funktion und zu paradoxen Wandbewegungen. Nach Reperfusion wurde eine schrittweise Erholung der Funktion beobachtet, die in der Kontrollgruppe nach 5 h lediglich 50% des Ausgangswertes betrug. Wurde der Gefäßverschluß jedoch gegen Ende einer Halothan- oder Isoflurannarkose durchgeführt, kam es rasch nach Reperfusion zur vollständigen

Erholung der Funktion. Hieraus wurde der Schluß gezogen, daß intraoperativ auftretende Myokardischämien unter Halothan- oder Isoflurannarkose weniger schwerwiegende Folgen besitzen als beim wachen Patienen z. B. in Regionalanästhesie.

Gut bekannt ist auch das Phänomen, daß es nach Ischämie und Reperfusion zu Arrhythmien bis hin zum Kammerflimmern kommt. Es konnte gezeigt werden, daß die volatilen Anästhetika nach 20minütigem Gefäßverschluß antifibrillatorische Eigenschaften besaßen, die denjenigen des Kalzuiumantagonisten Verapamil entsprachen [17].

Schließlich wurde im Rahmen einer neueren Arbeit der Gruppe um Sill [29] das Verhalten von Koronararterien bei intraoperativer, mediatorbedingter Vasokonstriktion untersucht. Es wurde Schweinen Serotonin infundiert, welches auch bei der Entstehung der menschlichen Angina pectoris und beim Myokardinfarkt beteiligt sein soll. Untersucht wurde, inwieweit die durch Serotonin hervorgerufene Vasokonstriktion der großen Koronararterien durch volatile Anästhetika wieder aufgehoben werden kann. Tatsächlich neutralisierten Halothan oder Isofluran die serotoninbedingte Vasokonstriktion dosisabhängig. Diese Vasodilation war übrigens nicht endothelvermittelt, da Gefäße ohne Endothel fast identisch reagierten. Tierexperimentell liegen derzeit somit einige Arbeiten vor, welche positive Effekte für die Verwendung von Inhalationsanästhetika im Rahmen einer Narkose bei Patienten mit KHK erwarten lassen.

Die entscheidende Frage ist natürlich, ob sich auch beim Patienten mit KHK intraoperativ günstige Effekte durch volatile Anästhetika zeigen lassen. Naturgemäß lassen sich beim Menschen die oben erwähnten tierexperimentellen Studien nicht wiederholen, so daß andere und weniger invasive Parameter zur Beurteilung herangezogen werden müssen. Allein zu Isofluran liegt jedoch eine Reihe von Untersuchungen vor, die positive Effekte bei der Therapie von intraoperativ auftretenden Ischämien belegen. Dies erscheint um so mehr von Bedeutung, als gerade Isofluran wegen seiner koronardilatierenden Eigenschaften kritisiert wurde. Darüber hinaus wurde Isofluran wegen seines günstigen Blut-Gas-Verteilungskoeffizienten vielfach zur raschen Wiederherstellung normaler Kreislaufverhältnisse in Phasen starker chirurgischer Stimulation eingesetzt, und man erwartete bei koronarkranken Patienten günstige Effekte auf die myokardiale O_2-Bilanz.

So wurden beispielsweise in einer Arbeit von Hess et al. [9] Halothan oder Isofluran verwendet, um den arteriellen Druck im Rahmen von koronachirurgischen Eingriffen wieder auf Ausgangswerte zurückzubringen. Dabei wurde durch Isofluran der periphere Widerstand stärker gesenkt als durch Halothan, so daß auch das Herzminutenvolumen unter Isofluran höher war. Als Einflußgröße des myokardialen O_2-Bedarfs wurde der erhöhte pulmonalkapilläre Verschlußdruck durch Isofluran normalisiert, nicht jedoch durch Halothan. Deswegen und wegen der Bedeutung des Herzminutenvolumens für die Organperfusion schlossen die Autoren, daß Isoflulran bei diesem Krankengut Halothan vorzuziehen sei. Vorteile für die Aufrechterhaltung des Herzminutenvolumens durch Isofluran bestätigt auch eine Studie von Martin et al. [19] die während der Operation von Bauchaortenaneurysmen durchgeführt wurde.

In einer Studie der Gruppe um Roizen et al. [22] wurden Halothan oder Enfluran benutzt, um streßinduzierte hyperdyname Kreislaufverhältnisse und die Auswirkungen linksventrikulärer Ischämien wieder zu normalisieren. Als Indikator des Vorliegens einer linksventrikulären Ischämie wurde der pulmonalkapilläre Verschlußdruck verwendet. Dieser war während chirurgischer Manipulation erhöht, was als Ausdruck einer ischämiebedingten myokardialen Dysfunktion gewertet wurde. Die Autoren berichten gleichzeitig von ST-Segmentveränderungen im EKG. Nach Wiederherstellen eines normalen arteriellen Drucks und damit einer Normalilsierung der streßinduzierten hyperdynamen Kreislaufverhältnisse verschwanden auch die linksventrikuläre Dysfunktion (kenntlich an der Normalisierung des Wedgedrucks) und die EKG-Veränderungen.

In einer weiteren Arbeit untersuchten Tarnow et al. [26] die Auswirkungen einer schrittmacherinduzierten Tachykardie bei chirurgisch nicht stimulierten Patienten. Es zeigte sich, daß bei Isoflurananästhesie die Auswirkung der Tachykardie auf ischämische EKG-Veränderungen und auf den pulmonalkapillären Verschlußdruck günstiger waren als im Wachzustand. Auch wieder als Zeichen einer ventrikulären Dysfunktion wurde bei wachen Patienten unter Tachykardie (Steigerung der Herzfrequenz von im Mittel 69 auf 129 Schläge/min) ein Anstieg des Wedgedrucks von im Mittel 7 auf 19 mmHg gemessen. Während Isoflurananästhesie stieg der Wedgedruck bei gleicher Herzsfrequenz signifikant geringer auf lediglich 13 mmHg an.

Schließlich wurden Isofluraneffekte auch von Sahlman et al. [23] untersucht. Hier wurde Isofluran wieder eingesetzt, um während einer Sternotomie den arteriellen Druck zu kontrollieren. Bei 2 Patienten wurde während einer Sternotomie das Auftreten einer Laktatproduktion im Myokard als Hinweis auf das Entstehen einer Ischämie gefunden. Die Laktatproduktion verschwand bei diesen Patienten mit Isofluran und dem Wiedererreichen eines normalen arteriellen Drucks. Bei 2 weiteren Patienten wurde hingegen eine Laktatproduktion in der Phase mit Isofluran gefunden. Allerdings wiesen diese beiden Patienten die höchste Herzfrequenz und/oder den niedrigsten arteriellen Druck auf. Die Autoren vermuten daher eine ungünstige myokardiale O_2-Bilanz als Ursache für die Ischämien unter Isofluran.

Sicherlich handelt es sich hier um eine eng begrenzte Auswahl von Literaturstellen. Es zeigt sich jedoch, daß grundsätzlich alle Inhalationsanästhetika zur intraoperativen Normalisierung hyperdynamer Kreislaufverhältnisse geeignet sind. Was die Aufrechterhaltung des für die Perfusion vitaler Organe entscheidenden Herzminutenvolumens und die Reduktion einer erhöhten linksventrikulären Vordehnung (als Parameter eines erhöhten O_2-Bedarfs) betrifft, so hat sicherlich Isofluran deutliche Vorteile gegenüber Halothan. Auf die Frage möglicher Nachteile durch direkte Koronardilatation wird im folgengen eingegangen.

Ischämie durch Vasodilatation?

Die Diskussion über Durchblutungsumverteilungen im Myokard im Sinne von „Stealphänomenen" und die damit potentiell ungünstigen Auswirkungen von Isofluran geht auf eine Arbeit von Reiz et al. [21] zurück. Danach soll Isofluran aufgrund seiner koronardilatierenden Eigenschaften Durchblutungsumverteilungen im Myokard auslösen. Jeder Patient mit KHK könnte theoretisch von den Auswirkungen eines interkoronaren oder transmuralen Stealphänomens betroffen sein. Nach der eingangs bereits erwähnten CASS-Studie könnten 23% der Patienten von interkoronaren Durchblutungsumverteilungen betroffen sein; alle Patienten mit KHK wären jedoch von transmuralen Durchblutungsumverteilungen bedroht. Somit hätte dieses Problem natürlich eine immense klinische Relevanz. Die entscheidende Voraussetzung zum Zustandekommen eines „coronary steal" wäre, daß Isofluran ähnlich stark koronardilatierend wirksam werden müßte wie die potenten Koronardilatatoren Adenosin oder Dipyridamol. Am Institut für Chirurgische Forschung der Ludwig-Maximilians-Universität in München wurden zu dieser Frage in der Vergangenheit einige tierexperimentelle Untersuchungen durchgeführt. Es wurden hierbei Hunde verwendet, da aus der Literatur bekannt ist, daß diese Spezies auf Koronardilatation durch Anästhetika ähnlich reagiert wie der Mensch.

Da normalerweise O_2-Bedarf und Durchblutung im Myokard eng miteinander gekoppelt sind, können auch Erhöhungen des koronarvenösen O_2-Drucks Auskunf über eine Vasodilatation im Myokard geben. Es ergab sich bei den Untersuchungen, daß unter Halothan praktisch ein unveränderter koronarvenöser O_2-Druck bestand, was für eine intakte metabolische Kopplung der Myokarddurchblutung spricht. Hingegen ergab sich unter Enfluran eine geringe, unter Isofluran eine deutliche Steigerung des koronarvenösen O_2-Drucks.

Die entscheidende Frage war natürlich, wie sich hierbei die Perfusion des Myokards verändern würde. Darüber hinaus war der direkte Vergleich mit stark koronardilatierenden Pharmaka von besonderem Interesse. Von den potenten Koronardilatatoren Adenosin oder Dipyridamol ist ja die Erzeugung von Durchblutungsumverteilungen im ischämiebedrohten Myokard beschrieben. Wir fanden unter Halothan eine gegenüber dem Kontrollwert signifikante Abnahme der lilnksventrikulären Durchblutung um ca. 25%. Dies entspricht – wie die O_2-Druckmessungen im koronarvenösen Blut vermuten lassen – dem abnehmenden

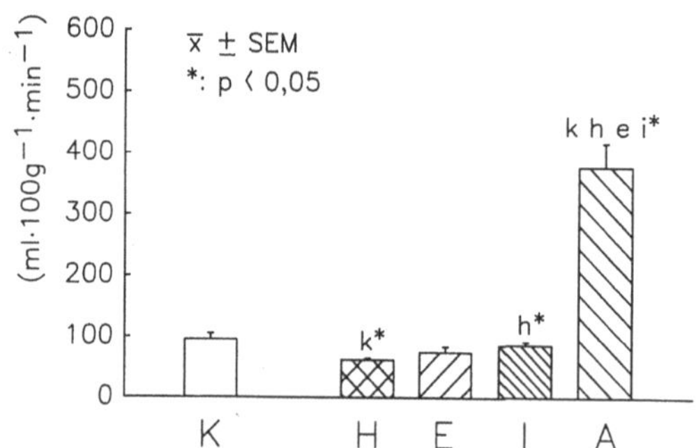

Abb. 2. Linksventrikuläre Durchblutung des Myocards unter den Inhalationsanästhetika und unter Adenosin. Die Messungen der Halothan (*H*), Enfluran (*E*), Isofluran (*I*) und Adenosin (*A*) erfolgten bei Hunden und bei identischem arteriellen Mitteldruck von 60 mmHg. Der Kontrollwert (*K*) ist bei reiner Opiatanästhesie zu verstehen. Unter Halothan nimmt die linksventrikuläre Durchblutung um ca. 25% ab, was durch den erniedrigten metabolischen Bedarf erklärbar ist. Die linksventrikuläre Durchblutung ist unter Enfluran und Isofluran als Ausdruck ihrer vasodilatorischen Potenzen geringfügig höher, unterscheidet sich jedoch nicht signifikant vom Kontrollwert. Die mit Abstand höchsten Durchblutungswerte finden sich unter Adenosin

metabolischen Bedarf. Die Durchblutungswerte unter Enfluran und Isofluran waren demgegenüber etwas höher, unterscheiden sich jedoch nicht signifikant vom Kontrollwert. Die mit Abstand höchsten Durchblutungswerte fanden sich erwartungsgemäß unter Adenosin. Wie auch aus Abb. 2 ersichtlich wird, kommen die Inhalationsanästhetika bei weitem nicht an die Potenz der Koronardilatatoren Adenosin oder auch Dipyridamol heran. Hieraus kann geschlossen werden, daß – wenn überhaupt – die volatilen Anästhetika eine nur minimale Potenz zur Erzeugung von Durchblutungsumverteilungen im Sinne eines „coronary steal" besitzen.

In Einklang hiermit konnte eine große „Outcomestudie" nach koronarer Bypassoperation auch keine Unterschiede zwischen der Verwendung der unterschiedlichen volatilen Anästhetika und einer Opiatnarkose finden [24].Die Häufigkeit des Auftretens von intraoperativen Ischämien betrug in dieser randomisierten Studie im Mittel 30,4%. Weder zwischen den untersuchten volatilen Anästhetika Halothan, Enfluran und Isofluran noch im Vergleich mit einer reinen Opitatanalgesie ergeben sich signifikante Unterschiede (ST-Segmentveränderungen im EKG in einer Häufigkeit zwischen 28,0% und 33,5%). In Anbetracht der Tatsache, daß *alle* untersuchten Patienten zumindest von den negativen Folgen einer transmuralen Durchblutungsumverteilung betroffen hätten sein können, spricht dieses Ergebnis sicherlich gegen die Bedeutung der Koronardilatation beispielsweise durch Isofluran.

Zusammenfassung

Zunächst lassen sich folgende *Vorteile* bei der Verwendung von volatilen Anästhetika festhalten:

- Sie erlauben eine hervorragende Steuerung der Narkosetiefe und vermeiden bzw. ermöglichen die Aufhebung unerwünschter, streßinduzierter Kreislaufreflexe.
- Die Anästhetika schützen das Myokard teilweise vor den Auswirkungen einer Ischämie und besitzen somit ischämieprotektiven Charakter.
- Schließlich – und das gilt natürlich nicht nur für den Patienten mit KHK – vermeiden sie durch ihre gute anästhetische Potenz das Auftreten einer intraoperativen Wachheit.

Demgegenüber stehen als potentielle *Nachteile*:

- kardiopressive Eigenschaften und damit Abnahme des Herzminutenvolumens und der O_2-Versorgung lebenswichtiger Organe,
- Arrhythmogenizität in Verbindung mit Katecholaminen insbesondere bei Halothan sowie
- Blockierung der AV-Überleitungszeit in Verbindung mit Kalziumantagonisten wie Diltiazem oder Verapamil (Probleme hierdurch wurden bislang allerdings nur für Enfluran beschrieben.).

Alles in allem sind damit die volatilen Anästhetika ein wesentlicher Bestandteil der Allgemeinanästhesie von Patienten mit KHK. Sie besitzen viele günstige Wirkungen, einige wenige Nachteile müssen jedoch berücksichtigt werden. In Zukunft sind sicherlich interessante weitere Ergebnisse in bezug auf die Ischämieprotektion des Myokard bzw. auf den Schutz von Reperfusionsschäden zu erwarten.

Literatur

1. Bastard OG, Carter JG, Moyers JR, Bross BA (1982) Isoflurane vs. halothane in ischemic heart disease. Anesth Analg 61:170–171(A)
2. Buffington CW, Davis KB, Gillispie S, Pettinger M (1988) The prevalence of steal-prone coronary anatomy in patients with coronary artery disease: An analysis of the coronary artery surgery study registry. Anesthesiology 69:721–727
3. Cahalan MK, Lurz FW, Eger EI II, Schwartz LA, Beaupre PN, Smith JS (1987) Narcotics decrease heart rate during inhalational anesthesia. Anesth Analg 66:166–170
4. Coetzee A, Fourie P, Badenhorst E (1987) Effect of halothane, enflurane and isoflurane on the end-systolic pressure-length relationship. Can J Anaesth 34:351–355
5. Conzen PF, Hobbhahn J, Goetz AE, Habazettl H, Granetzny T, Peter K, Brendel W (1989) Myocardial contractility, blood flow, and oxygen consumption in healthy dogs during anesthesia with isoflurane or enflurane. J Cardiothorac Anesth 3:70–77
6. Conzen PF, Hobbhahn J, Goetz AE, Gonschior P, Seidl G, Peter K, Brendel W (1989) Regional blood flow and tissue oxygen pressures of the collateral-dependent Anesthesiology 70:442–452
7. Eger El (1984) Isoflurane (forane). A compendium and reference. Madison WJ Ohio Med Products 1–110
8. Hantler CB, Wilton fN, Learned DM, Hill AE, Knight PR (1987) Impaired moyocardial conduction in patients with diltiazem therapy during enflurane anesthesia. Anesthesiology 67:94–96
9. Hess W, Arnold B, Schulte-Sasse U, Tarnow J (1983) Comparison of isoflurane and halothane when used to control intraoperatrive hypertension in patients undergoing coronary artery bypass sugery. Anesth Analg 62:15–20
10. Hirshman CA, Edelstein G, Peetz S, Wayne S, Downes H (1982) Mechanism of action of inhalational anesthesia on airways. Anesthesiology 56:107–111
11. Hobbhahn J, Conzen P, Forst H, Peter K (1989) Einfluß von Inhalationsanästhetika auf das Myokard. Anaesthesist 38:S 561–596
12. Hobbhahn J, Conzen PFM, Goetz A, Seidl G, Gonschior P, Brendel W, Peter K (1989) Myocardial surface PO_2 – an indicator of myocardial tissue oxygenation? Cardiovasc Res 23:529–540
13. Hoka S, Bosnjak ZJ, Kampine JP (1987) Halothane inhibits calcium accumulation following myocardial ischemia and calcium paradox in guinea pig hearts. Anesthesiology 67:541–456
14. Johnstone RR, Eger EL II, Wilson C (1976) A comparative interaction of epinephrine with enflurane, isoflurane and halothane in man. Anesth Analg 55:709–713
15. Kemmotsu O, Hashimoto Y, Shimosato S (1973) Inotropic effects of isoflurane on mechanics of contraction in isolated cat papillary muscles from normal and failing hearts. Anesthesiology 39:470–477
16. Kotrly KJ, Ebert TJ, Vucins E, Igler EO, Barney JAm Kampine JP (1984) Baroreceptor reflex control of heart rate during isoflurane anesthesia in humans. Anesthesisology 60:173–179
17. Kroll DA, Knight PR (1984) Antifibrillatory effects of volatile anesthetics in acute occlusion/reperfusion arrhythmias. Anesthesiology 61:657–672
18. Mallow JE, White RD, Cucchiara RF, Tarhan S (1976) Hemodynamic effects of isoflurane and halothane in patients with coronary artery disease. Anesth Analg 55:135–138
19. Martin E, Forst H, Hobbhahn J, Schmitz E, Peter K (1987) Einfluß volatiler Anästhetika (Halothan, Isofluran) auf die zentrale und periphere Hämodynamik bei Clamping und Declamping der Aorta abdominalis. Anästhesist 34:E3

20. Moffitt EA, Barker RA, Glenn JJ et al. Myocardial metabolism and hemodynamic responses with isoflurane anesthesia for coronary arftery surgery. Anesth Analg 65:53–61
21. Reiz S, Balfors E, Sorensen MB, Ariola S, Friedmann A, Truedsson H (1983) Isoflurane – a powerful coronary vaodilator in patients with coronary artery disease. Anesthesiology 59:91–97
22. Roizen MF, Hamilton WK, Sohn YJ (1981) Treatment of stress-induced increases in pulmonary capillary wedge pressure using volatile anesthetics. Anesthesiology 55:446–450
23. Sahlman L, Milocco I, Appelgren L, William-Olsson G, Ricksten S-E (1989) Control of intraoperative hypertension with isoflurane in patients with coronary artery disease. Anesth Analg 68:105–111
24. Slogoff S, Keats AS (1989) Randomized trial of primary anesthetic agents on outcome of coronary artery bypass operations. Anesthesiology 70:179–188
25. Tarnow J, Brückner JB, Eberlein HJ, Hess W, Patschke D (1976) Haemodynamics and myocardial oxygen consumption during isoflurane (forane) anesthesia in geriatric patients. Br J Anaesth 48:669–675
26. Tarnow J, Markschies-Hornung A, Schulte-Sasse U (1986) Isoflurane improves the tolerance to pacing-induced myocardial ischemia. Anesthesiology 64:146–156
27. Tuman KJ, McCarthy RJ, Spiess BD, DeValle M, Dabir R, Ivankovich AD (1989) Does coice of anesthetic agent significantly affect outcome after coronary artery surgery? Anesthesiology 70:189–198
28. Warltier DC, Al-Wathiqui MH, Kampine JP, Schmeling WT (1988) Recovery of contractile function of stunned myocardium in chronically instrumented dogs is enhanced by halothane or isoflurane. Anesthesiology 69:552–556
29. Witzeling TM, Sill JC, Hughes JM, Blaise GA, Nugent M, Rorie DK (1990) Isoflurane and halothane attenuate coronary artery constriction evoked by serotonin in isolated porcine vessels and in intact pigs. Anesthesiology 73:100–108

Dipyridamol, Isofluran und Halothan bei Patienten mit koronarer Herzkrankheit – Eine Studie zur Frage des „coronary steal"

J. Hobbhahn, E. Reuschel-Janetschek, W. Manert, H. Schulte-Steinberg, B. Pollwein, J. Walther, C. Müller, G. Steinbeck, E. Erdmann, L. Lauterjung, K. Peter

Einleitung

Einige Autoren vergleichen Isofluran (ISO) mit starken Koronardilatatoren vom arteriolären Typ, z. B. Adenosin bzw. Diypridamol (Persantin; Übersicht bei [6]). Letztere bewirken nach tierexperimentellen Studien sowohl eine transmurale als auch eine interkoronare Umverteilung der Myokarddurchblutung („coronary steal"; [6]). Als anatomisches Substrat für diese Umverteilungen gelten eine interkoronare Stealkonstellation (Abb. 1) und/oder höhergradige Stenosen (transmuraler Steal; Abb. 2). Höhergradige Stenosen sind bei fortgeschrittener KHK häufig, und eine interkoronare Stealkonstellation liegt bei ca. 23% aller koronarangiographierten

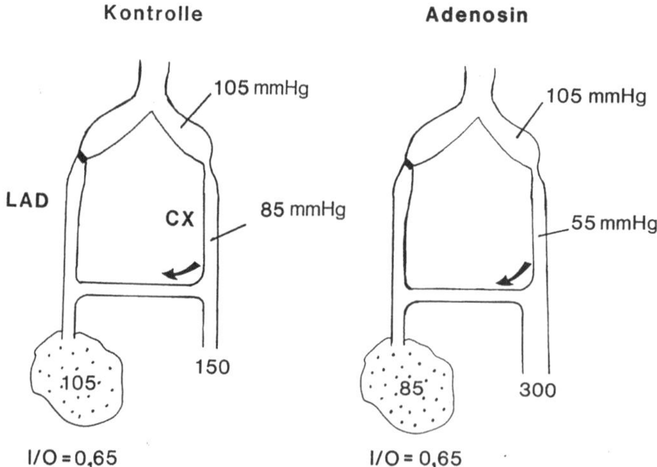

Abb. 1. *Interkoronarer Steal* durch Adenosin bei chronisch instrumentierten Hunden. Der R. interventricularis anterior (*LAD*) ist okkuldiert, die Durchblutung des LAD-Versorgungsgebietes erfolgt über Kollateralen von der A. circumflexa (*CX*), die proximal stenosiert ist. Bei unveränderten Aortendrücken, Herzfrequenzen und Füllungsdrücken führt die intrakoronare Applikation von Adenosin im Versorgungsgebiet der CX zu einer Verdoppelung der Durchblutung auf 300 ml min^{-1} 100 g^{-1}. Durch Turbulenzen kommt es zur Reduktion des Drucks hinter der CX-Stenose um ca. 30 mmHg. Hieraus resultiert eine Abnahme des treibenden Drucks für das kollateralabhängige LAD-Versorgungsgebiet: die Kollateraldurchblutung nimmt von 105 auf 85 ml min^{-1} 100 g^{-1} ab. (Nach Cohen [2])

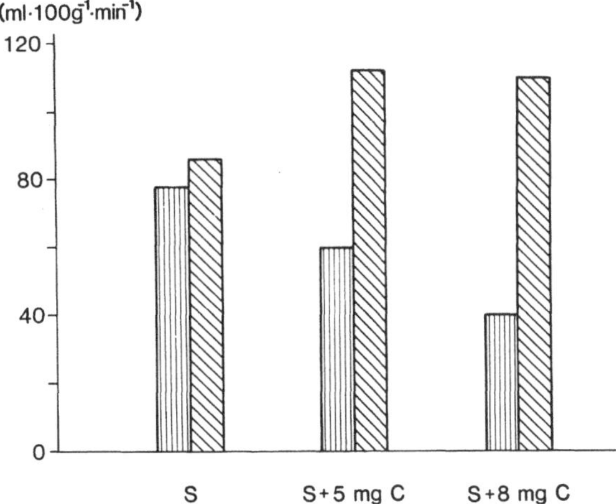

Abb. 2. *Intrakoronarer, transmuraler Steal* durch den starken Koronardilatator Chromonar. Hinter einer kritischen Stenose (*S*) führt die Applikation von 5 mg Chromonar/kg KG (*S + 5 mg C*) - bei unveränderten Herzfrequenzen, Aorten- und Füllungsdrücken - zu einer Umverteilung der Durchblutung: die subendokardiale Perfusion nimmt ab, die subepikardiale hingegen zu. Dieser Effekt ist unter 8 mg Chromonar/kg KG (*S + 8 mg C*) noch stärker ausgeprägt. Die Abnahme der subendokardialen Durchblutung ist auf die Reduktion des poststenotischen Drucks (nicht dargestellt) zurückzuführen. ▥ subendokardiale Durchblutung, ▧ subepikardiale Durchblutung, gemessen mit den Mikrosphärenverfahren. (Nach Gross u. Warltier [3])

Patienten mit symptomatischer KHK von [1]. Damit erscheint theoretisch die Mehrzahl aller KHK-Patienten durch Koronardilatatoren vom arteriolären Typ gefährdet. Somit kommt der Beantwortung der Frage, ob ISO aufgrund seiner koronardilatierenden Wirkung bei entsprechend disponierten Patienten tatsächlich zu Ischämien führt, große klinische Relevanz zu.

In einer noch nicht ganz abgeschlossenen Studie wurde versucht, der Beantwortung dieser Frage näherzukommen. Bei Patienten mit schwerer KHK, die sich einer Karotisendarterektomie unterziehen mußten, wurde am präoperativen Tag eine Koronarangiographie durchgeführt und unter einem Ischämiemonitoring der starke Koronardilatator Dipyridamol appliziert. Dadurch sollte überprüft werden, bei welchen Koronarkonstellationen starke Koronardilatatoren Ischämien auslösten und insbesondere der KHK-Patient identifiziert werden, der auf koronardilatierende Substanzen vom arteriolären Typ empfindlich reagiert („dipyridamolsensitiv").

Unter demselben Ischämie- und Hämodynamikmonitoring wurde am nächsten Tag ISO im Rahmen einer „balanced anesthesia" appliziert. Damit sollte überprüft werden, ob „dipyridamolsensitive" Patienten durch ISO tatsächlich gefährdet sind. Als Kontrollgruppe wurde eine halothansupplementierte „balanced anesthesia" herangezogen, da Halothan (HAL) wegen seiner im Vergleich zu ISO schwächer koronardilatierenden Wirkung keinen „coronary steal" auslösen soll (Übersicht bei [6]).

Es handelt sich somit um die erste Studie, bei der

1. ISO bzw. HAL bei bekanntem Koronarangiogramm mit der „Positivkontrolle" Dipyridamol (als klassischem Indukator von Myokardischämien durch „coronary steal") verglichen wurden,
2. neben dem *interindividuellen Vergleich* zwischen ISO und HAL (bisher n = 26) bei Patienten (2 Operationen wegen beidseitiger Karotisstenose) auch ein *intraindividueller Vergleich zwischen ISO und HAL* möglich war.

Methodik

Patienten, Ischämiediagnostik, Koronarangiographie und Dipyridamoltest

In Abhängigkeit von Anamnese, klinischem Beschwerdebild, Ruhe-EKG und evtl. Belatungs-EKG wurde vom Kardiologen die Indikation zur Koronarangiographie gestellt. Einige Stunden *vor* der Koronarangiographie wurde eine kontinuierlicht ST-Segmentanalyse angelegt (Cardio Data), die über die folgenden 2 Tage lief. Die 2 Ableitungen erfaßten die Vorder- und die Hinterwand. Hatten die Patienten mindestens eine Stenose vom Schweregrad II, d. h. eine Lumeneinengung von mehr als 50% im proximalen oder mittleren Abschnitt eines großen Koronagefäßes, so wurden 0,5 mg Dipyridamol (Persantin)/kg KG zentralvenös innerhalb 2 min appliziert. Hierbei wurden 2 Ischämieparameter registriert: eine kontinuierlicht ST-Segmentanalyse und der pulmokapilläre Verschlußdruck (PCWP). Vor, unmittelbar nach sowie 5, 10, 15 und 20 min nach Dipyridamolgabe wurden der arterielle, der pulmonalarterielle Druck und der pulmokapilläre Verschlußdruck sowie Herzfrequenz (HF) und Herzminutenvolumen (HMV) gemessen: Reagierten die Patienten auf Dipyridamol mit Angina-pectoris-Äquivalenten und/oder mit PCWP-Anstiegen über 10 mmHg, wurde Nitroglycerin (NTG) appliziert und Theophyllin als Antagonist von Dipyridamol injiziert.

Isofluran- und halothansupplementierte Anästhesie

Am Tag nach der Koronarangiographie wurden die Anästhesie und die Operation durchgeführt. Die Studie erfolgte prospektiv randomisiert: die Zuordnung zur ISO- oder zur HAL-Gruppe erfolgte durch Losziehen, nachdem der Kardiologe mitgeteilt hatte, daß der Patient die koronarangiographischen Einschlußkriterien (s. oben) erfüllt hatte.

Vor Einleitung der Narkose wurde ein Pulmonaliskatheter gelegt (Prämedikation mit Flunitrazepam und Atropin i.m.) Die Anästhesie wurde als „balanced anesthesia" durchgeführt, d. h. eingeleitet mit Thiopental und 0,1–0,2 mg Fentanyl, danach ISO oder HAL supplementiert durch Fentanyl. Die Beatmung erfolgte mit AF = 10/min, IPPV, O_2/N_2O 1:1, arterieller pCO_2 ca. 35–40 mmHg. Es wurde eine an den „Normalwerten" des individuellen Patienten orientierte Hämodynamik angestrebt.

HF, arterielle und Pulmonalisdrücke sowie die endexspiratorischen ISO- bzw. HAL-Konzentrationen wurden kontinuierlich digital und analog aufgezeichnet.

PCWP, HMV, arterielle und gemischtvenöse Blutgase wurden mehrfach gemessen. Die ST-Segmentanalyse lief kontinuierlich (bis zum nächsten Morgen). Die Volumenzufuhr und die adjuvante Pharmakotherapie (Antihypertensiva, β-Blocker, Sympathikomimethika etc.) wurden protokolliert.

Sechs Patienten wurden *beidseits* wegen hochgradiger Karotisstenosen operiert. Jeder dieser 6 Patienten konnte dadurch sowohl unter einer HAL- als auch unter einer ISO-supplementierten Anästhesie vermessen werden. Bei diesen 6 Patienten wurde einen Tag vor dem Zweiteingriff wieder die ST-Segmentanalyse durchgeführt und dann (bis auf Koronarangiographie und Dipyridamoltest, die vor der Erstoperation durchgeführt worden war) das gleiche Protokoll eingehalten.

Die Anästhesie wird entweder durch W. Manert oder J. Hobbhahn durchgeführt, H. Schulte-Steinberg. J. Walther und C. Müller waren für die Durchführung der Messungen verantwortlich.

Ausschlußkriterien und Auswertung

Ausschlußkriterien waren v.a. Faktoren, die die Interpretation der ST-Segmentanalyse erschwerten oder unmöglich machten: inkomplette oder komplette Schenkelblöcke, Vorhofflimmern, WPW-Syndrom, Schrittmacher, Digitalismedikation, außerdem Euphyllintherapie (Antagonist von Dipyridamol), höhergradige Niereninsuffizienz und echte Kontrastmittelallergie. Fünf Patienten wurden nach der Koronarangiographie ausgeschlossen, weil die Indikation zur aortokoronaren Bypassoperation mit simultaner Karotisendarterektomie gestellt wurde.

Die Auswertung der Herzkatheter- und Koronarbefunde sowie des Dipyridamoltests erfolgte durch die Kardiologen. Die ST-Segmentanalysen wurden von den Kardiologen computergestützt (Cardio Data) ausgewertet. Ischämieverdächtige ST-Veränderungen sowie Rhythmusstörungen wurden visuell kontrolliert und gewertet. Als ischämisch galten horizontale oder deszendierende ST-Streckensenkungen von mindestens 0,1 mV oder ST-Hebungen von 0,15 mV. Die Auswertung erfolgte immer durch die gleiche Kardiologin (E. Reuschel-Janetschek), die weder über den Schweregrad des Koronarbefundes noch über das gewählte Anästhetikum informiert war.

Ergebnisse

Patienten

Die Studie ist noch nicht ganz abgeschlossen, es werden die Ergebnisse von 32 Patienten vorgestellt. In fast allen Fällen handelt es sich um eine schwere KHK: Nur4 Patienten wiesen eine 1-Gefäß-Erkrankung auf, 7 Patienten eine 2-Gefäß-Erkrankung und 21 Patienten eine 3-Gefäß-Erkrankung. Nur 4mal wurde Schweregrad II, aber je 14mal Schweregrad III und IV diagnostiziert (Schweregrad II: Stenose 50–75%; Schweregrad III: 75–99%; Schweregrad IV: 99%ige Stenose oder Gefäßabbruch).

Dipyridamoltest und Koronarangiogramm

Von den 32 Patienten waren 10 „dipyridamolsensitiv", davon 4 leicht und 6 deutlich. „Leicht" bedeutet ST-Senkung ohne stärkeren Anstieg des PCWP, „deutlich" bedeutet ST-Senkung mit erheblichem Anstieg des PCWP. In Abb. 3 und 4 sind die dipyridamolinduzierten ischämietypischen ST-Segmentveränderungen verschiedenen Koronarkonstellationen zugeordnet (modifiziert nach [1]). Elf Patienten hatten als wesentlichen Befund im proximalen oder mittleren Drittel mindestens in einem

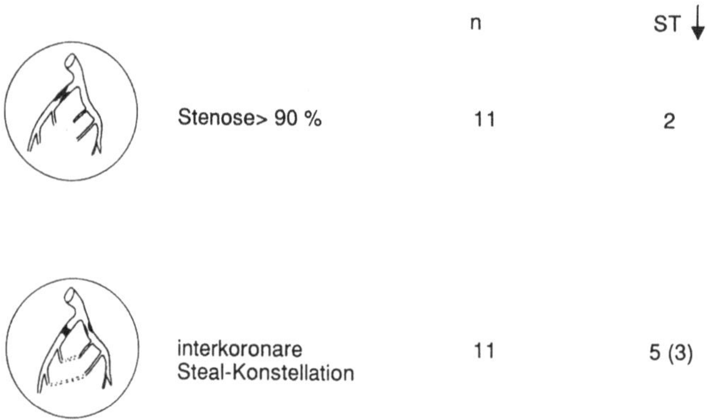

Abb. 3. Prävalenz hochgradiger Stenosen (*oben*) und „klassischer" interkoronarer Stealkonstellationen (*unten*) sowie Inzidenz dipyridamolinduzierter ischämietypischer ST-Segmentveränderungen (*rechts*). Schwere Reaktionen sind *in Klammern* angeführt. (Mod. nach Buffington et al. [1])

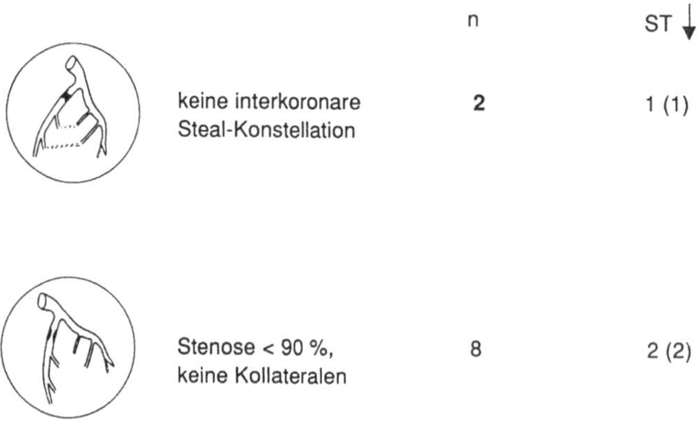

Abb. 4. Prävalenz von Kollateralen, die von nichtstenosierten Gefäßen abgehen (*oben*), und von Koronarbefunden ohne Gefäßabbruch, ohne Kollateralen und Stenosen unter 90% (*unten*); *rechts* jeweils die Inzidenz dipyridamolinduzierter ischämietypischer ST-Segmentveränderungen. Schwere Reaktionen sind *in Klammern* aufgeführt. (Mod. nach Buffington et al. [1])

der 3 Koronargefäße eine mindestens 90%ige Stenose, aber nur 2 von ihnen reagierten auf Dipyridamol mit einer St-Segmentstreckensenkung (Abb. 3 oben).

Bei 11 Patienten ließ sich eine interkoronare Stealkonstellation nachweisen, aber nur 5 entwickelten eine Ischämie durch Dilpyridamol, die bei 2 Patienten deutlich ausgeprägt war (Abb. 3 unten).

2 Patienten hatten eine Konstellation, bei der die Kollateralen von nichtstenosierten Gefäßen abgingen (Abb. 4 oben). Bei einer derartigen Konstellation ist im Tierversuch auch durch sehr starke Koronardilatatoren kein „coronary steal" auszulösen. Hier war aber einer der beiden Patienten deutlich „dipyridamolsensitiv".

Zwei von 8 Patienten waren „dipyridamolsensitiv", obwohl sie keinen Gefäßabbruch, keine Kollateralen und Stenosen unter 90% hatten (Abb. 4 unten).

Zusammenfassend ergibt sich somit keine eindeutige Zuordnung von koronardilatatorinduzierten Ischämien zu bestimmten Koronarbefunden. Allerdings fällt auf, daß 6 von 10 „dipyridamolsensitiven" Patienten Kollateralen aufwiesen, so daß der Nachweis von Kollateralen im Koronarangiogramm möglicherweise auf eine besondere Gefährdung durch starke Koronardilatatoren hinweist.

Anästhesie mit Isofluran bzw. Halothan

Von den 32 Patienten haben bisher 12 ISO erhalten und 14 HAL. 6 Patienten wurden an beiden Karotiden operiert, erhielten also sowohl ISO als auch HAL. Zusammen handelt es sich um 18 ISO- und 20 HAL-supplementierte Anästhesien, insgesamt also um 38 Anästhesien (bei 32 Patienten).

Während dieser 38 Anästhesien traten trotz der schweren Koronarbefunde nur wenig ischämietypische Veränderungen im ST-EKG auf. Insgesamt wurden bei 5 Narkosen eindeutige und bei 3 Narkosen grenzwertige ST-Segmentveränderungen gefunden. Letztere wurden von den Kardiologen nicht gewertet, da die ST-Senkung knapp unter 0,1 mV lag. Zeitlich waren sie aber mit deutlichen Anstiegen des PCWP und z. T. mit V-Wellen assoziiert, so daß sie im Sinne einer Ischämie interpretiert werden können.

Ischämien traten sowohl in der ISO-Gruppe (n = 3) als auch in der HAL-Gruppe auf (n = 5). Dabei sind die 6 Patienten, die sowohl ISO als auch HAL erhalten hatten, von besonderem Interesse: Bei 2 von diesen Patienten traten während *beider Anästhesien* Ischämien auf.

Korrelation zwischen Sensitivität gegenüber Dipyridamol und Ischämien während Anästhesie

Das Kriterium „dipyridamolsensitiv" (n = 10) trifft auf beide Anästhesieverfahren gleich häufig zu. Bei 3 „dipyridamolsensitiven" Patienten, von denen 2 sowohl ISO als auch HAL erhalten hatten, traten bei 5 Narkosen Ischämien auf (ISO: n = 3; HAL: n = 2). Diese Ischämien traten entweder bei der Ein- und Ausleitung auf, also zu Zeitpunkten, an denen keine relevanten Anästhetikakonzentrationen vorlagen (n = 2); oder sie entstanden „spontan" bei ca. 20–30 min dauernder unveränderter Anästhetikakonzentration in zeitlichem Zusammenhang mit dem Abklemmen und

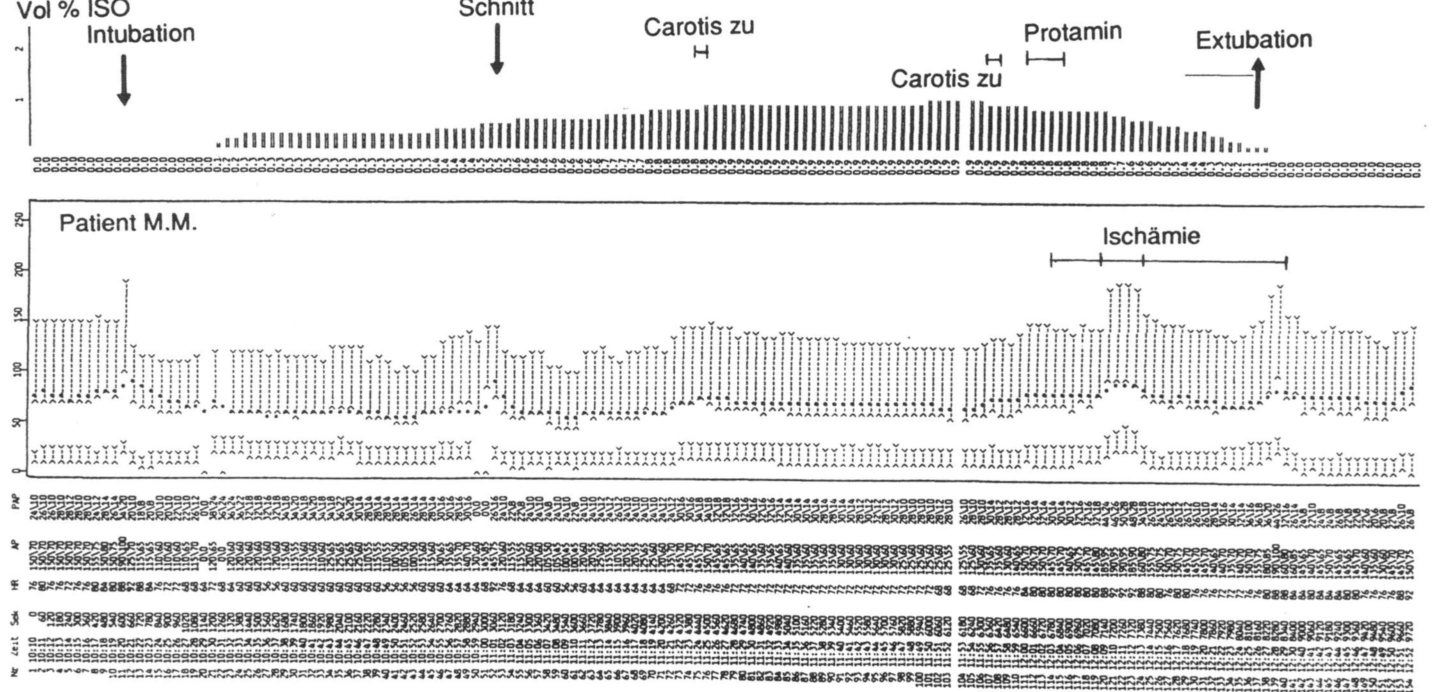

Abb. 5. Patient M. M., hochgradig „dipyridamolsensitiv", am nächsten Tag ISO-suplementierte Anästhesie. *Oben*: Kontinuierlich gemessene endexpiratorische ISO-Konzentration, *darunter* systolischer und diastolischer arterieller Druck, Herzfrequenz (*) und n—T Pulmonalisdrücke, alles im 1-Minutentakt aufgezeichnet. Dargestellt sind außerdem die Ischämieepisoden, die in der ST-Segmentanalyse registriert worden waren. Während der Narkoseeinleitung und im ersten Teil der Operation traten keine Ischämien auf, auch nicht bei endexspiratorischen ISO-Konzentrationen von 0,9 Vol.-%. Erst gegen Ende des Eingriffs trat – bei seit ca. 40 min unveränderter Hämodynamik und ISO-Konzentration (0,8% endexspiratorisch) – eine Ischämiephase mit einer maximalen ST-Streckensenkung von 0,15 mV auf. Einige Minuten nach Beginn der ST-Streckensenkung stiegen HF und Blutdruck an. Der PCWP stieg von 8 auf 20 mmHg, und es traten deutlich überhöhte V-Wellen auf (20 mmHg). Diese Hämodynamikwerte wurden mit Nitroglycerin (NTG) und Clonidin normalisiert. Diese Phase schwerer Ischämie koinzidierte mit der maximalen ST-Streckensenkung und dauerte 4 min. Einige Minuten vor Beginn der ST-Senkung war die Protaminzufuhr begonnen worden. Der Patient hatte in der perioperativen Phase mehrere Ischämieepisoden

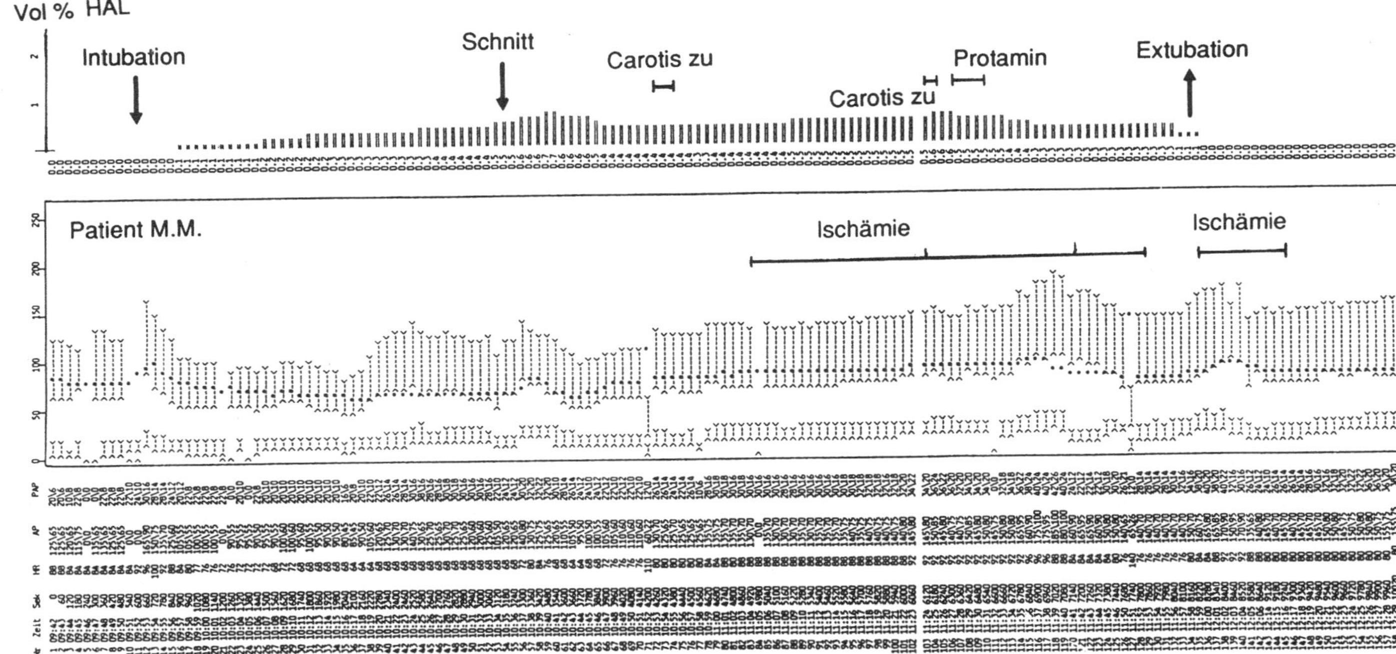

Abb. 6. Gleicher Patient wie in Abb. 5. Eine Woche später HAL-supplementierte Anästhesie. Hier kam es intraoperativ ebenfalls aus konstanten hämodynamischen Verhältnissen heraus und bei seit 15 min endexspiratorisch 0,5 Vol.-% HAL zu einer Ischämie. In zeitlichem Zusammenhang mit dem kurzfristigen Abklemmen der Karotis und der Protaminapplikation erfolgten – wie bei der ersten Operation – eine Zunahme des Ischämieschweregrades, die mit NTG therapiert wurde. Unmittelbar nach der Extubation trat eine weitere Ischämieepisode auf. Der Patient hat auch in der perioperativen Phase des zweiten Eingriffs mehrere Ischämieepisoden. Erklärung zum Hämodynamikprotokoll wie in Abb. 5

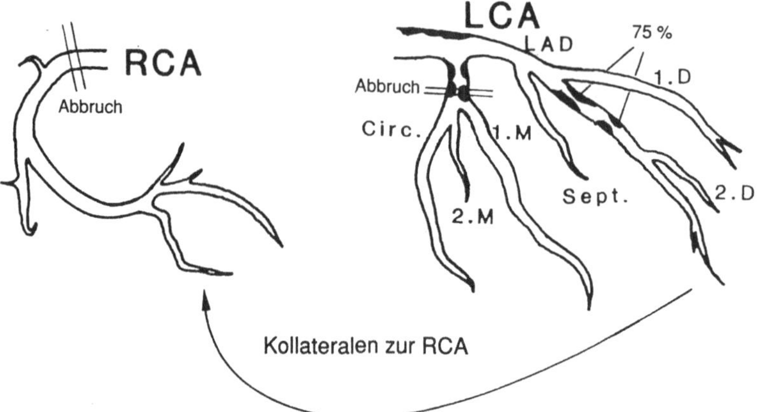

Abb. 7. Koronarbefund eines Patienten mit „klassischer" interkoronarer Stealkonstellation. Er war hochgradig „dipyridamolsensitiv": in einer der beiden Abteilungen der ST-Segmentanalyse kam es zu einer transmuralen Ischämie, in der anderen zu einer ST-Senkung. Der PCWP stieg von 3 auf 37 mm Hg an, wobei nur geringe klinische Beschwerden angegeben wurden. Die dipyridamolinduzierte Ischämie wurde mit Nitroglycerin und Euphyllin therapiert. Der Patient zeigte am nächsten Tag bei einer ISO-supplementierten Anästhesie mit endexspiratorischen Konzentrationen bis zu 0,9 Vol-% keine Veränderungen in der ST-Segmentanalyse und im PCWP

der Wiedereröffnung der Karotisstrombahn bzw. der Protaminapplikation (n = 3; Beispiel s. Abb. 5 und 6).

Sieben „dipyridamolsensitive" Patienten hatten weder während einer ISO- (n = 3) noch unter einer HAL-supplementierten Anästhesie (n = 4) ischämietypische Veränderungen im ST-EKG. Abbildung 7 zeigt den Koronarbefund eines dieser Patienten, der auf Dipyridamol mit einer schweren Ischämie reagierte, aber bei einer ISO-supplementierten Anästhesie mit endexspiratorischen ISO-Konzentrationen von 0,9 Vol.-% keine Veränderungen im ST-Segment oder einen Anstieg des PCWP zeigte.

Zusammenfassung und Diskussion

Die vorläufigen Ergebnisse zeigen:

1. Dipyridamol induziert bei knapp einem Drittel der Patienten eine Myokardischämie. Diese Patienten sind vermutlich durch Koronardilatatoren vom arteriolären Typ gefährdet.
2. Ischämien durch Dipyridamol korrelieren nicht eindeutig mit den sog. „klassischen" koronarangiographischen Stealkonstellationen. Am ehesten erscheinen Patienten mit Kollateralen gefährdet.
3. „Dipyridamolsensitive" Patienten sind weder durch ISO noch durch HAL bei den im Rahmen einer „balanced anesthesia" gewählten Konzentration gefährdet.
4. Zwischen ISO und HAL bestehen weder in der Inzidenz von Myokardischämien noch in der Hämodynamik Unterschiede.

Die Diskussion, ob ISO aufgrund seiner arteriolär koronardilatierenden Wirkung – in Analogie zu starken Koronardilatatoren – Myokardischämien durch Umverteilung der myokardialen Durchblutung induziert, ist immer noch kontrovers [7]. Unsere Arbeitsgruppe versuchte, durch einen direkten Vergleich zwischen den „klassischen Stealauslösern" Dipyridamol und Adenosin einerseits und Isofluran und Halothan andererseits, zur Beantwortung dieser Frage beizutragen. In früheren tierexperimentellen Untersuchungen konnten wir in Übereinstimmung mit anderen zeigen, daß ISO ein deutlich schwächerer Koronardilatator als Dipyridamol oder Adenosin ist [4–6].

In der vorliegenden klinischen Studie wurde ISO ebenfalls mit Dipyridamol verglichen. Aus ethischen Gründen war aber bei diesen nichtkardiochirurgischen Patienten eine Messung der Koronardurchblutung nicht vertretbar. Dennoch glauben wir, daß die durch Dipyridamol induzierten Ischämien im wesentlichen auf die starke Koronardilatation zurückzuführen sind. Diese „dipyridamolsensitiven" Patienten sind deshalb sehr wahrscheinlich diejenigen, von denen man unter ISO am ehesten durch „doronary steal" induzierte Myokardischämien erwarten würde.

Von den 10 „dipyridamolsensitiven" Patienten entwickelten aber nur 3 Patienten während 5 Anästhesien Myokardischämien (2 Patienten erhielten sowohl ISO als auch HAL). Diese Ischämien traten entweder bei der Ein- und Ausleitung auf, also zu Zeitpunkten, an denen keine relevanten Anästhetikakonzentrationen vorlagen. Oder sie entstanden „spontan" bei ca. 20–30 min dauernder unveränderter Anästhetikakonzentration in zeitlichem Zusammenhang mit dem Abklemmen und der Wiedereröffnung der Karotisstrombahn bzw. der Protaminapplikation. Außerdem wurden diese Ischämien nicht nur unter ISO, sondern auch unter HAL beobachtet. Somit ergeben sich bei diesen „dipyridamolsensitiven" Patienten keine Hinweise dafür, daß die Inhalationsanästhetika oder gar ihre koronardilatierende Wirkung kausal an der Entstehung der Myokardischämien beteiligt sind.

Das stärkste Argument gegen einen relevanten „coronary steal" durch ISO, d. h. eine Umverteilung, die tatsächlich zu Ischämien führt, stellen die Patienten dar, die z. T. außerordentlich „dipyridamolsensitiv" sind, aber während einer Anästhesie mit Konzentrationen bis zu 1 Vol.-% endexspiratorisch keine Ischämie aufweisen.

Bei der Wertung unserer Ergebnisse muß allerdings berücksichtigt werden, daß der Dipyridamoltest unter Spontananatmung, die Anwendung der beiden Inhalationsanästhetika aber unter IPPV-Bedingungen erfolgte. IPPV hat günstige Effekte auf die O_2-Bilanz des Myokards [8]. Man könnte also einwenden, daß ISO (oder HAL) doch einen „coronary steal" ausgelöst haben könnte(n), der sich aber kaum oder nicht als Ischämie manifestiert habe, weil gleichzeitig die O_2-Bilanz des betroffenen Myokardareals durch IPPV gebessert worden sei. Der protektive Effekt einer positiven Druckbeatmung ist jedoch bei Patienten mit guter Pumpfunktion – wie in der vorliegenden Studie – gering ausgeprägt [8].

ISO und HAL wurden nur in niedrigen bis mittleren Konzentrationen eingesetzt, da eine Supplementierung mit Opiaten vorgenommen worden war („balanced anesthesia"). Damit erscheint es nicht ausgeschlossen, daß möglicherweise hohe ISO- (oder HAL-)Konzentrationen einen „coronary steal" induziert hätten. Hiergegen sprechen jedoch Ergebnisse von Sahlman et al. [9], die zur Therapie einer während Sternotomie auftretenden Hypertension hohe ISO-Konzentrationen eigesetzt haben. Trotz dieser positiven Ergebnisse von Sahlman et al. sind hohe

Konzentrationen von Inhalationsanästhetika für den Koronarkranken genauso bedenklich wie eine allgemeine hochdosierte Opiatanalgesie (Übersicht bei [6]). Sinnvoll erscheint ein ausgewogenes Verhältnis zwischen Opiaten (im wesentlichen zur Analgesie) und Inhalationsanästhetika (zur Ausschaltung des Bewußtseins und zur Feinregulierung der Hämodynamik). Unsere Ergebnisse belegen, daß mit diesem Konzept die hämodynamischen Determinanten der myokardialen O_2-Bilanz gut aufrechterhalten werden können und Myokardischämien trotz schwerster KHK ein relativ seltenes Ereignis darstellen. Sie sind darüber hinaus in keinem Fall kausal auf die Anwendung von ISO oder HAL zurückzuführen.

Literatur

1. Buffington CW, Davis KB, Gillispie S, Pettinger M (1988) The prevalence of steal-prone coronary anatomy in patients with coronary artery disease: An analysis of the coronary artery surgery study registry. Anesthesiology 69:721–727
2. Cohen MV (1982) Coronary steal in awake dogs: a real phenomenon. Cardiovasc Res 16:339–349
3. Gross JG, Warltier DC (1981) Coronary steal in four models of single or multiple vessel obstruction in dogs. Am J Cardiol 48:84–92
4. Habazettl H, Conzen P, Hobbhahn J, Granetzny T, Goetz A, Peter K, Brendel W (1989) Left ventricular oxygen tensions during coronary vasodilation by enflurane, isoflurane and dipyridamole. Anesth Analg 68:286–294
5. Hickey RF, Sybert PE, Verrier ED, Cason BA (1988) Effects of halothane, enflurane, and isoflurane on coronary blood flow autoregulation and coronary vascular reserve in teh canine heart. Anesthesiology 68:21–30
6. Hobbhahn J, Conzen P, Forst H, Peter K (1989) Einfluß von Inhalatinsanästhetika auf das Myokard. Anaesthesist 380:S 561–S 596
7. Hobbhahn J, Conzen P, Pollwein B, Goetz A, Habazettl H, Granetzny T, Peter K (1989) Coronary Steal durch Isofluran - Fakt oder Fiktion? Fortschr Anaesth 3:7–13
8. Robotham JL, Cherry D, Mitzner W, Rabson JL, Lixfeld W, Bromberger-Barnea B (1983) A reevaluation of the hemodynamic consequences of intermittent positive pressure ventilation. Crit Care Med 11:783–793
9. Sahlman L, Milocco I, Appelgren L, William-Olsson G, Ricksten S-E (1989) Control of intraoperative hypertension with isoflurane in patients with coronary artery disease. Anesth Analg 68:105–111

Regionale Verfahren: Werden die Vorteile überschätzt?

K. Taeger

Die Frage, welche der zur Durchführung operativer Eingriffe zur Auswahl stehenden Anästhesiemethoden in einer gegebenen Situation anderen Verfahren vorzuziehen ist, beschäftigt unseren Berufsstand seit seinem Bestehen. Bis heute ist es nicht gelungen, Vor- und Nachteile der in Konkurrenz zueinander stehenden Verfahren der Regional- und Allgemeinanästhesie so gegeneinander abzuwägen, daß Einigkeit darüber besteht, ob die Durchführung eines bestimmten Verfahrens für einen definierten chirurgischen Eingriff meßbare Vorteile vor einer anderen Anästhesieform bietet, vorausgesetzt natürlich, daß beide Verfahren für den operativen Eingriff prinzipiell geeignet sind.

Dies hat viele Gründe. So ist ein größerer operativer Eingriff in seinen Auswirkungen auf Organfunktionen, Herz, Kreislauf und Lunge vorher nie exakt festzulegen, und es kann intraoperativ zu ausgeprägten Störungen der Lungenfunktion, zu hyper- oder hypotensiven Entgleisungen, zu myokardialer Insuffizienz und zu einem plötzlichen, massiven Blutverlust kommen. Von seiten des Patienten ist eine vollständige, das Ausmaß einzelner Organfunktionsstörungen exakt quantifizierende Diagnose seiner Vorerkrankung nur sehr selten zu realisieren und seine individuelle Schmerztoleranz, seine Reaktion auf eine ungewohnte Umgebung, sein Vertrauen in Kompetenz und Können von Anästhesist und Chirurg und sein individueller Anästhetikabedarf sind präoperativ nicht zu erfassen. In bezug auf den kardialen Risikopatienten besteht zudem ein ganz entscheidender Unterschied, ob ein Patient an einer koronaren Herzkrankheit (KHK), einer Herzmuskelinsuffizienz oder gar an beidem leidet. Schließlich haben auch der Anästhesist und sogar der Chirurg einen wesentlichen Einfluß darauf, ob ein Anästhesieverfahren den operativen Erfordernissen genügen kann. Es ist eine altbekannte Tatsache, daß erfahrene, technisch versierte Anhänger der Regionalanästhesie ihre Patienten so zu überzeugen vermögen, daß sich der Patient seinem Arzt vorbehaltlos anvertraut und einen operativen Eingriff in kardiovaskulärer Stabilität, ohne Schmerzen, mit erhaltenen Schutzrefelexen und unbeeinträchtigter Vigilanz übersteht. Ist der Anästhesist von einem Verfahren nicht selbst überzeugt, technisch nicht versiert oder in einem speziellen Verfahren nicht geübt, kann sich seine Unsicherheit auf den Patienten übertragen und selbst dann, wenn die Blockade richtig sitzt, beim Patienten zu Streß und erheblichen Kreislaufreaktionen führen, die einen kardialen Risikopatienten gefährden können. Eine richtig ausgewählte und adäquat dosierte Prämedikation kann hier einen günstigen Einfluß entfalten, wenn sie den Patienten in einen angstfreien Zustand ohne Beeinträchtigung seiner vitalen Funktionen versetzt.

Der Chirurg schließlich nimmt dadurch, daß er mit mehr oder weniger Blutverlust, schnell oder langsam arbeitet, wesentlichen Einfluß auf die Situation eines Patienten im Operationssaal.

Da es gänzlich unmöglich ist, die hier aufgezählten und auch noch andere Faktoren, die das Ergebnis eines operativen Eingriffs bestimmen, exakt zu definieren, kann es nicht verwundern, daß es bis heute nicht gelungen ist, anhand von Studien die Frage zu beantworten, ob es besser ist, Patienten in Allgemeinanästhesie, in Regionalanästhesie oder in einem Kombinationsverfahren aus Allgemein- und Regionalanästhesie zu operieren.

Nun gibt es natürlich Studien, die sich mit der Frage beschäftigt haben, ob bestimmte Eingriffe besser in Allgemein- oder in Regionalanästhesie oder in einem kombinierten Verfahren durchzuführen sind. Nach meiner Auffassung ist es aber bisher keiner Gruppe gelungen, überzeugende Resultate vorzulegen. In diesem Zusammenhang ist zunächst auf eine retrospektive Untersuchung von Cohen et al. [2] an 100000 Patienten hinzuweisen, aus der hervorging, daß das jeweilige Anästhesieverfahren nur einen vergleichsweise geringen Einfluß auf die perioperative Mortalität hat. Um Unterschiede zwischen einzelnen Anästhesieverfahren statistisch sichern zu können, wären sehr große Fallzahlen in den zu vergleichenden Kollektiven erforderlich. Die Art des operativen Eingriffs, die Vorerkrankungen des Patienten und andere Faktoren haben einen weit größeren Einfluß auf die perioperative Mortalität, sind aber in ihrer relativen Bedeutung nicht exakt einzuordnen und in Studienprotokollen häufig auch nicht berücksichtigt. Nach meiner Überzeugung darf daher, wenn überhaupt, nur aus Untersuchungen an Risikopatienten ein nachweisbarer Einfluß des Anästhesieverfahrens auf die perioperative Morbidität und Mortalität erwartet werden. Dabei ist zu berücksichtigen, daß durch scheinbar unbedeutende Modifikationen bei den Anästhesieverfahren, z. B. durch die Verwendung von Opioiden statt Lokalanästhetika für rückenmarknahe Verfahren oder die überlegte Auswahl von Narkotika zur Einleitung und Aufrechterhaltung einer Allgemeinanästhesie, gerade bei kardialen Risikopatienten erhebliche Effekte auf das Resultat einer Anästhesie zu erwarten sind. Wenn Kollektive von Risikopatienten untersucht werden, muß die präoperative Untersuchung mit aller Konsequenz, d. h. bis hin zur Koronarangiographie, zur Rechtsherzkatheteruntersuchung und zu einer Lungenfunktionsuntersuchung durchgeführt werden.

Nach meiner Auffassung kann aus dem Resultat einer Untersuchung von Seeling et al. [16] an 214 Patienten, die sich einem großen Eingriff im Abdomen unterziehen mußten und, davon abgesehen, nicht selektioniert waren, und bei denen ein Kombinationsverfahren mit Fortsetzung der postoperativen Schmerzbehandlung über eine Periduralkatheter im Vergleich zur Allgemeinanästhesie, wobei die Schmerzbehandlung in der postoperativen Phase durch eine parenterale Opioidgabe durchgeführt wurde, bezüglich der postoperativen Komplikationen nicht besser abschnitt, nicht geschlossen werden, daß bei einem Kollektiv, das sich aus Risikopatienten zusammensetzt, nicht doch Unterschiede in Häufigkeit und Schwere perioperativ auftretender Komplikationen nachweisbar wären. Jedenfalls ist es nicht zulässig, die Ergebnisse der Studie von Seeling et al [16] mit der von Yeager et al. [22], die an Risikopatienten durchgeführt wurde, zu vergleichen, in der eine deutliche Verringerung der Rate kardialer Komplikationen nachgewiesen werden konnte.

Um der Beantwortung der mir gestellten Frage näherzukommen, sollen Vor- und Nachteile der rückenmarknahen, symmetrischen Verfahren der Regionalanästhesie und der Allgemeinanästhesie näher betrachtet und daraufhin untersucht werden, wie sich deren spezifische Eigenschaften bei Patienten mit KHK bzw. myokardialer Insuffizienz in denkbaren operativen Situationen auswirken können.

Bei der Auswahl des für einen Patienten mit KHK am besten geeigneten Anästhesieverfahrens muß die Frage beantwortet werden, welche Methode die delikate Balance zwischen myokardialer O_2-Versorgung und myokardialem O_2-Verbrauch am besten wahrt. Insbesondere muß der koronare Perfusiondruck, die Differenz aus diastolischem Aortendruck und linksventrikulärem, enddiastolischem Druck, erhalten bleiben, da bei Patienten mit KHK die Koronaperfusion druckpassiv erfolgt und bei anatomisch fixierten Stenosen eine Anpassung der Koronarperfusion an wechselnde Drucke und wechselnden O_2-Bedarf im poststenotischen Areal nicht möglich ist. Nun gibt es kein Narkoseverfahren – und hier gilt es ja auch immer, die Auswirkungen des operativen Eingriffs, z. B. größere Blutverluste, einzukalkulieren –, das nicht phasenweise mit einem Blutdruckabfall einhergeht. In dieser Situation ist eine ausgedehnte Sympathikolyse besonders unerwünscht, da sie die Kompensation des Blutdruckabfalls durch Vasokonstriktion unmöglich macht. Werden rückenmarknahe Verfahren nach konventionellem Muster, d. h. mit relativ großen Lokalanästhetikavolumina – Schulte-Steinberg [13] empfiehlt für die thorakale Periduralanästhesie 10-14 ml einer Mischung aus Etidocain 1% und Carbostesin 0,5% als optimale Dosis – durchgeführt, ist bei nicht erkanntem oder akut auftretendem Volumenmangel eine erhebliche Hypotonie und Tachykardie die Folge – nach dem vorhin Gesagten eine Reaktion, die beim Koronarkranken eine akute Myokardischämie auslösen kann, die zudem noch meistens klinisch stumm verläuft und mit dem gängigen Monitoring leicht übersehen wird [8]. Es macht natürlich einen ganz wesentlichen Unterschied, ob ein Regionalverfahren lumbal oder thorakal, einseitig oder symmetrisch, mit Lokalanästhetika oder Opioiden durchgeführt wird. Eine hohe thorakale PDA mit 5-6 ml eines Lokalanästhetikums, ergänzt durch ein Opioid, verursacht keine ins Gewicht fallende Abnahme des gesamtperipheren Widerstandes, kann aber durch Blockade der Nn. accelerantes aus Th 1-Th 5 einer kardialen Sympathektomie entsprechend, Anstiege der herzfrequenz, wodurch auch immer bedingt, begrenzen oder verhindern [1, 4, 5, 12]. Untersuchungen an Tiermodellen und Patienten mit frischem Herzinfarkt bzw. schwerer KHK haben gezeigt, daß durch eine derartige kardiale Sympathektomie die Infarktgröße günstig beeinflußt werden kann und therapierefraktäre Infarktschmerzen wirksam behandelt werden können [3, 7, 20, 21].

Durch peridurale oder spinale Applikation von Opioiden kann, wie gesagt, eine Sympathikolyse umgangen werden. Beispielsweise haben Untersuchungen von Sittl et al. [18] mit der spinalen Applikation von 0,5 mg Morphin eine hervorragende kardiovaskuläre Stabilität bei sehr guter analgetischer Wirksamkeit ergeben. Diese Methode ließe sich natürlich nur im Rahmen eines Kombinationsverfahrens und für die postoperative Schmerzbehandlung nutzbar machen.

Ein geeignetes Narkoseverfahren muß in der Lage sein, Anstiege der Herzfrequenz wirksam zu begrenzen, weil dadurch nicht nur der myokardiale O_2-Verbrauch stark ansteigt, sondern auch die Diastolenzeit, in der das Myokard überwiegend versorgt wird, erheblich verkürzt wird. Da dies aber durch die optimale Führung einer Allgemeinanästhesie ebenso wie durch die effektive Blockade der Schmerzafferenzen durch eine Regionalanästhesie, nötigenfalls unterstützt durch eine β-Blockade, in gleichem Maße möglich erscheint, läßt sich aus diesem Aspekt kein Vorteil des einen über das andere Verfahren erkennen.

Während es für den Koronarkranken um die Erhaltung der O_2-Bilanz seines Myokards unter den Bedingungen von Narkose und Operation geht, besteht das Problem des Herzinsuffizienten darin, daß wesentliche Steigerungen des Herzzeitvolumens bei Bedarf nicht möglich sind, eine Beeinträchtigung der Aktivität des Sympathikus aber nicht toleriert wird, da über die Ausschüttung von Katecholaminen und durch die Inotropie über eine erhöhte Herzfrequenz das Herzzeitvolumen aufrecht erhalten werden muß. Beim herzinsuffizienten Patienten können Verfahren der Regionalanästhesie, die zu einer begrenzten Abnahme des systemischen Gefäßwiderstandes führen, in einem gewissen Umfang zu einer Entlastung des insuffizienten Ventrikels führen, die durch einen Anstieg des Herzzeitvolumens quittiert wird. Allgemein gilt aber auch hier, daß eine konventionelle rückenmarknahe Regionalanästhesie zu einer Kreislaufreaktion führt, die schwer zu kontrollieren und kaum zu steuern ist. Im Gegensatz dazu kann eine geschickte Auswahl von Narkotika zur Allgemeinanästhesie ungünstige Effekte auf das Herz weitgehend ausschalten und durch die Beatmung mit Überdruck eine stauungsbedingte Beeinträchtigung der Lungenfunktion sogar günstig beeinflußt werden.

Jeder von uns ist mit der Tatsache vertraut, daß eine Anästhesie und Operation von einer mehr oder weniger ausgeprägten Abnahme der O_2-Sättigung des arteriellen Blutes begleitet werden, die sich besonders in der frühen postoperativen Phase manifestiert. Zu dieser Zeit besteht durch schmerzbedingten Streß, Volumenimbalancen, Hypothermie mit reflektorischem Kältezittern, Störungen der Atemregulation und Atelektasenbildung eine Vielzahl von Faktoren, die sich auf die Funktionen von Herz und Kreislauf des Koronarkranken wie des Herzinsuffizienten ungünstig auswirken. Gibt es Anästhesieverfahren, die bezüglich der Lungenfunktion günstiger abschneiden? Die Ergebnisse der vorliegenden Untersuchungen sind widersprüchlich. Seeling et al. [15], Scott et al. [14] und Rawal et al. [11] konnten nach Oberbaucheingriffen keinen im Vergleich zur Allgemeinanästhesie positiven Effekt einer Regionalanästhesie auf die Lungenfunktion nachweisen. Hennek u. Sydow [5] und Naumann [9] fanden dagegen nach thoraxchirurgischen Eingriffen eine deutlich bessere Lungenfunktion und kooperativere Patienten, wenn eine thorakale PDA angelegt worden war. Auch Seeling et al. [16] berichteten in einer 1990 publizierten Untersuchung, daß Patienten nach ausgedehnten Oberbaucheingriffen, die in ITN plus thorakaler PDA durchgeführt worden waren, dank einer überlegenen Schmerzfreiheit besser abhusten konnten.

Zu den Vorteilen der Allgemeinanästhesie zählen zweifellos intraoperativ der sichere Luftweg und der gesicherte Gaswechsel sowie die Ausschaltung des Bewußtseins, die dem Patienten die Operationssaalatmosphäre und das Miterleben des operativen Eingriffs erspart. Die Verfechter der Allgemeinanästhesie müssen aber einräumen, daß ihre Patienten nach Beendigung der Narkose weniger vigilant, weniger kooperativ und in aller Regel schlechter analgesiert sind und stärker zur Hypoxie neigen als Patienten nach Regionalanästhesien. So führte eine postoperative Schmerzbehandlung mittels kontinuierlicher Morphinzufuhr in den ersten 24 h nach Operation zu häufigen Abfällen der arteriellen Sättigung bis auf Werte unter 80%, während nach Regionalanästhesie die Sättigung trotz Apnoephasen nie unter 87% fiel [6]. Es sei auch daran erinnert, daß nach einer prospektiven Untersuchung von Tiret et al. [19] an fast 200000 Patienten knapp die Hälfte aller anästhesiebedingten Todesfälle auf eine Atemdepression in der frühen postoperativen Phase zurückzuführen waren.

Für die Regionalanästhesie spricht, und dies scheint mir gerade beim kardialen Risikopatienten wichtig zu sein, daß man mittels Kathetertechniken eine weit in die postoperative Phase hinein anhaltende, unübertroffenen Analgesie bei optimaler Vigilanz und Kooperationsfähigkeit erzielen kann [5, 9, 16]. Diese Vorteile gelten wenigstens teilweise auch für die Kombination aus flacher Allgemein- plus Regionalanästhesie, wie ein Zitat von Simpson et al. [17] aus dem Jahr 1961 illustriert: „The completeness of the pain relief produced by successfull extradural block must be seen to be believed. The patient becomes completely unaware of the existence of an upper abdominal wound; his face loses its expression of anxiety and strain, and it is an exciting experience to see a patient, a few hours after gastrectomy, taking deep breaths, coughing vigorously and reching enthusiastically for his dressing-gown."

Auf die Notwendigkeit, die Schmerzbehandlung über einen liegenden Katheter in der postoperativen Phase lange genug fortzuführen, weist eine Beobachtung von Seeling et al. [16] hin, daß es bei einigen seiner Patienten nach Entfernung des Katheters und trotz Übergangs auf die parenterale Gabe von Opioiden zu einer erheblichen sympathoadrenergen Reaktion mit Schmerzen, Unruhe, Schwitzen, Hitzewallungen, Schlafstörungen und einer Darmatonie kam.

Werden die Vorteile der Regionalanästhesie beim kardialen Risikopatienten überschätzt? Solange es sich um Verfahren mit umschriebener Ausbreitung der Blockaden handelt, wie die axilläre Blockade, den Drei-in-eins-Block oder auch eine einseitige Spinalanästhesie, und entsprechend begrenzte chirurgische Eingriffe, kann bei kompetenter Durchführung der Methode und überzeugender Führung des Patienten durchaus ein Vorteil für den Patienten resultieren. Bei größeren chirurgischen Eingriffen sind die konventionellen rückenmarknahen Verfahren aufgrund ihrer schlecht steuerbaren, ausgedehnten Sympathikolyse, und des nie ganz auszuschließenden situativen Stress für den kardialen Risikopatienten weniger geeignet als eine behutsame und überlegt durchgeführte Allgemeinanästhesie. Der große Vorteil der bis heute nicht an die Grenzen ihrer Möglichkeiten gelangten Regionalanästhesie liegt in ihrer unübertroffenen Qualität der Schmerzausschaltung in der postoperativen Phase. Wenn auch bis heute nicht zu belegen, scheint mir doch die Kombination einer Allgemeinanästhesie mit einer Regionalanästhesie, die mittels Opioiden und kleinen Lokalanästhetikadosen auch ohne oder nur mit einer minimalen Sympathikolyse auskommen kann, das derzeit am meisten versprechende Konzept.

Um abschließend meinen Standpunkt richtig einzuordnen, darf ich mit der von Rao et al. [10] geäußerten Meinung schließen, daß eine sorgfältige hämodynamische Überwachung und die rasche Behandlung von Blutdruckschwankungen oder von Tachykardieepisoden wichtiger sind als die Wahl eines speziellen Anästhesieverfahrens.

Literatur

1. Blomberg S, Emanuelsson H, Ricksten SE (1989)Thoracic epidural anesthesia and central hemodynamics in patients with unstable angina pectoris. Anesth Analg 69:558–562
2. Cohen MM, Duncan PG, Tate RB (1988) Does anesthesia contribute to operative mortality? JAMA 260:2859–2863
3. Davis RF, DeBoer LWV, Maroko PR (1986) Thoracic epidural anesthesia reduces myocardial infarct size after coronary artery occlusion in dogs. Anesth Analg 65:711–717
4. Hasenbos M, Liem TH, Kerkkamp H, Gielen M (1988) The influence of high thoracic epidural analgesia on the cardiovascular system. Acta Anaesthiosl Belg 39:49–54
5. Hennek K, Sydow FW (1984) Die thorakale Periduralanaesthesie zur intra- und postoperativen Analgesie bei Lungenresektionen. Reg 7:115–124
6. Jones JG, Sapsford DJ, Wheatley RG (1990) Postoperative hypoxaemia: mechanisms and time course. Anaesthesia 45:566–573
7. Klassen GA, Bramwell RS, Bromage PR, Zborowska-Sluis DT (1980) Effect of acute sympathectomy by epidural anesthesia on the canine coronary circulation. Anesthesiology 52:8–15
8. Mangano DT (1990) Perioperative cardiac morbidity. Anesthesiology 72:153–184
9. Naumann CP (1980) Influence of different methods for postoperative pain relief on pulmonary function after thoracic surgery. In: Wüst HJ, Zindler M (eds) Neue Aspekte in der Regionalanästhesie. Springer Berlin Heidelberg New York pp 161–174
10. Rao TLK, Jacobs KH, El-Etr AA (1983) Reinfarction following anesthesia in patients with myocardial infarction. Anesthesiology 59:499–505
11. Rawal N, Sjöstrand U, Christoffersson E, Dahlström B, Arvill A, Rydman H (1984) Comparison of intramuscular and epidural morphine for postoperative analgesia in the grossly obese: Influene on postoperative ambulation and pulmonary function. Anesth Analg 63:583–592
12. Reiz S, Häggmark S, Rydvall A, Östmann M (1982) Beta-blockers and thoracic epidural analgesia. Cardioprotective and synergistic effects. Acta Anaesthesiol Scand [Suppl] 76:54–61
13. Schulte-Steinberg O (1986) Thorakale Epiduralanästhesie. Anaesthesiol Reanim 11:271-276
14. Scott NB, Mogensen T, Bigler D, Kehlet H (1989) Comparison of the effects of continuous intrapleural vs epidural administration of 0,5% bupivacaine on pain, metabolic response and pulmonary function following cholecystectomy. Acta Anaesthesiol Scand 33:535–539
15. Seeling W, Lotz P, Schröder M (1984) Untersuchungen zur postoperativen Lungenfunktion nach abdominellen Eingriffen. Anaesthesist 33:408–416
16. Seeling W, Bruckmooser KP, Hüfner C, Kneitinger E, Rigg C, Rockemann M (1990) Keine Verminderung postoperativer Komplikationen durch Katheterepiduralanalgesie nach großen Eingriffen. Anaesthesist 39:33–40
17. Simpson BR, Parkhouse J, Marshall R, Lambrechts W (1961) Extradural analgesia and the prevention of postoperative respiratory complications. Br J Anaesth 33:628–641
18. Sittl R (1990) Intrathekale Schmerztherapie. (Bayerischer Anästhesistentag, Erlangen, Abstrakt 20)
19. Tiret L, Desmonts JM, Hatton F, Vourch'h G (1986) Complications associated with anaesthesia – a prospective survey in France. Can Anaesth Soc J 33:336–344
20. Toft P, Jorgensen A (1987) Continuous thoracic epidural analgesia for the control of pain in myocardial infarction. Intensive Care Med 13:388–389
21. Urmey WF, Lambert DH (1986) Spinal anesthesia associated with reversal of myocardial ischemia. Anesth Analg 65:908–910
22. Yeager MP, Glass DD, Neff RK, Brinck-Johnsen T (1987) Epidural anesthesia and analgesia in high risk surgical patients. Anesthesiology 66:728–736

Der Stellenwert der totalen intravenösen Anästhesie beim kardialen Risikopatienten in der operativen Medizin

J. Schüttler

Einleitung

Die Bedeutung der totalen intravenösen Anästhesie (TIVA) als vorteilhaftes Narkoseverfahren für den kardialen Risikopatienten in der operativen Medizin wurde erstmals Mitte der 60er Jahre deutlich, als von Lowenstein et al. [10] eine Anästhesietechnik für herzchirurgische Eingriffe bei Patienten mit eingeschränkter Ventrikelfunktion vorgestellt wurde, die auf der hochdosierten Applikation eines intravenös zu verabreichenden Pharamkons, nämlich Morphin, beruhte. Die hochdosierte Gabe von Opiaten setzte sich fort über das von Stanley [36] propagierte sog. „High-dose-fentanyl-Konzept" und ist auch heute noch eine weitverbreitete Anästhesietechnik, wobei die neueren Opioide Alfentanil [2] und Sufentanil [3] partiell das Fentanyl abgelöst haben. Für den operativen Eingriff beim kardialen Risikopatienten, der nicht in der Herzchirurgie stattfindet, haben sich ebenfalls Anästhesietechniken durchgesetzt, die auf der Gabe eines Opioids als Hauptkomponente basieren. Das dann jedoch bestehende Problem einer verlängerten Aufwachphase mit der für die Opiate typischen respiratorischen Depression hat zu Bemühungen geführt, durch die Kombination mit Hypnotika eine Einsparung des intraoperativ verabreichten Opioids und somit eine Verkürzung der Narkoseausleitungsphase zu erreichen. Die ersten Berichte über solche totale intravenöse Narkoseformen erschienen Mitte der 70er Jahre [8, 9, 16].

Der generelle Unterschied zur Neuroleptanalgesie bzw. -anästhesie (NLA), die ebenfalls als primär intravenös ausgerichtetes Anästhesieverfahren entwickelt wurde [1] und zur gleichen Zeit eine wesentlich weitere Verbreitung gefunden hatte [15], lag darin, daß hier N_2O als inhalative Anästhesiekomponente mitverwendet wurde. Diese Technik fand ebenfalls beim Risikopatienten, z. B. in der Thoraxchirurgie [14] oder Herzchirurgie [7], Anwendung und hat sich vermutlich nur deshalb bei dem möglichen Fortfall von N_2O als totales intravenöses Anästhesieverfahren nicht durchsetzen können, weil als hypnotisch wirksames Pharmakon Dehydrobenzperidol zum Einsatz kam. Die geringe hypnotische, aber dafür um so ausgeprägter α-rezeptorenblockierende Wirkung mit den entsprechenden Folgen für die hämodynamische Situation sowic dic lange Aufwachphase bei relativ hoher Dosierung von 25–35 mg haben letztendlich dazu geführt, daß die klassische NLA zugunsten der balancierten Anästhesie heute stark an Bedeutung verloren hat.

Die Einführung von Etomidat [5, 6], das durch sein vorteilhaftes pharmakokinetsiches Profil [23] eine gute Steuerbarkeit bei längerdauernder Infusionsdosierung

[24] mit kurzer Aufwachphase ermöglichte, hat zu einer weiteren Verbreitung der TIVA geführt [11]. Die äußerst günstigen hämodynamischen Eigenschaften dieses Hypnotikums haben darüber hinaus eine Anwendung dieser Technik beim kardialen Risikopatienten besonders sinnvoll erscheinen lassen. Die Einführung von Alfentanil mit einem ebenfalls günstigen pharmakokinetischen Profil [21] und die Entwicklung neuer computergesteuerter Infusionstechniken [25, 26, 33] haben die Anwendbarkeit der TIVA weiter vereinfacht. Ein kurzfristiger Rückschlag erfolgte 1983/84 durch die Erkenntnis, daß Etomidat eine supprimierende Wirkung auf die Nebennierenrinde ausübt und für den längerdauernden Einsatz nicht weiter empfohlen werden konnte [4, 37]. Allerdings konnte durch die Einführung von Propofol diese Lücke geschlossen werden. Diese Substanz verfügt über eine Pharmakokinetik [27], die eine noch bessere Steuerbarkeit des hypnotischen Effekts erlaubt als Etomidat [20] und somit prädestiniert ist für den Einsatz in der TIVA.

Will man vor diesem historischen Hintergrund den heutigen Stellenwert der totalen intravenösen Anästhesie beim kardialen Risikopatienten in der operativen Medizin klären, so bieten sich 3 Themenschwerpunkte an:

1. Indikationen für die TIVA.
2. Gefahren, die bei der TIVA zu berücksichtigen sind, und
3. zukünftige Entwicklungen, die den Einsatz der TIVA erleichtern können.

Indikationen für die TIVA

Diese klassische Indikation für die TIVA, durch die sie auch einen entscheidenden Aufwind erfahren hat, liegt in der Anwendung bei kardiochirurgischen Patienten. Seit der Einführung der Hochdosistherapie mit Opioiden zur Narkose bei herzchirurgischen Eingriffen [10, 36] hat sich die TIVA in diesem Bereich weitgehend durchgesetzt. Allerdings ist aus der Monoopioidapplikation heute eine Kombinationstherapie geworden, wobei das Opioid mit einem hypnotisch wirksamen Pharmakon kombiniert wird. Die möglichen Kombinationen sind:

Pharmaka:
- Etomidat (Methohexital, Propofol),
- Flunitrazepam (Midazolam),
- Fentanyl (Alfentanil, Sufentanil).

Dosierung:

– Flunitrazepam:	Sättigungsdosis:	1,5 mg in 10 min,
	Erhaltungsdosis:	0,24 mg/h;
– Fentanyl:	Sättigungsdosis:	1,125 mg in 10 min,
	Erhaltungsdosis:	0,48 mg/h;
– Etomidat:	Bolusinjektion (bei Bedarf):	0,15–0,25 mg/kg KG.

Bei der Vielzahl der publizierten Möglichkeiten sind Kombinationen eines Benzodiazepins mit einem Opioid weit verbreitet, wobei unter Berücksichtigung des angewendeten Dosierungsschemas eine äußerst stabile Einleitungsphase erzielt werden kann, insbesondere beim Patienten mit eingeschränkter Pumpfunktion und geringer

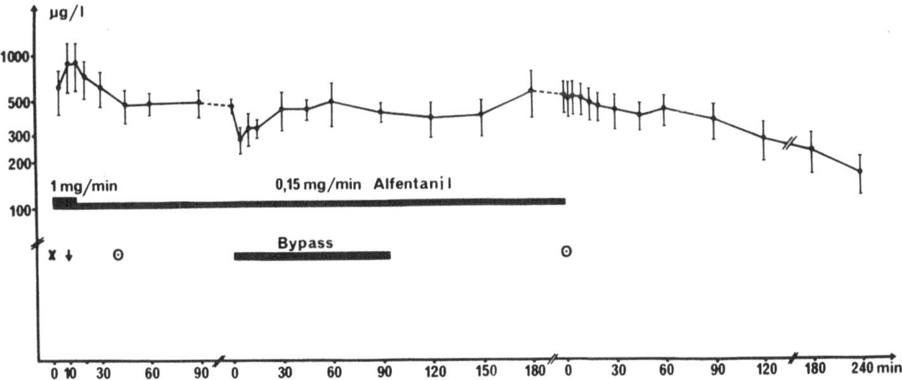

Abb. 1. Plasmaspiegel von Alfentanil bei Patienten (n = 6) mit herzchirurgischen Eingriffen und extrakorporaler Zirkulation (MW ± SD)

Koronarreserve. Das von Murday et al [12] publizierte Dosierungsvorgehen in der vorigen Auflistung hat den Vorteil, daß durch ein 2stufiges Infusionskonzept die notwendige Loading- oder Sättigungsdosis über 10 min verabreicht wird und somit zu einer hämodynamisch stabilen Situation während der Narkoseeinleitung führt. Der zur Intubation notwendige hypnotische Effekt kann bei Bedarf durch die zusätzliche Gabe einer Etomidateinleitungsdosis von 0,15–0,25 mg/kgKG vertieft werden. Somit können hyperdyname Situationen mit hohem myokardialen O_2-Verbrauch sicher vermieden werden. Die kontinuierliche Dauerinfusion ermöglicht auch im weiteren Verlauf eine hämodynamisch stabile Situation. Die Infusion wird über die Phase der extrakorporalen Zirkulation fortgesetzt, wobei der initial zu beobachtende Verdünnungseffekt nach etwa 60 min wieder ausgeglichen ist und somit zur dann üblicherweise stattfindenden Erwärmungs- und Reperfusionsphase wieder adäquat wirksame Blutspiegel existieren. Dies ist in Abb. 1 am Beispiel von Alfentanil dargestellt. Eine initiale Schnellinfusion von 1 mg/min über 15 min wurde gefolgt von einer Dauerinfusion mit 0,15 mg/min Alfentanil, um therapeutische Alfentanilplasmaspiegel von 400–500 ng/ml zu erzeugen. Dieses Schema hat sich ähnlich gut bewährt wie die Infusionsapplikation mit Fentanyl [18, 31] und gestattet zudem eine schnellere Extubation.

Neben dem Einsatz bei herzchirurgischen Patienten finden die beschriebenen Techniken der TIVA auch Anwendung in allen anderen operativen Bereichen wie Allgemein-, Gefäß- und Thoraxchirurgie, Neurochirurgie oder Orthopädie, Urologie und Gynäkologie, wenn Patienten mit erhöhtem kardialem Risiko operiert werden müssen. Eine besondere Indikation für die TIVA ergibt sich neuerdings auch bei neurochirurgischen Eingriffen, bei denen ein elektrophysiologisches Monitoring des operativen Vorgehens durch somatosensorisch evozierte Potentiale (SEP) erfolgt [17]. Hier erlaubt die TIVA mit Propofol und Alfentanil eine durch die Narkosemittel weitgehend unbeeinflußte Ableitung der SEP und hilft so dem Operateur bei der Planung seines Vorgehens. Da diese Technik hauptsächlich bei Patienten mit zerebralen Aneurysmen zur Anwendung kommt, die häufig kardiale Begleiterkrankungen aufweisen, liegen hier primär operativ bedingte und sekundär durch die

Begleiterkrankungen bedingte vernünftige Anwendungsbereiche für eine TIVA eng beieinander. Daneben ist die TIVA unabhängig von der kardialen Situation des Patienten bei allen Eingriffen notwendigerweise indiziert, bei denen die Applikation von N_2O und Inhalationsanästhetika nicht möglich ist.

Gefahren und Nebenwirkungen bei der TIVA

Bei den Gefahren und Nebenwirkungen der TIVA werden hauptsächlich 3 Faktoren diskutiert:

1) Es besteht die Möglichkeit der intraoperativen Wachheit, bei der sich der Patient an Ereignisse den operativen Eingriff betreffend erinnern kann.
2) Die frühe postoperative Phase mit der Möglichkeit einer opioidbedingten verlängerten bzw. wiederkehrenden Atemdepression wird als besonder kritisch betrachtet.
3) Im Hinblick auf die hämodynamische Situation werden 2 Aspekte diskutiert:
   - Es kommt zu hyperdynamen Reaktionen bei ungenügender Reflexdämpfung des sympathikoadrenergen Systems mit der Folge einer erheblichen myokardialen Belastung, eine unter TIVA bei z. B. Oberbaucheingriffen nicht selten berichtete Beobachtung.
   - Es werden gerade in jüngster Zeit hypodyname Kreislaufzustände mit Beeinträchtigung der koronaren Persusion bei der Narkoseeinleitung mit Propofol diskutiert [29].

Bei der Einschätzung dieser Diskussionspunkte muß man berücksichtigen, daß die intravenösen Anästhetika per se ganz unterschiedliche Wirkungen auf den Kreislauf und die Regulation desselben haben. So konnte in eigenen Untersuchungen festgestellt werden, daß das Sekretionsverhalten von Adrenalin und Noradrenalin bei Probandenuntersuchungen mit Etomidat, Methohexital und Propofol signifikant unterschiedlich ist (Abb. 2 und 3).

Die 3malige repetitive Applikation von Etomidat [28] ließ die Blutkonzentrationen von Adrenalin (Abb. 1) und Noradrenalin (Abb. 2), gemessen zu vorher genau definierten Zeitpunkten, nahezu unbeeinflußt. Methohexital führte dagegen zu einem Ansteigen der Katecholaminspiegel während der Einschlaf- und Aufwachphase, während Propofol die Adrenalinsekretion scheinbar supprimierte mit dem Resultat konstant erniedrigter Plasmaadrenalinplasmaspiegel von 20–30 pg/ml. Die hämodynamische Situation in allen 3 Untersuchungsgruppen entsprach direkt dem Verhalten der Adrenalinspiegel mit niedriger Herzfrequenz und hypotoner Kreislaufsituation bei Propofol und Tachykardie und Blutdruckanstiegen in der Einschlaf- und Aufwachphase bei Methohexital. Die Modulation der Plasmanoradrenalinspiegel war bei Etomidat und Methohexital durch den jeweiligen Status der Probanden moduliert, dagegen bei Propofol auf Plasmaspiegel von 250–300 pg/ml fixiert. Diese Untersuchungen zeigen, daß intravenöse Anästhetika unterschiedliche Wirkungen auf die Hämodynamik aufgrund unterschiedlicher Beeinflussung des sympathikoadrenergen Systems haben können. Hinzu kommt dann noch der direkte Effekt z. B. auf die Inotropie des Myokards oder den peripheren Gefäßwiderstand, wobei zu diskutieren wäre, ob nicht die Modulation

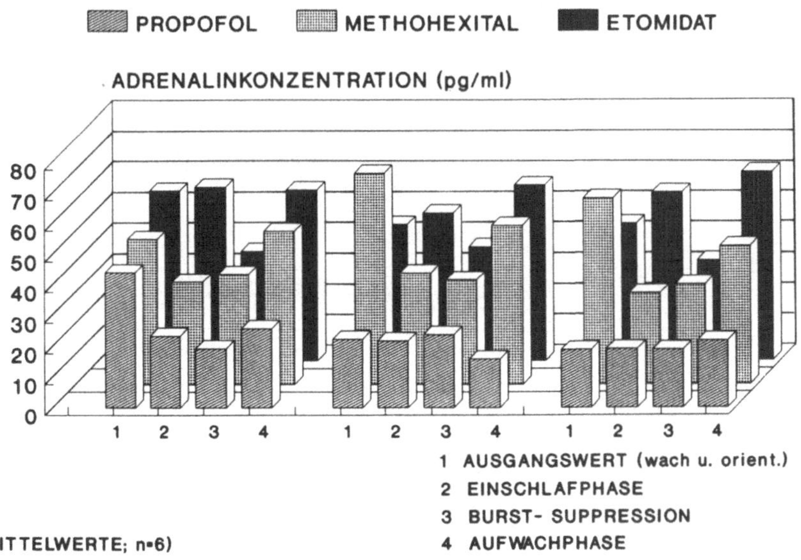

Abb. 2. Plasmakonzentrationen von Adrenalin unter Etomidat, Methohexital und Propofol bei Probanden, die zur Erfasssung der Pharmakodynamik drei konsekutive Infusionen erhielten

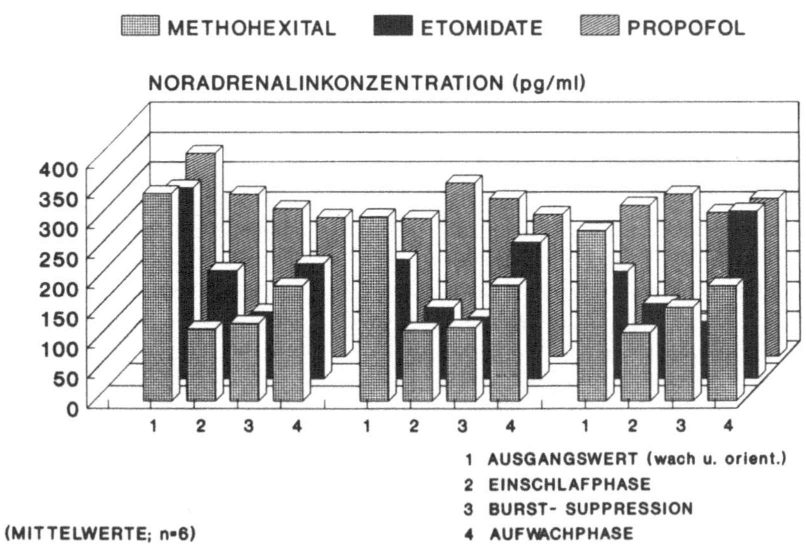

Abb. 3. Plasmakonzentrationen von Noradrenalin unter Etomidat, Methohexital und Propofol bei Probanden, die zur Erfassung der Pharmakodynamik 3 konsekutive Infusionen erhielten

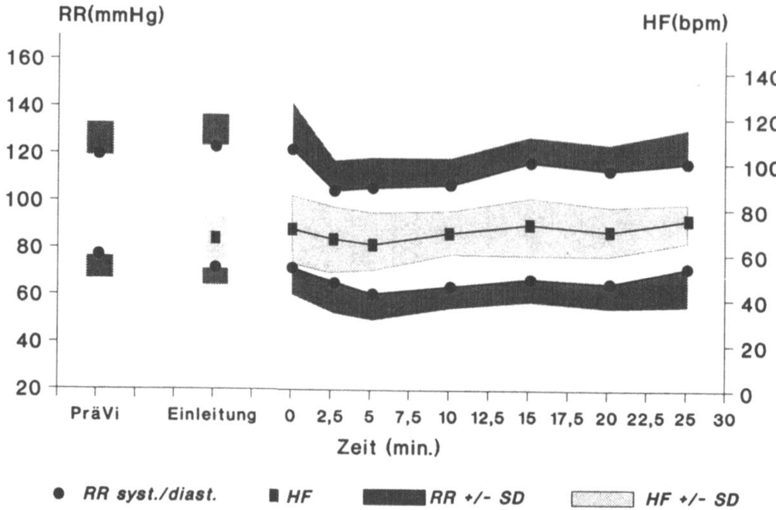

Abb. 4. Kreislaufverhalten von 10 Patienten bei Narkoseeinleitung mit Propofol und Fentanyl

der Katecholamine in vielen Fällen der zugrundeliegende Mechanismus der beobachteten Phänomene ist.

Noch komplexer wird die Situation, wenn zur TIVA unterschiedliche Pharmaka kombiniert werden. Dies wird aus den Abb. 4, 6 und 7 deutlich. Dargestellt ist die Kreislaufsituation während der Einleitungsphase bei jeweils 10–20 Patienten bei unterschiedlichen Pharmakakombinationen.

Die Kombination von Propofol und Fentanyl (Abb. 4) bedingt einen Blutdruckabfall, obwohl für Propofol ein Infusionsschema zur Anwendung kam (Abb. 5), das stark überhöhte Blutspiegel bei der Einleitung und somit Blutdruckabfälle vermeiden sollte. Die applizierte Fentanyldosis betrug 0,1–0,15 mg, jeweils vor und nach Intubation. Dieser Effekt ist mit wesentlich stärkerer Ausprägung bei der Applikation von Propofolbolusinjektionen zu beobachten, die 2–3 mg/kg KG beim Patienten mit fortgeschrittenem Alter oder kardialen Risikofaktoren beträgt, wobei hier auch die Kombitnation mit Fentanyl verstärkend zu wirken scheint.

Im Gegensatz dazu bietet die Kombination Propofol-Alfentanil eine nichtsignifikant beeinflußte Kreislaufsituation während der Narkoseeinleitung (Abb. 6), wobei beide Pharmaka computergesteuert verabreicht wurden [30]. Als Ursache für diese Beobachtung müssen 2 Aspekte diskutiert werden: 1. die möglicherweise hämodynamisch geringer ausgeprägte Arzneimittelinteraktion zwischen Propofol und Alfentanil und 2. der stabile Blutspiegelverlauf unter der computergesteuerten Infusion.

Eine besonders interessante Pharmakakombination zur TIVA stellt die gemeinsame Applikation von Propofol und Ketamin dar. Eine Begründung für diese Dosierungsstrategie war die Überlegung, daß sich die hämodynamischen Nebenwirkungen beider Substanzen, Kreislaufaktivierung durch Ketamin und Kreislaufdepression durch Propofol, gegenseitig kompensieren könnten. Eine Untersuchung von 20 Patienten [31] bestätigte diese Hypothese. Unabhängig von der gewählten Dosierungsform, computergesteuerte Infusion oder das schon bekannte einfache pharmakokinetisch begründete Infusionsschema (Abb. 5), konnte während der

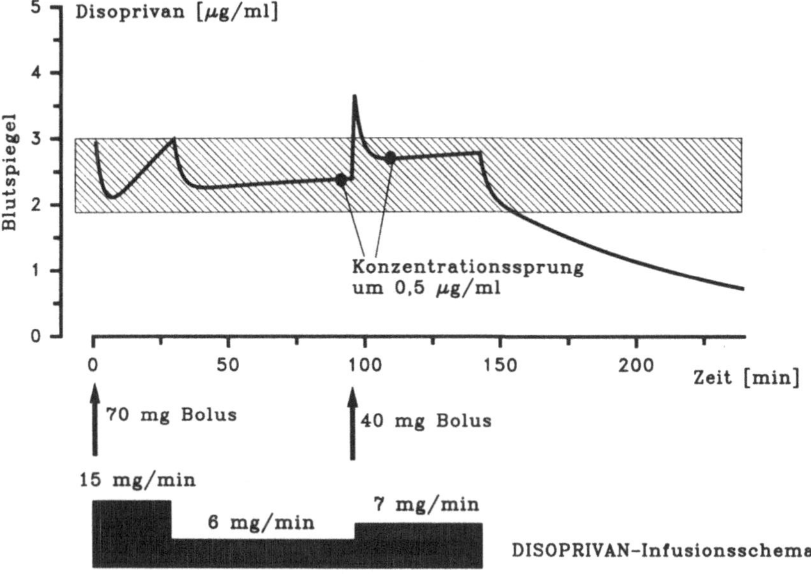

Abb. 5. Dosierungsschema für Propofol (Disoprivan) zur Vermeidung unnötig hoher Spitzenblutspiegel und interaktiver Steuerung

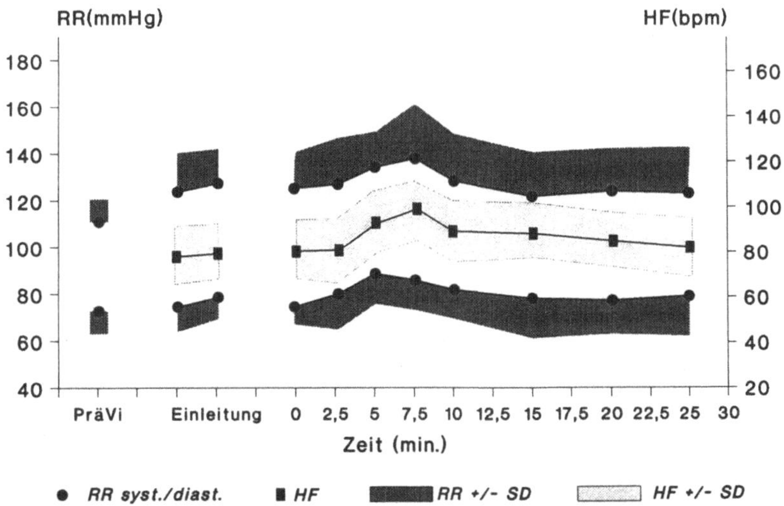

Abb. 6. Kreislaufverhalten von 20 Patienten bei Narkoseeinleitung mit computergesteuerter Infusion von Propofol und Alfentanil

Narkoseeinleitung eine bemerkenswerte hämodynamische Stabilität erzielt werden, wobei dies auch für Risikopatienten (ASA-Risikogruppe III) galt (Abb. 7). Neben diesem positiven Aspekt konnte durch die gewählte Pharmakakombination eben-

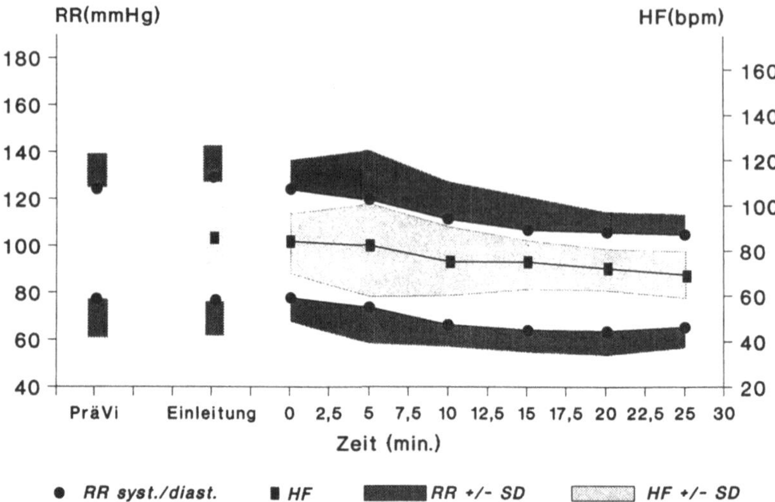

Abb. 7. Kreislaufverhalten von 20 Patienten bei Narkoseeinleitung mit Propofol und Ketamin

falls die sonst bei alleiniger Anwendung von Ketamin übliche psychomimetische Alteration vermieden werden.

Die dargestellten Beispiele zeigen, daß die hämodynamische Situation unter TIVA ganz entscheidend durch die gewählte Kombination der zur Anwendung kommenden Pharmaka bestimmt wird und darüber hinaus durch die eingesetzte Dosierungsstrategie. Bei optimierter Abstimmung der hypnotisch wirksamen Komponente der TIVA mit dem die Stimulation der nozizeptiven Perzeption dämpfenden Pharmakon (Opioide oder Ketamin) kann sowohl eine stabile Narkoseeinleitung sichergestellt werden als auch ein von hyperdynamen Kreislaufreaktionen unbeeinflußter Narkoseverlauf. Propofol bietet dabei zusätzlich die Möglichkeit einer gesteuerten Blutdrucksenkung bei hohen Blutspiegeln von 4–8 µg Propofol/ml was in bestimmten operativen Situationen erwünscht sein kann, z. B. in der zerebralen Aneurysmachirurgie oder beim Abklemmen der Aorta in der großen Gefäßchirurgie.

Intraoperative Wachheit und überlange Aufwachphasen mit der Gefahr der wiederkehrenden Atemdepression, die in der Vergangenheit immer wieder den intravenösen Anästhesietechniken nachteilig angelastet wurden, sind vielfach auf ungünstige Pharmakakombinationen zurückzuführen oder auf unzulängliche Dosierungsstrategien, die den pharmakokinetischen und -dynamischenEigenschaften der angewendeten Substanzen nicht gerecht wurden. Hier sind heute Konzepte und neuere Entwicklungen zu berücksichtigen, die diese Probleme in der Zukunft verringern könnten.

Zukünftige Entwicklungen zur Erleichterung des Einsatzes der TIVA

Hinsichtlich der Dosierungstechnik der TIVA ist ein entscheidender Durchbruch durch die Einführung mikroprozessorgesteuerter Infusionspumpen erzielt worden

[27, 28]. Diese Entwicklung ist vergleichbar mit der Ablösung der Schimmelbusch-Maske durch Präzisionverdampfer in der Inhalationsanästhesie. Die Prototypen dieser neuen Infusionspumpengeneration haben umfangreiche technische und klinische Prüfungen durchlaufen und stehen kurz vor der Einführung in den breiteren klinischen Einsatz. Wenn dieser Schritt vollzogen ist, ist ein reeller Vergleich der TIVA mit einer balancierten Anästhesie oder einer reinen Inhalationsnarkose möglich, durch den dann evtl. bestehende Vorteile auch für den kardialen Risikopatienten bewiesen werden könnten.

Hinsichtlich der Steuerung der TIVA ist als zukünftige Entwicklung das anästhesieorientierte Monitoring der zerebralen Funktion mittels EEG oder evozierter Potentiale zu berücksichtigen, wobei mit Hilfe des EEG-Signals bereits eine Closed-loop-Feebacksteuerung der Narkosetiefe im klinischen Einsatz verwirklicht wurde [32, 34, 35].

Die Implikatonen, die sich aus dem letztgenannten sowie den weiter oben dargestellten Aspekten für die Steuerung der totalen intravenösen Anästhesie ergeben, sind:

- Therapieziel: Bewußtlosigkeit zur Vermeidung der (schmerzhaften) Wahrnehmung nozizeptiver Stimulation;
- Minimierung der Übergangswahrscheinlichkeit von Bewußtlosigkeit zum Bewußtsein;
- Quantifizierung des therapeutischen Effekts durch EEG-Monitoring (Medianfrequenz des Powerspektrums);
- Optimierte Dosierung:
  - (populations) pharmakokinetisch begründet,
  - mikroprozessorgesteuert;
- Entkopplung anderer Therapieziele:
  - neuromuskuläre Blockade,
  - vegetative (kardiovaskuläre) Stabilität.

Um die erwünschten Therapieziele, Bewußtlosigkeit, Dämpfung der nozizeptiven Stimulation sowie hämodynamische Stabilität, optimal zu gewährleisten, ist die Anwendung mikroprozessorgesteuerter Infusionspumpen, die eine Individualisierung der pharmakokinetischen Parameter ermöglichen, unerläßlich. Als Steuerparameter für die TIVA scheint das EEG besonders geeignet, um die neurophysiologische Narkosetiefe quantitativ zu erfassen und Aufwachreaktionen, die der Patient als solche perzipiert, mit hoher Sicherheit zu vermeiden. Darüber hinaus können auch unnötig tiefe Schlafstadien durch das EEG entdeckt werden, was zu einer Reduktion der Pharmakaapplikation führen und somit die Aufwachphase verkürzen kann. Unter den Bedingungen einer optimierten Dosierung und eines sicheren Monitorings der Narkosetiefe ist dann auch eine selektive Therapie der hämodynamischen Situation wünschenswert, was v. a. für den kardialen Risikopatienten von besonderer Bedeutung für den operativen Erfolg ist.

Literatur

1. De Castro J, Viars P (1968) Utilisation pratique des analgésiques centraux en anesthésie et réanimation. Ars med 23:1–228
2. De Lange S, de Bruijn NP (1983) Alfentanil oxygen anaesthesia. Plasma concentrations and clinical effect during variable rate continuous infusion for coronary artery surgery. Br J Anaesth 55:183–189(s)
3. De Lange S, Boscoe MJ, Stanley TH, Pace N (1982) Comparison of sufentanil oxygen and fentanyl oxygen for coronary artery surgery. Anesthesiology 56:112–118
4. Doenicke A (1984) Verunsichert eine Cortisolstory die Anaesthesisten? Anaesthesist 33:391–394
5. Doenicke A, Kugler J, Penzel G, Laub M, Kalmar L, Kilian H, Bezecny H (1973) Hirnfunktion und Toleranzbreite nach Etomidate, einem neuen, barbituratfreien i.v. applizierbaren Hypnoticum. Anaesthesist 22:357
6. Doenicke A, Gabanyi D, Lemke H, Schürk-Bulich M (1974) Kreislaufverhalten und Myokardfunktion nach drei kurzwirkenden i.v. Hypnotica: Etomidate-Propanidid-Methohexital. Anaesthesist 23:108
7. Heitmann D, Hamer PH (1975) Die Neuroleptanalgesie in der Herzchirurgie. In: Rügheimer E, Heitmann D (Hrsg) Die Neuroleptanalgesie – Bilanz einer Methode. Thieme, Stuttgart, S 83–93
8. Kay B (1977) Total intravenous anesthesia with etomidate. II: Evaluation of a practical technique for children. Acta Anaesthesiol Belg 28:115–121
9. Kay B, Rolly G (1977) Total intravenous anesthesia with etomidate. III: Some observations in adults. Acta Anaesthesiol Belg 28:157–164
10. Lowenstein E, Hollowell P, Levine FH, Daggett WM, Austen WG, Laver MB (1969) Cardiovascular responses to large doses of intravenous morphine in man. N Engl J Med 281:1389–1393
11. Morgan M (1983) Total Intravenous Anaesthesia. Anaesthesia [Suppl] 38:1–72
12. Murday HK, Hack G, Schüttler J, Heinemann T (1985) Zur Anästhesie bei aortocoronaren Bypassoperationen. Vergleich der hämodynamischen Einflüsse neuerer Techniken der totalen intravenösen Anästhesie. Anästh Intensivther Notfallmed 20:179–185
13. Murday H, Hack LG, Schüttler J, Stoeckel H, Wenning A (1986) Kontinuierliche Applikation von Alfentanil bei koronarchirurgischen Eingriffen – Anaesthesiologische und hämodynamische Aspekte. In: Doenicke A (Hrsg) Alfentanil. Springer, Berlin Heidelberg New York, S 236–242
14. Peter K (1975) die Neuroleptanalgesie in der Thoraxchirurgie. In: Rügheimer E, Heitmann D (Hrsg) Die Neuroleptanalgesie – Bilanz einer Methode, Thieme, Stuttgart, S 77–82
15. Rügheimer E, Heitmann D (Hrsg) (1975) Die Neuroleptanalgesie – Bilanz einer Methode. Thieme, Stuttgart
16. Savege TM, Ramsay MAE, Curran JPJ, Cotter J, Walling PT, Simpson BR (1975) Intravenous anaesthesia by infusion. Anaesthesia 30:757–761
17. Schramm J, Koht A, Schmidt G, Pechstein U, Taniguchi M, Fahlbusch R (1990) Surgical and electrophysiological observations during clipping of 134 aneurysms with evoked potential monitoring. Neurosurgery 26:61–70
18. Schlüttler J (1988) Methods of intravenous drug administration: relationship to optimal blood drug concentrations. Current Opinion in Anaesthesiology 1:179–181
19. Schüttler J (1989) Advances in infusion techniques. J Drug Dev 2 [Suppl 2]:29–34
20. Schüttler J (1990) Pharmakokinetik und -dynamik des intravenösen Anästhetikums Propofol. Springer, Berlin Heidelberg New York (Anaesthesiologie und Intensivmedizin, Bd 202).

21. Schüttler J, Stoeckel H (1982) Alfentanil (R 39209) ein neues kurzwirkendes Opioid. Pharmakokinetik und erste klinische Erfahrungen. Anaesthesist 31:10–14
22. Schüttler J, Stoeckel H (1989) Induction of anaesthesia with propofol. Current Opinion in Anaesthesiology 2:405–407
23. Schüttler J, Wilms M, Lauven PM, Stoeckel H, Koenig A (1980) Pharmakokinetische Untersuchungen über Etomidat beim Menschen. Anaesthesist 29:658–661
24. Schüttler J, Stoeckel H, Wilms M, Schwilden H, Lauven PM (1980) Ein pharmakokinetisch begründetes Infusionsmodell für Etomidat zur Aufrechterhaltung von steady-state Plasmaspiegeln. Anaesthesist 29:662–666
25. Schüttler J, Schwilden H, Stoeckel H, Lauven PM (1983) Computer-assistierte totale intravenöse Anästhesie mit Etomidat und Alfentanil. Anaesthesist [Suppl.] 32:241
26. Schüttler J, Schwilden H, Stoeckel H (1983) Pharmacokinetics as applied to total intravenous anaesthesia. Practical implicatons. Anaesthesia [Suppl.] 38:53–56
27. Schüttler J, Schwilden H, Stoeckel H (1985) Pharmacokinetic and pharmacodynamic modelling of propofol ('diprivan') in volunteers and surgical patients. Postgrad Med 61 [Suppl. 3]:53–54
28. Schüttler J, Schwilden H, Stoeckel H (1985) Infusion strategies to investigate the pharmacokinetics and pharmacodynamics of hypnotic drugs: etomidate as an example. Eur J Anaesthesiol 2:133–142
29. Schüttler J, Stoeckel H, Schwilden H, Lauven PM (1989) Pharmakokinetisch begründete Infusionsmodelle für die Narkoseführung mit Alfentanil. In: Doenicke A (Hrsg) Alfentanil. Springer, Berlin Heidelberg New York Tokyo, S 2–51
30. Schüttler J, Kloos S, Schwilden H, Stoeckel H (1988) Total intravenous anaesthesia with propofol and alfentanil by computer assisted infusion. Anaesthesia 43 [suppl.]:2–7
31. Schüttler J, Schlüttler M, Kloos S, Schwilden H, Nadstawek J (1991) Optimierte Dosierungsstrategien für die totale intravenöse Anaesthesie mit Propofol und Ketamin. Anaesthesist 40:199–204
32. Schwilden H, Stoeckel H (1990) Effective therapeutic infusions produced by closedloop feed-back control of methohexital administration during total intravenous anesthesia with fentanyl. Anesthesiology 73:25–229
33. Schwilden H, Schüttler J, Stoeckel H (1983) Pharmacokinetic as applied to total intravenous anaesthesia. Theoretical Consideration. Anaesthesia [Suppl.] 38:51–52
34. Schwilden H, Schüttler J, Stoeckel H (1987) Closed-loop feedback control of methohexital anesthesia by quantitative EEG analysis in humans. Anesthesiology 67:341–347
35. Schwilden H, Stoeckel H, Schüttler J (1989) Closed-Loop Feedback Control of Propofol Anaesthesia by Quantitative EEG Analysis in Humans. Br J Anaesth 62:290–296
36. Stanley TH, Webster LR (1978) Anesthetic requirements and cardiovascular effect of fentanyl oxygen and fentanyl diazepam anesthesia im man. Anesth Analg 57:411–416
37. Wagner RL, White PF, Kan PB (1984) Inhibition of adrenal steroidgenesis by the anesthetic etomidate. N Engl J Med 310:1415–1421

Propofol bei Aorteninsuffizienz und bei koronarer Herzkrankheit

R. Hässler, P. Überfuhr, S. Klasing, D. Schwender, C. Madler

Einleitung

Eine wesentliche Aufgabe der Narkoseführung bei herzkranken Patienten ist die Aufrechterhaltung der Kreislaufstabilität. Darunter verstehen wir die Vermeidung sowohl einer Herz-Kreislauf-Depression als auch hyperdynamer Entgleisungen. Das myokardiale Gleichgewicht zwischen O_2-Angebot und -Verbrauch wird durch folgende Faktoren beeinflußt:

- Tachykardie, erhöhte Vor- und Nachlast und erhöhte Kontraktilität steigern den myokardialen O_2-Verbrauch.
- Tachykardie, erhöhte Vorlast und Hypotension reduzieren das myokardiale O_2-Angebot.
- Abnahme des Herzzeitvolumens führt außerdem zur Minderversorgung der Organe und zur gemischtvenösen und schließlich arteriellen Hypoxämie.

Thema dieses Beitrags ist das Kreislaufverhalten bei intravenöser Anästhesie mit Propofol/Fentanyl. Aus der Literatur ist bekannt, daß Propofol bei herzkranken Patienten eine Nachlastsenkung verursachen kann [1, 2]. Wir wählten für unsere Untersuchung 2 kardiale Erkrankungen, die unterschiedlich durch Nachlastsenkung beeinflußt werden: Bei *Aorteninsuffiziens* kann die Senkung der Nachlast günstigen Einfluß auf die Hämodynamik haben; bei *koronarer Herzkrankheit* (KHK) kann eine kritische Reduktion des koronaren Perfusionsdruckes resultieren.

Der Einfluß von Propofol/Fentanyl auf die Hämodynamik wurde an folgenden Patientenkollektiven untersucht:

1. an Patienten mit Aorteninsuffizienz bei Induktion der Anästhesie,
2. an koronarkranken Patienten in der Induktionsphase,
3. an Patienten mit KHK während aortokoronarer Bypassoperation bis zum Beginn der extrakorporalen Zirkulation. Als Vergleichsverfahren wurden die Narksoeinduktion mit Etomidat/Fentanyl und die Aufrechterhaltung mit Flunitrazepam/Fentanyl gewählt.

Patienten und Methode aller 3 Studien

Messungen der Hämodynamik wurden nach Aufklärung und mit schriftlichem Einverständnis an insgesamt 72 Patienten, die sich einem herzchirurgischen Eingriff unterzogen, durchgeführt. Zur Prämedikation wurden 2 mg Flunitrazepam per os gegeben. Vor Narkoseinduktion erfolgte die Infusion von 500–1000 ml kristalloider Lösung. Bei allen Patienten wurde im Wachzustand ein 17-g.-Katheter in die A. femoralis gelegt und ein 7-Charr-Pulmonaliskatheter via V. iugularis interna eingeschwemmt. Gemessen wurden Herzfrequenz (HF), systemischer- (AP) und pulmonalarterieller Druck (PAP), pulmonalkapillärer Verschlußdruck (PCWP) und zentralvenöser Druck (CVP). An allen Meßzeitpunkten wurden Dreifachbestimmungen des Herzzeitvolumens (HZV) mit der Thermodilutionsmethode durchgeführt. Aus den Meßwerten wurden Herzindex systemischer- (SVR) und pulmonalvaskulärer Widerstand (PVR), und rechts- (RVSWI) sowie linksventrikulärer Schlagarbeitsindex (LVSWI) berechnet. Alle Patienten wurden bereits in der Induktionsphase assistiert, später kontrolliert beatmet ($F_IO_2 = 1,0$). Dabei wurden endexspiratorische kapnometrische pCO_2-Werte um 35 mm Hg angestrebt.

Studie 1: Propofol/Fentanyl zur Induktion der Anästhesie bei Aorteninsuffizienz

Patienten und Methode

20 Patienten, bei denen ein Ersatz der Aortenklappe wegen Klappeninsuffizienz vorgesehen war, wurden randomisiert einer Propofol-(P) oder Etomidatgruppe (E) zugeteilt. Das Alter der Patienten lag zwischen 23 und 77 Jahren. Die Patienten waren den ASA-Gruppen III und IV zugehörig. Zur Narkoseinduktion wurden entweder 0,25 mg Etomidat/kg KG verwendet oder eine Initialdosis von 1 mg Propofol/kg KG – appliziert in 2 min – gefolgt von einer Erhaltungsdosis von 6 mg/kg/h. Alle Patienten erhielten zusätzlich 0,006 mg Fentanyl/kg KG und 0,1 mg Pancuronium/kg KG. Messungen der Hämodynamik wurden im Wachzustand, nach Narkoseinduktion, nach Intubation und 10 min nach Intubation durchgeführt. Es wurden Mittelwerte und Standardabweichungen der Meßwerte berechnet. Die statistische Analyse erfolgte nach dem Verfahren der linearen Kontraste, einem t-Test für abhängige und unabhängige Stichproben, der Veränderungen zwischen Ausgangswert und dem Mittelwert der 3 folgenden Meßwerte vergleicht. Die Narkosetiefe wurde nach klinischen Zeichen und bei 4 Patienten jeder Gruppe mit akutstisch evozierten Potentialen (AEP) beurteilt.

Ergebnisse

Die beiden Gruppen waren vergleichbar im Hinblich auf Geschlecht, Alter, Größe, Gewicht und präoperativen Werten des Herzindex und des linksventrikulär endiastolischen Druckes (Tabelle 1). Bei trachealer Intubation war die Narkosetiefe bei allen Patienten adäquat. Nach Induktion konnten bei 4/4 Patienten jeder Gruppe mit elektrophysiologischen Methoden (AEP) keine Zeichen der kortikalen Informationsverarbeitung mehr nachgewiesen werden. Komplikationen traten nicht auf. Die Ausgangswerte von MAP und HF wurden bei Intubation nicht überschritten. Folgende Veränderungen der Hämodynamik wurden nach Induktion im einzelnen gemessen (Tabelle 2):

Tabelle 1. Patientendaten (in Klammern Standardabweichungen)

	Narkoseinduktion				**Aufrechterhaltung der Narkose**	
	Aorteninsuffizienz		Koronare Herzkrankheit		Koronare Herzkrankheit	
	Propofol vs.	Etomidat	Propofol vs.	Etomidat	Propofol vs.	Flunitrazepam
Anzahl	10	10	6	8	20	18
männlich	9	9	5	6	17	15
Alter (Jahre)	50 (14)	46 (15)	62 (6)	57 (7)	59 (9)	61 (8)
Bereich	31–70	23–77	55–68	48–68	40–73	46–78
Gewicht [kg]	76 (10)	79 (9)	72 (8)	79 (9)	74 (9)	73 (9)
Größe [cm]	176 (9)	170 (6)	171 (9)	170 (9)	172 (6)	173 (9)
Herzindex [$1/min/m^2$]	2,7 (0,4)	2,9 (0,3)	2,6 (0,4)	2,8 (0,4)	2,9 (0,3)	2,9 (0,5)
Auswurffraktion [%]	60 (12)	62 (11)	64 (6)	64 (8)	62 (8)	67 (12)
Linksventrikulärer enddiastolischer Druck [mmHg]	15 (5)	16 (5)	9 (3)	11 (4)	13 (6)	15 (7)
ASA-Klassifikation	III–IV	III–IV	III–IV	III–IV	III–IV	III–IV
Nitrate	1/10	0	6/6	8/8	15/20	15/18
Kalziumantagonisten	0	0	3/6	4/8	5/20	9/18
β-Blocker	0	1/10	2/6	3/8	12/20	10/18
ACE-Hemmer	1/10	0	1/6	1/8	3/20	2/18
Digitalis	2/10	2/10	1/6	0	1/20	0
Diuretika	2/10	3/10	1/6	1/8	3/20	2/18

Tabelle 2. Narkoseinduktion bei Aorteninsuffizienz (*P* Propofol, *E* Etomidat)

Hämodynamik Mittelwerte (SD)		I		II	Wach	Nach Induktion	Nach Intubation	10 min nach Intubation
Systemischer arterieller Druck [mmHg]	systolisch	*	P	***	133 (21)	90 (17)	93 (11)	95 (9)
			E	**	128 (21)	101 (17)	111 (19)	110 (20)
	diastolisch	*	P	***	52 (11)	39 (9)	40 (10)	40 (11)
			E		49 (9)	43 (9)	47 (11)	45 (11)
Mittlerer PAP [mmHg]			P	**	18 (4)	16 (4)	14 (3)	14 (4)
			E		20 (6)	18 (8)	18 (8)	18 (7)
PCWP [mmHg]			P		12 (4)	12 (4)	10 (3)	10 (3)
			E		13 (5)	12 (5)	12 (5)	12 (5)
ZVD [mmHg]			P	*	4,1 (3,1)	6,0 (3,4)	4,6 (2,6)	4,5 (3,2)
			E	*	4,7 (2,3)	5,4 (2,5)	5,2 (2,4)	5,5 (2,2)
Herzfrequenz [1/min]			P	*	70 (11)	62 (11)	64 (12)	63 (12)
			E		81 (21)	80 (27)	80 (25)	77 (23)
Herzindex [$1/min/m^2$]			P	*	2,8 (0,7)	2,3 (0,4)	2,3 (0,3)	2,1 (0,4)
			E	**	3,0 (0,7)	2,2 (0,5)	2,3 (0,6)	2,5 (0,7)
SVR [$dyn \cdot s/cm^5$]		*	P	*	1132 (197)	891 (278)	987 (252)	1069 (232)
			E		1065 (267)	1156 (349)	1194 (336)	1186 (341)
LVSWI [$g \cdot m/m^2$]			P	**	44 (15)	30 (9)	28 (6)	27 (8)
			E	***	39 (10)	26 (10)	27 (9)	30 (11)
RVSWI [$g \cdot m/m^2$]			P	*	9,0 (2,4)	8,0 (2,0)	6,2 (1,2)	6,0 (1,9)
			E	**	10,0 (4,6)	6,8 (4,2)	6,6 (2,5)	7,4 (3,1)

Statistik: Ausgangswert vs. 3 folgende Werte (lineare Kontraste).
I = zwischen den Gruppen, *II* = innerhalb der Gruppe;
* $p < 0,05$; ** $p < 0,01$; *** $p < 0,001$.

In der P-Gruppe war eine signifikante Abnahme von HF meßbar (−11%). In beiden Gruppen zeigte sich eine signifikante Abnahme von MAP (P: −30%, E: −20%), CI (P: −18%, E: −27%), RVSWI (P: −20%, E: −36%) und LVSWI (P: −36%, E: −33%). In der P-Gruppe wurde eine signifikante Abnahme von SVR (−21%) gemessen, in der E-Gruppe dagegen ein geringer, jedoch nicht signifikanter Anstieg von SVR. Der PCWP änderte sich in keiner der beiden Gruppen. Der CVP nahm in beiden Gruppen zu. Es errechnete sich eine signifikante Differenz zwischen den Gruppen für systemische Drücke und SVR. Die Veränderungen von CI und RVSWI waren initial geringer in der P-Gruppe, für die gesamte Untersuchungsperiode ergab sich für CI und RVSWI jedoch kein signifikanter Unterschied zwischen den Gruppen.

Diskussion

Die geringe Initialdosis von 1 mg/kg Propofol führte in Kombination mit 0,006 mg Fentanyl/kg KG zu einer angemessenen Narkosetiefe und war geeignet, sympathoadrenerge Reaktionen bei Intubation zu verhindern; Die Erhaltungsdosis von 6 mg/kg/h führte zu einer progredienten Reduktion von CI, RVSWI und LVSWI. Über Propofolanwendung bei Patienten mit Herzklappenvitien fanden sich in der Literatur nur wenige Arbeiten; allein die Publikation von Aun u. Major [2], die Patienten mit Mitral- und Aortenvitien betrifft, läßt Vergleiche mit unseren Untersuchungen zu. Die Autoren fanden bei 10 Patienten nach Applikation von 1,5 mg Propofol/kg KG eine Abnahme von Herzfrequenz, MAP, SVR, LVSWI. Diese Veränderungen traten in unserem Kollektiv von Patienten mit Aorteninsuffizienz in vergleichbarem Ausmaß auf. Aun u. Major [2] fanden geringere Veränderungen des HZV; allerdings wurden keine Opiate verwendet, und die Patienten hatten bei Spontanatmung erhöhte p_aCO_2-Werte. Anstieg des p_aCO_2 kann nach Stephan et al. [8] zu einer Zunahme des HZV während Propofolanästhesie führen. Eine Abnahme von RVSWI und LVSWI bei konstanten oder sogar zunehmenden Füllungsdrücken kann als Zeichen der Kardiodepression gewertet werden, ebenso wie eine fehlende Zunahme des HZV bei abnehmender Nachlast. Die Kriterien für Kardiodepression sind nach unseren Messungen in beiden Gruppen erfüllt, während signifikante Unterschiede zwischen den Gruppen bezüglich dieser Kriterien nicht nachweisbar waren; allerdings waren die Veränderungen in der E-Gruppe auf höherem Niveau signifikant. Demnach zeigte Propofol/Fentanyl bei den Patienten mit Aorteninsuffizienz keine Nachteile gegenüber Etomidat/Fentanyl.

Studie 2: Propofol/Fentanyl zur Induktion koronarkranker Patienten

Patienten und Methode

14 Patienten, die sich einer elektiven aortokoronaren Bypassoperation unterzogen, wurden randomisiert 2 Gruppen zugeteilt. Das Alter der Patienten lag zwischen 48 und 68 Jahren, die ASA-Einstufung zwischen III und IV. Zur Narkoseinduktion wurden entweder 0,25 mg Etomidat/kg KG verwendet oder eine Initialdosis von 1 mg Propofol/kg KG – appliziert in 2 min – gefolgt von einer Erhaltungsdosis von 6 mg/kg/h. Alle Patienten erhielten außerdem 0,006 mg Fentanyl/kg KG und 0,1 mg Pancuronium/kg KG. Messungen der Hämodynamik erfolgten im Wachzustand, nach Narkoseinduktion, nach Intubation und 10 min nach Intubation. Es wurden Mittelwerte und Standardabweichungen der Resultate berechnet. Die Gruppen wurden außerdem anhand von Darstellungen der Einzelverläufe in Form von Kurvenscharen verglichen. Die Narkosetiefe wurde nach klinischen Zeichen und bei 4 Patienten jeder Gruppe mit akustisch evozierten Potentialen beurteilt.

Ergebnisse

Die Gruppen waren vergleichbar hinsichtlich demographischer und präoperativer hämodynamischer Daten (s. Tabelle 1). Auch in diesen beiden Gruppen koronarkranker Patienten war bei Intubation bei allen Patienten eine ausreichende Narkosetiefe vorhanden und mit den AEP keine kortikale Informationsverarbeitung mehr nachweisbar. Jeder Patient der P-Gruppe mußte nach Induktion 5° kopftief gelagert werden, da der Blutdruck erheblich abfiel, bei 5/6 Patienten systolisch unter 100 mgHg. Die Blutdruckwerte in horizontaler Position waren im Mittel 82 (SD 14) mmHg systolisch und 40 (SD 13) mmHg diastolisch. EKG-Zeichen im Sinne einer Ischämie wurden nicht registriert. Es fand sich jedoch bei 2 Patienten in der hypotensiven Periode ein deutlicher Anstieg des PCWP. Bei beiden Patienten konnte mit Dopamin (30 mg/h) ein stabiler Zustand herbeigeführt werden. Zwar

Tabelle 3. Narkoseinduktion bei koronarer Herzkrankheit (*P* Propofol, *E* Etomidat)[a]

Hämodynamik Mittelwerte (SD)			Wach	Nach Induktion	Nach Intubation	10 min nach Intubation
Systemischer arterieller Druck [mmHg]	systolisch	P	135 (24)	89 (16)	100 (13)	99 (10)
		E	130 (26)	114 (21)	120 (27)	118 (22)
	diastolisch	P	64 (14)	47 (10)	50 (12)	50 (7)
		E	68 (12)	63 (13)	69 (15)	68 (10)
Mittlerer PAP [mmHg]		P	13 (3)	13 (4)	13 (5)	12 (5)
		E	15 (6)	14 (3)	14 (2)	14 (3)
PCWP [mmHg]		P	5,2 (2,1)	6,5 (2,5)	7,7 (5,0)	6,3 (3,9)
		E	8,2 (5,7)	8,3 (3,3)	7,3 (2,1)	7,9 (2,6)
CVP [mmHg]		P	3,0 (2,9)	4,4 (2,3)	5,5 (5,8)	4,2 (3,3)
		E	1,8 (1,7)	2,4 (1,9)	2,1 (1,7)	2,1 (1,5)
Herzfrequenz [1/min]		P	63 (4)	59 (8)	56 (7)	56 (7)
		E	64 (9)	61 (7)	62 (8)	60 (6)
Herzindex [$1/min/m^2$]		P	2,8 (0,7)	2,0 (0,5)	2,6 (0,8)	2,4 (0,5)
		E	2,6 (0,5)	2,3 (0,3)	2,4 (0,5)	2,1 (0,3)
SVR [$dyn \cdot s/cm^5$]		P	1396 (416)	1253 (315)	1109 (486)	1132 (329)
		E	1416 (319)	1617 (399)	1452 (349)	1666 (253)
LVSWI [$g \cdot m/m^2$]		P	45 (10)	27 (7)	37 (15)	35 (7)
		E	46 (17)	34 (14)	44 (17)	36 (10)
RVSWI [$g \cdot m/m^2$]		P	6,0 (2,0)	4,5 (2,6)	4,8 (2,5)	4,8 (2,7)
		E	7,0 (2,3)	4,8 (1,6)	6,4 (2,6)	5,5 (1,7)

[a] Alle Patienten der Etomidatgruppe in horizontaler Position; alle Patienten der Propofolgruppe 5° Kopf-tief gelagert nach Induktion bis 10 min nach Intubation; Referenzpunkt: Thoraxmitte.

traten bei keinem der Patienten klinische, hämodynamische oder laborchemische Veränderungen im Sinne eines Myokardinfarktes auf, dennoch führte der beschriebene Verlauf zu der Entscheidung, die Studie abzubrechen. Folgende Veränderungen wurden nach Induktion gemessen (Tabelle 3):

In beiden Gruppen zeigte sich eine Abnahme von MAP (P: −33%, E: −12%), HF (P: −6%, E: −5%), CI (P: −29%, E: −12%), LVSWI (P: −40%, E: −26%) und RVSWI (P: −25%, E: −31%). Die initiale Abnahme von CI und LVSWI war zwar deutlicher nach Propofol als nach Etomidat, im Gesamtverlauf in beiden Gruppen aber ähnlich ausgeprägt. Propofol führte zu einer Abnahme von SVR (−21%). Im Gegensatz hierzu nahm SVR unter Etomidat zu. CVP und PCWP veränderten sich bei 11/14 Patienten nur gering. Ausnahmen zeigten sich bei 3 Patienten: In der P-Gruppe wurde bei 2 Patienten ein Anstieg von CVP und PCWP gemessen; der Anstieg war nach Dopamingabe reversibel. Bei einem Patienten der E-Gruppe wurde im Wachzustand ein erhöhter PCWP registriert; dieser Druck normalisierte sich nach Narkoseinduktion. Die Intubation führte in beiden Gruppen zum Blutdruckanstieg um 8%. Die Ausgangswerte von systemischem Druck und Herzfrequenz wurden nicht überschritten.

Diskussion

Die niedrige Propofoldosis von 1 mg/kg KG war in Kombination mit 0,006 mg Fentanyl/kg KG zwar ausreichend, um bei allen Patienten eine adäquate Bewußtseinsausschaltung hervorzurufen und um sympathoadrenerge Reaktionen bei Intubation zu verhindern, führte aber bei alle Patienten zu einer ausgeprägten Blutdruckabnahme. Der Blutdruckabfall ist eine uniforme Veränderung nach Anwendung von Propofol bei koronarkranken Patienten [1, 3, 7, 9]. Patrick et al. [6] berichten über ähnlich ausgeprägte Veränderungen und systolische Drücke unter 100 mmHg bei 8/10 koronarkranken Patienten nach Propofolinduktion. In dieser Untersuchung war der mittlere präoperative PCWP 6,6 mmHg, in unserer Untersuchung 5,2 mmHg. Relative Hypovolämie und Abnahme des SVR sind Faktoren, die für die von uns beobachteten Blutdruckabfälle verantwortlich sein könnten. Vermeyen et al. [9] fanden nach Induktion mit Propofol nur bei 2/15 koronarkranken Patienten systolische Druckwerte unter 100 mmHg. Ihr mittlerer Ausgangs-PCWP lag bei 13 mmHg.

Veränderungen der Herzfrequenz sind bei koronarkranken Patienten von Bedeutung, da Tachykardien den myokardialen O_2-Verbrauch steigern und gleichzeitig das myokardiale O_2-Angebot reduzieren. Al-Khudhairi et al. [1] und Kaplan et al. [3] fanden nach Anwendung von Propofol zur Anästhesieinduktion bei koronarkranken Patienten Anstiege der Herzfrequenz. Lepage et al. [5], Williams et al. [10], Stephan et al. [7] applizierten zumnächst ausschließlich Propofol und konnten keine Veränderung der Frequenz oder eine Frequenzzunahme feststellen; anschließend wurden die Anästhesien mit Propofol und Fentanyl fortgeführt, und es fand sich eine Abnahme der Herzfrequenz. Unsere Patienten zeigten eine geringe Frequenzabnahme.

Die von uns gemessene Abnahme des systemischen Widerstandes nach Propofolanwendung bei Fehlen von Schmerzreizen entspricht den Ergebnissen der meisten

Untersucher [1, 3, 4, 6, 9], die Propofol bei koronarkranken Patienten verwendeten. Diese Nachlastsenkung kann zwar ein Vorwärtsversagen günstig beeinflussen, kann aber auch zum Druckabfall mit eingeschränkter Koronarperfusion führen, wenn das Herzzeitvolumen nicht kompensatorisch ansteigt.

Wir interpretieren die Abnahme von HZV und LVSWI bei reduzierter Nachlast und nichtreduziertem Füllungsdruck bei unseren koronarkranken Patienten als Zeichen der Kardiodepression unter dem Einfluß von Propofol/Fentanyl. Die Kombination aus reduzierter Nachlast und Fehlen eines korrespondierenden Anstiegs des HZV ist ein häufig beobachtetes Phänomen nach Propofolanwendung bei koronarkranken Patienten [1, 3–7, 10]; bei etwa 50% dieser zitierten Arbeiten war gleichzeitig die Vorlast konstant [1, 3, 6, 9]. Etomidat/Fentanyl führte zu geringer Abnahme von HZV und LVSWI bei konstanter Vorlast und sogar angestiegener Nachlast und dürfte demnach deutlich weniger kardiodepressiv wirken.

Die Kombination aus niedrigem Perfusionsdruck und negativ-inotroper Wirkung kann unserer Ansicht nach insbesondere bei koronarkranken Patienten zu einem Circulus vitiosus führen, der in der Myokardischämie endet. 2/6 Patienten unserer Propofol-Fentanylgruppe zeigten gleichzeitig mit dem Blutdruckabfall einen Anstieg des PCWP, den wir als Ischämiezeichen interpretierten. Da wir jedoch keine ischämietypischen EKG-Veränderungen feststellen konnten und Parameter des Myokardstoffwechsels nicht untersucht haben, können wir nicht mit Sicherheit statuieren, daß Ischämie die alleinige Ursache des PCWP-Anstiegs war. Larsen et al. [4] untersuchten den Myokardstoffwechsel bei geriatrischen Patienten, Stephan et al. [7] bei Patienten mit KHK. Beide Studien ergaben, daß Propofol nicht das globale myokardiale Gleichgewicht zwischen O_2-Angebot und O_2-Verbrauch stört, da Angebot und Verbrauch etwa in gleichem Ausmaß reduziert wurden. Allerdings fand sich bei 1/12 koronarkranken Patienten unter Propofoleinwirkung eine erhöhte kardiale Laktatproduktion, die die Autoren [7] darauf schließen ließ, daß eine regionale Myokardischämie vorgelegen haben könnte.

Studie 3: Propofol/Fentanyl zur Aufrechterhaltung der Anästhesie bei aortokoronarer Bypassoperation

Patienten und Methode

38 Patienten des ASA-Gruppen III und IV, die sich einer elektiven aortokoronaren Bypassoperation unterzogen, wurden randomisiert 2 Gruppen zugeteilt. Das Alter der Patienten lag zwischen 40 und 78 Jahren. Als Vergleichsverfahren wurde in dieser Studie die Kombinationsnarkose mit Fentanyl/Flunitrazepam verwendet. Da nach den bisherigen Erfahrungen Propofol zur Induktion koronarkranker Patienten nicht mehr in Frage kam, verwendeten wir in der P-Gruppe (I) Etomidat zur Induktion der Anästhesie und zwar 0,25 mg/kg KG, in Gruppe II 0,01 mg Flunitrazepam/kg KG, in beiden Gruppen außerdem je 0,01 mg Fentanyl/kg KG und 0,1 mg Pancuronium/kg KG. Die Aufrechterhaltung der Narkose erfolgte in Grupe I mit Propofol (4–10 mg/kg/h) und Fentanyl (0,8–1,2 mg/h), in Gruppe II mit Flunitrazepam und Fentanyl (je 1–2 mg/h). Alle Patienten erhielten N_2O/O_2 und Pancuronium. Messungen der Hämodynamik wurden im Wachzustand, nach Narkoseinduktion,

Tabelle 4. Narkoseaufrechterhaltung bei koronarer Herzkrankheit (*P* Etomidat zur Induktion, Propofol zur Aufrechterhaltung; *F* Flunitrazepam zur Induktion und zur Aufrechterhaltung)

Hämodynamik Mittelwerte (SD)			Wach	Nach Induktion	Nach Hautschnitt	Nach Sternotomie	Nach Aorten-Kanulierung
Systemischer arterieller Druck [mm Hg]	systolisch	P	128 (18)	* 114 (18)	* 132 (17)	138 (18)	* 117 (18)
		F	145 (22)	* 113 (18)	125 (17)	* 151 (21)	146 (11)
	diastolisch	P	72 (10)	66 (9)	* 77 (12)	79 (14)	* 68 (12)
		F	75 (9)	* 62 (9)	* 70 (14)	77 (11)	76 (8)
Mittlerer PAP [mm Hg]		P	18 (5)	18 (6)	19 (5)	21 (7)	17 (6)
		F	20 (9)	21 (7)	18 (6)	20 (7)	16 (8)
PCWP [mm Hg]		P	9,8 (3,9)	* 7,4 (3,0)	7,8 (2,9)	9,6 (4,5)	* 6,2 (4,0)
		F	11,7 (4,4)	12,9 (6,0)	10,0 (7,7)	* 13,1 (7,7)	8,2 (6,7)
ZVD [mm Hg]		P	6,6 (2,6)	7,6 (2,8)	7,6 (2,7)	7,4 (2,9)	6,5 (2,6)
		F	8,8 (3,1)	9,7 (3,0)	7,7 (5,0)	7,9 (4,9)	5,8 (3,2)
Herzfrequenz [1/min]		P	66 (13)	62 (12)	61 (10)	* 68 (14)	* 75 (18)
		F	72 (17)	62 (13)	64 (14)	* 72 (13)	* 80 (16)
Herzindex [l/min/m^2]		P	2,3 (0,5)	2,2 (0,5)	2,2 (0,6)	2,3 (0,6)	2,7 (0,8)
		F	2,6 (0,7)	2,2 (0,8)	2,3 (0,6)	2,4 (0,6)	2,4 (0,5)
SVR [dyn · s/cm^5]		P	1643 (317)	1514 (456)	* 1865 (359)	1906 (394)	* 1351 (369)
		F	1442 (467)	1391 (461)	1589 (490)	1712 (488)	1669 (424)
LVSWI [g · m/m^2]		P	41 (11)	* 34 (13)	42 (18)	44 (17)	40 (14)
		F	52 (14)	* 36 (17)	44 (18)	43 (13)	42 (11)
RVSWI [g · m/m^2]		P	6,0 (2,2)	* 4,2 (2,4)	5,6 (3,6)	6,4 (3,3)	6,5 (2,6)
		F	7,1 (4,4)	* 4,9 (2,5)	7,1 (6,1)	6,3 (3,7)	5,7 (4,0)

Statistik: * = Unterschied innerhalb der Gruppe (Wilcoxon), Vergleich von je 2 benachbarten Werten; $p < 0,05$ (nach Bonferroni korrigiert auf $p < 0,01$).

jeweils nach Hautschnitt, Sternotomie und Aortenkanülierung durchgeführt. Die statistische Analyse erfolgte mit Testverfahren nach Wilcoxon und Kruskal-Wallis. Das Signifikanzniveau $p < 0{,}05$ wurde nach Bonferroni korrigiert ($p < 0{,}01$).

Ergebnisse

Die beiden Gruppen waren bezüglich demographischer und hämodynamischer präoperativer Daten vergleichbar (s. Tabelle 1). In beiden Kollektiven kam es nicht zu bedrohlichen Blutdruckabfällen. Im Untersuchungszeitraum ergab sich bei keinem der Patienten ein Hinweis auf einen Myokardinfarkt. Tabelle 4 zeigt die Werte der Kreislaufparameter. Nach Induktion nahmen LVSWI und RVSWI in beiden Gruppen signifikant ab. Gleichzeitig nahm der PCWP unter Flunitrazepam/ Fentanyl geringgradig, jedoch nicht signifikant zu. Bei chirurgischer Stimulation zeigte sich in beiden Gruppen ein Anstieg des systemischen Druckes, der in der Propofolgruppe bei 4/20 Patienten, in der Flunitrazepamgruppe bei 10/18 Patienten den Einsatz von Vasodilatanzien (NTG 0,5–1,2 mg/h) erforderlich machte. Die Sternotomiewerte kamen unter dem Einfluß dieser Vasodilatanzien zustande: Es wurde ein Anstieg von Herzfrequenz und Blutdruck gemessen, signifikant ausgeprägter in Gruppe II. Während Sternotomie wurde in der Flunitrazepamgruppe außerdem ein signifikanter Anstieg des PCWP sichtbar. In der Propofolgruppe wurde bei Hautschnitt und Sternotomie ein signifikanter Anstieg des SVR gemessen. In beiden Gruppen waren signifikante Anstiege des HZV nur in Relation zum Prästernotomiewert, nicht aber zum Ausgangswert feststellbar. Zum Zeitpunkt der Aortenkanülierung wurde in beiden Gruppen ein Anstieg der Herzfrequenz und eine Abnahme des PCWP gemessen.

Diskussion

Vermeyen et al. [9] und Stephan et al. [7] untersuchten die Hämodynamik bei Aufrechterhaltung der Anästhesie mit Propofol und Fentanyl zur aortokoronaren Bypassoperation. Dabei fanden Stephan et al. [7] als wesentliche hämodynamische Veränderung bei Stemotomie eine Zunahme von MAP und SVR und eine Abnahme von PCWP, HZV und SVL. Wir fanden bei Schmerzreizen eine Zunahme von MAP, Herzfrequenz und SVR ohne Abnahme von HZV oder LVSWI. Diese Veränderungen könnten als Ausdruck einer sympathoadrenergen Kreislaufreaktion gedeutet werden. Vermeyen et al. [91] fanden dagegen eine Zunahme von SVR und Abnahme von MAP, Herzindex und LVSWI während chirurgischer Stimulation. Diese Veränderungen lassen an eine Kardiodepression denken. Das Verfahren von Stephan et al. [7] unterscheidet sich von unserem durch die um 50% geringere Fentanyldosierung und geringgradig höhere Propofoldosierung, das von Vermeyen et al. [9] durch die doppelte Fentanyldosierung und niedrigere Propofoldosierung. Bei der Bewertung der sympathoadrenergen Reaktion muß berücksichtigt werden, daß unsere Meßwerte trotz Einsatz von Vasodilatanzien (NTG) bei 4/20 Patienten der Propofolgruppe und bei 10/18 Patienten der Flunitrazepam-Fentanylgruppe zustande kamen. Trotz NTG wurde in beiden Gruppen nicht nur ein Druckanstieg, sondern auch ein Anstieg des PCWP beobachtet, letzteres signifikant unter Flunitrazepam/Fentanyl. DieVeränderungen zum Zeitpunkt der Aortenkanülierung interpretierten wir im Sinne einer relativen Hypovolämie kurz vor Beginn der extrakorporalen Zirkulation.

Schlußfolgerungen

Es wurden Anästhesien bei 2 pathophysiologisch unterschiedlichen Erkrankungen durchgeführt und hämodynamische Veränderungen unter Einwirkung verschiedener Anästhetika ermittelt. Ziele der Untersuchung waren: 1) die Wirkeffekte der Anästhetika auf das Herz-Kreislauf-System zu ermitteln, 2) Hinweise zur Genese der Propofolwirkungen zu erhalten. Die zusammenfassende Darstellung der 3 Untersuchungen sollte dies ermöglichen.

Nach Induktion von Propofol/Fentanyl zeigt sich ein nachlastsenkender und ein kardiodepressiver Effekt sowohl bei koronarkranken Patienten, als auch bei Patienten mit Aorteninsuffizienz. Bei letzteren war jedoch der kardiodepressive Effekt deutlich weniger ausgeprägt und vergleichbar mit den Veränderungen nach Etomidat/Fentanyl. Möglicherweise ist die Komponente Nachlastsenkung für das unterschiedliche Ausmaß der Kardiodepression verantwortlich. Ein Circulus vitiosus mit den sich gegenseitig verstärkenden Faktoren Abnahme von Kontraktilität und Nachlast, konsekutive Abnahme des Perfusionsdruckes, Abnahme des koronaren O_2-Angebotes bei eingeschränkter Koronarreserve bietet eine Erklärungsmöglichkeit für die ausgeprägten Veränderungen bei koronarkranken Patienten. Patienten mit Aorteninsuffizienz konnten offenbar durch kompensatorische Koronardilatation das myokardiale O_2-Angebot aufrechterhalten. Abgesehen hiervon profitieren Patienten mit Aorteninsuffizienz von einer Abnahme des SVR (Zunahme des effektiven Schlagvolumens), wenn nicht bereits pathologisch niedrige Ausgangswerte vorliegen.

Propofol hatte nur unter Ruhebedingungen nachlastsenkende Qualität, konnte hingegen bei Schmerzreizen einen Anstieg des SVR nicht verhindern. Gleichzeitig wurden während chirurgischer Stimulation keine Veränderungen im Sinne einer Kardiodepression sichtbar, vielmehr die Entwicklung einer hyperdynamen Herz-Kreislauf-Situation. Dies unterstreicht die Bedeutung des Faktors Nachlastsenkung für die Veränderungen im Sinne der Kardiodepression in der Induktionsphase.

Aus den genannten Gründen kann man folgende Empfehlungen geben:

1. Bei Patienten mit Aorteninsuffizienz erscheinen die verwendeten Medikamentenkombinationen Propofol/Fentanyl und Etomidat/Fentanyl gleichermaßen geeignet zur Narkoseinduktion, da es unter beiden Medikationen nicht zur kritischen Reduktion des arteriellen Druckes oder des Herzindex kam und da relevante sympathoadrenerge Reaktionen bei trachealer Intubation verhindert wurden. Propofol reduziert die Nachlast und kann daher zur Anästhesieinduktion vorgezogen werden, wenn ein erhöhter systemischer Widerstand vorliegt.
2. Bei Patienten mit KHK konnte die Anästhesieinduktion mit niedrigen Propofoldosen in Kombination mit Fentanyl zwar eine ausreichende Bewußtseinsausschaltung herbeiführen, führte aber gleichzeitig zur ausgeprägten Abnahme von

systemischem Druck und Herzindex. Diese Veränderungen konnten nur partiell rückgängig gemacht werden durch Kopftieflagerung und Applikation von Dopamin. Im untersuchten Kollektiv resultierten zwar keine Folgeschäden, und möglicherweise ergibt sich ein geringerer Blutdruckabfall, wenn vor Induktion größere Volumenmengen infundiert werden; trotzdem kann jedoch Propofol/Fentanyl aus unserer Sicht nicht als Standardmedikation zur Narkoseinduktion bei Patienten mit hochgradiger KHK empfohlen werden. Unser Standardverfahren bei koronarkranken Patienten bleibt die Anwendung von Etomidat/Fentanyl. Wenn bei bekannter KHK Propofol zur Anwendung kommen soll, trägt die kontinuierliche invasive Druckmessung - begonnen bereits vor Anästhesieinduktion - dazu bei, daß relevante Blutdruckabfälle rechtzeitig erkannt und therapiert werden können.

3. Zur Aufrechterhaltung der Anästhesie bei aortokoronarer Bypassoperation waren beide Medikamentenkombinationen geeignet. In keiner der Gruppen kam es in der Phase chirurgischer Stimulation zur Kardiodepression. Allerdings zeigte sich bei Schmerzreizen in der Flunitrazepam-Fentanyl-Gruppe ein signifikanter Anstieg des PCWP, der auf eine Ischämie mit konsekutiver Reduktion der Ventrikelcompliance hindeuten könnte. In beiden Gruppen waren trotz Einsatz von Vasodilatanzien hyperdyname Kreislaufreaktionen nicht bei allen Patienten vermeidbar. In der Flunitrazepam-Fentany-Gruppe mußten jedoch wesentlich häufiger Vasodilatanzien eingesetzt werden. Im Hinblick auf die Erhaltung der Kreislaufstabilität erschien deshalb die Propofol-Fentanyl-Anästhesie zur Aufrechterhaltung der Narkose günstiger, als das Verfahren mit Flunitrazepam und Fentanyl.

Literatur

1. Al-Khudhairi D, Gordon G, Morgan M, Whitwam JG (1982) Acute cardiovascular changes following disoprofol - Effects in heavily sedated patients with coronary artery diesease. Anaesthesia 37:1007–1010
2. Aun C, Major E (1984) The cardiovascular effects of ICI 35868 in patients with valvular heart disease. Anaesthesia 39:1096–1100
3. Kaplan JA, Guffin AV, Mikula S, Dolman J, Profeta J (1988) Comparative hemodynamic effects of propofol and thiamylal sodium during anesthetic induction for myocardial revascularization. J Cardiothorac Anesth 2:297–302
4. Larsen R, Lange H, Rahtgeber J (1988) Myokardstoffwechsel unter Propofol bei geriatrischen Patienten - Ein Vergleich mit Etomidat. Anaesthesist 37:510–516
5. Lepage J-YM, Pinaud ML, Helias JH, Juge CM, Cozian AY, Farinotty R, Souron RJ (1988) Left ventricular function during propofol and fentanyl anesthesia in patients with coronary artery disease: assessment with a radionuclide approach. Anesth Analg 67:949–955
6. Patrick MR, Blair IJ, Feneck RO, Sebel PS (1985) A comparison of the haemodynamic effects of propofol ('Diprivan') and thiopentone in patients with coronary artery disease. Postgrad Med J 61:23–27
7. Stephan H, Sonntag H, Schenk HD, Kettler D, Khambatta HJ (1986) Effects of propofol on cardiovascular dynamics, myocardial blood flow and myocardial metabolism in patients with coronary artery disease. Br J Anaesth 58:969–975

8. Stephan H, Sonntag H, Schenk HD, Kohlhausen S (1987) Einfluß von Disoprivan (Propofol) auf die Durchblutung und den Sauerstoffverbrauch des Gehirns und die CO_2-Reaktivität der Hirngefäße beim Menschen. Anaesthesist 36:60–65
9. Vermeyen KM, Erpels FA, Janssen LA, Beeckman CP, Hanegreefs GH (1987) Propofol-fentanyl anaesthesia for coronary bypass surgery in patients with good left ventricular function. Br J Anaesth 59:1115–1120
10. Williams JP, McArthur JD, Walker WE, Teunissen E, Rietsema K, Stanley TH (1986) The cardiovascular effects of propofol in patients with impaired cardiac function. Anesth Analg 65:S166

Optimierung der myokardialen O_2-Bilanz in der perioperativen Phase: Rheologische und medikamentöse Maßnahmen

Safe Limits of Hemodilution in Patients with Coronary Artery Disease

J. F. Baron, M. Moutafis, P. Viars

Intentional hemodilution has been introduced into surgery because transfusions using donor blood are associated with significant risks. The appearance of acquired immunodeficiency syndrome (AIDS) and its possible transmission via transfusion, despite donor selection, is a very sensitive problem for patients and physicians [1]. However, AIDS ist probably not the major problem, since the risk of non-A non-B hepatitis transmission is quantitatively more important. In addition, the evidence that transfusion of homologous blood can induce immunosuppression and thereby impair the host resistance of surgical patients is a new cause of concern [12]. These problems with homologous transfusion have promoted the use of all techniques of autotransfusion. Among these, intentional hemodilution is the one which has probably enjoyed the greatest development, since it is the simplest and least expensive.

The pathophysiology of normovolemic hemodilution has been studied extensively in the past decade [20]. It has been established that a reduction in hematocrit levels and, as a result, in arterial oxygen content ist not deleterious, since compensatory mechanisms are involved in maintaining systemic oxygen transport. However, it has been suggested by experimental studies that the cardiovascular adaptations involved in hemodilution may be either deleterious or limited in patients with coronary artery disease [5]. Nevertheless, some clincal studies have been conducted in patients with coronary artery disease which have brought some conflicting results. At present, it seems from all these experimental and clinical studies that rather than speaking about hemodilution as a contraindication in patients with coronary artery disease, it is probably more appropriate to call up its safe limits in this setting [21].

Cardiovascular Adaptations to Normovolemic Hemodilution

The decrease in hematocrit levels results in an improvement of the rheologic properties of blood. In normovolemic conditions, the enhanced blood fluidity induces a large increase in cardiac output [14] due to an enhanced venous return [8]. Stroke volume increases, while at the same time the emptying of the left ventricle is facilitated by a reduced afterload [3]. It is generally admitted that the increase in cardiac output is not due to a change in heart rate as long as normovolemia is preserved. Heart rate increases as soon as hypovolemia occurs, due either to insufficient infusion of the plasma substitute or to its rapid extravasation [20]. However, when considering control groups, clinical studies found a trend towards a higher heart rate in patients with hemodilution [24]. In addition, an experimental study comparing cardiac adaptations to normovolemic hemodilution in dogs with chronic cardiac denervation with those occurring in normal dogs found a lower increase in cardiac output in the former group [7]. This resulted from decrease in the relative contribution of heart rate to the increase in cardiac output. These results suggest that hemodilution leads to an involvement of the autonomic nervous system via the activation of chemoreceptors and baroreceptors [10]. The same mechanisms could explain the increase in myocardial contractility described during normovolemic hemodilution [23].

Despite the decreased oxygen-carrying capacity during normovolemic hemodilution, systemic oxygen transport is not compromised since cardiac output increases. On the basis of theoretical considerations, Hint first predicted that systemic oxygen transport may be maintained at least until a 25% hematocrit level is reached [11]. These results were fully corroborated by many experimental and clinical studies [25, 27]. Global oxygen consumption is maintained during normovolemic hemodilution for a large range of hematocrit levels (from 60% to 20%). This is associated with a decrease in venous oxygen content [14]. Continuous and simultaneous measurements of oxygen pressure distribution in various organs revealed that the local oxygen tension (PO_2) in the liver, pancreas, intenstine, kidney, and skeletal muscle increased slightly as a result of normovolemic hemodilution [19]. The shift of the tissue PO_2 distribution profiles toward higher PO_2 values while the hematocrit level was lowered was interpreted as a reflection of a more homogeneous flow distribution of capillary flow [28].

Coronary Circulation Adaptations to Normovolemic Hemodilution

Enhanced cardiac output is distributed to the vital organs in approximately the same fraction during normovolemic hemodilution as at normal hematocrit levels with the exception of the coronary circulation. Coronary blood flow increases proportionately more than other local blood flows [22] (Fig. 1). This finding indicates that the increase in coronary blood flow not only is due to the decrease in viscosity, but that it also reflects a coronary vasodilation [13].

Myocardial oxygen consumption is maintained for a large range of hematocrit levels (from 20% to 60%) as well as for the total body hematocrit. However, no change in coronary sinus oxygen saturation is observed during hemodilution even at a very low hematocrit level [13], while a decrease in mixed venous oxyen saturation is generally observed with hematocrit levels below 25%. Other studies found a sligth decrease in coronary sinus oxygen saturation, but this decrease is more limited than for other local circulations. This particular adaptation of the myocardium to hemodilution is due to the almost maximal oxygen extraction in basal conditions. These experimental findings have been confirmed in the human coronary circulation [6] (Fig. 2). Thus, compared with other tissues, a strict maintenance of myocardial oxygen supply is necessary during hemodilution.

The endocardial/epicardial distribution of coronary blood flow may also be modified by hemodilution. Brazier et al. [2] demonstrated that oxygen delivery to both the subepicardium and the subendocarcium is adequately maintained over a

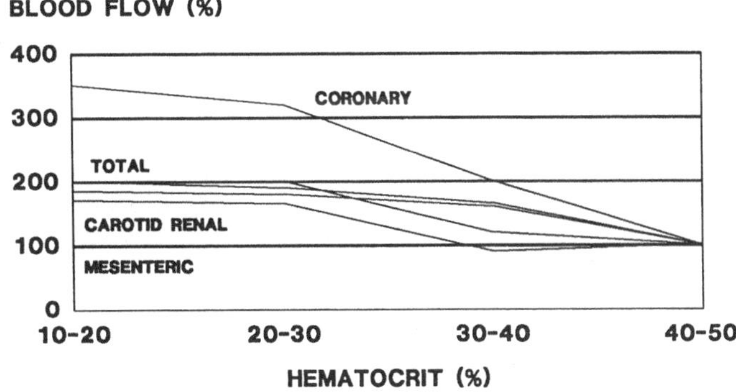

Fig. 1. Regional blood flows during normovolemic hemodilution. The increase in coronary blood flow was proportionally greater than other regional blood flows. (From [22])

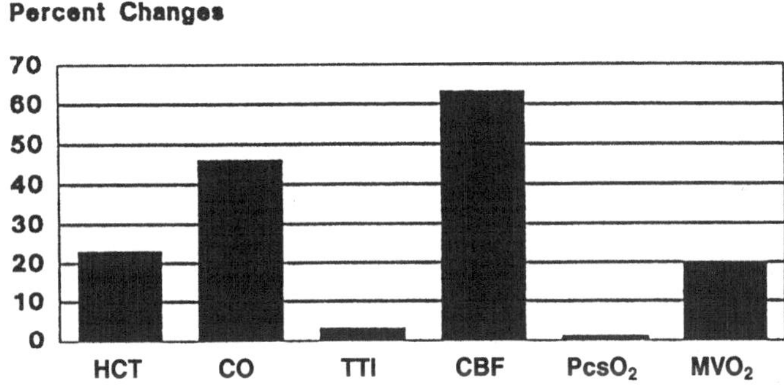

Fig. 2. Changes in percent in hematocrit (*HCT*), cardiac output (*CO*), tension-time index (*TTI*), coronary blood flow (*CBF*), coronary sinus partial PO_2 ($PcsO_2$) and myocardial oxygen consumption (MVO_2) during hemodilution in humans. (From [6])

wide range of hemoglobin levels (down to 5 g/100 ml) in normal dogs with patent coronary arteries. This was achieved by a proportional increase in coronary blood blow to both areas. With a hemoglobin concentration lower than 5 g/100 ml a further increase in both total coronary and subendocardial blood flow was observed. However, there was a significant reduction in the proportion of flow delivered to the subendocardium, leading to a decrease in endocardial/epicardial flow ratio. These changes were associated with myocardial ischemia detected with an intracavitary electrocardiogram. These results demonstrated that, during hemodilution, the subendocardium ist more vulnerable to ischemia than other layers, because ist must receive most or all of its flow during diastole. Thus, for the subendocardium to receive the same amount of flow as other layers, it must have lower vascular resistance. Since the capacity of subendocardial vessels to vasodilate ist more limited, maximum coronary dilatation will occur first in this region. In addition, Geha [5] showed that the maximal coronary blood flow is not modified during normovolemic hemodilution. As a result, the coronary flow reserve, or the ratio of peak increase in

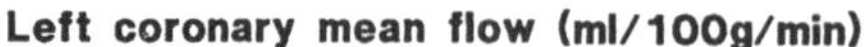

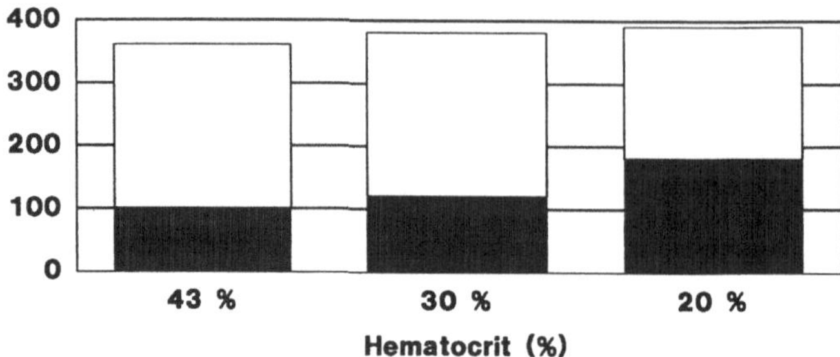

Fig. 3. Resting coronary blood flow (CBF; *black shading*) and maximal coronary blood flow (*white areas*) during hemodilution. Coronary reserve (ratio of maximal CBF to resting CBF) is decreased during hemodilution. (From [5])

flow after occlusion to preocclusion flow is decreased by 50% at a hematocrit level of 30% (Fig. 3). This decrease ist only due to the increase in the resting flow with hemodilution. Thus, at half the normal hematocrit level, coronary reserve ist severely decreased, indicating cardiac vulnerability, especially if a rise in oxygen requirements occurs.

Hemodilution and Experimental Coronary Stenosis or Occlusion

Experimental studies were conducted with models using acute myocardial ischemia to determine whether normovolemic hemodilution is deleterious or not. A study in open-chest dogs revealed that a decrease in arterial oxygen content obtained by hemodilution does not increase myocardial ischemia evaluated by summating ST elevations from epicardial electrocardiographic mapping [29]. The same decrease in arterial oxygen content obtained by hypoxia at normal hematocrit levels increases the severity of ischemia in the same experiments (Fig. 4). Similar studies performed in isolated, isovolumic hearts under controlled hemodynamic conditions confirmed that hemodilution does not increase myocardial ischemia after coronary occlusion [29]. These last experiments suggested that an increased collateral flow during normovolemic hemodilution is the mechanism by which a decrease in arterial oxygen content has no further deleterious effects if it is obtained by hemodilution rather than by hypoxia. This increase in collateral flow is probably directly related to the decreased viscosity at the microcirculatory level. These experiments are in agreement with those of Stucker et al. [26], who compared the myocardial performances of isolated working hearts which were reperfused after prolonged global myocardial ischemia according to the hematocrit level of the perfusate. They found that after global ischemia, coronary blood flow increased in the hemodiluted group in order to maintain the same myocardial oxygen transport as that in the nonhemodiluted group. In addition, myocardial performance evaluated from the aortic blood flow of this isolated working heart was higher after global ischemia in the group with hemodilution.

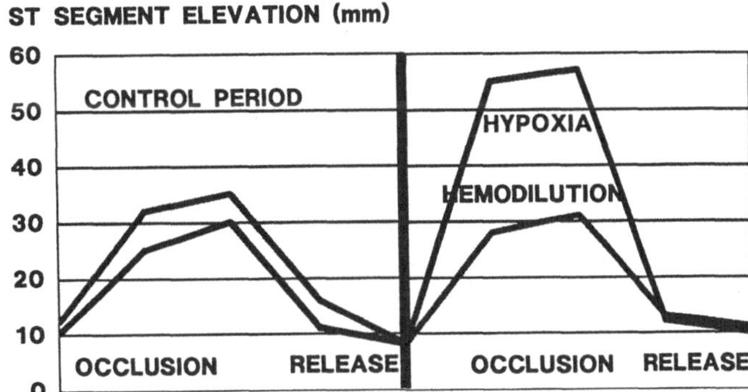

Fig. 4. Experimental myocardial hemodilution during hemodilution and hypoxia inducing the same decrease in arterial oxygen content. Unlike hypoxia, hemodilution did not increase myocardial ischemia. (From [29])

Few studies have investigated the effects of hemodilution with experimental coronary artery stenosis. Hagl et al. [9] demonstrated that after a partial occlusion of a coronary artery, the increase in coronary blood flow induced by hemodilution was extremely limited, while it was adapted in another normal coronary artery. As a result, oxygen transport was reduced in the region irrigated by the narrowed artery. A recent study reinvestigated this point in anesthetized dogs in which a critical stenosis was applied to the LAD such that no deterioration of apical function occurred, despite the loss of LAD-reactive hyperemia [4, 16]. Systolic shortening was monitored in the region supplied by the left arterior descending artery as an index of regional myocardial ischemia. Under various concentrations of halothane, no significant variations in systolic shortening occurred until a hematocrit level of 15% was reached. These results demonstrate that under anesthesia and using halothane, which is known to improve myocardial oxygen balance, the hematocrit value tolerated by the myocardium may be as low as 20%-15%.

Hemodilution and Coronary Artery Disease

According these conflicting experimental data, acute normovolemic hemodilution has been considered to be contraindicated in patients with coronary artery disease. Nevertheless, the technique is commonly used during cardiac surgery including coronary bypass procedures [21]. During vascular surgery, hemodilution is also commonly used, despite the high incidence of coronary artery disease in such patients [15]. Although postoperative myocardial infarction is a frequent complication after these types of surgery, normovolemic hemodilution has not been identified as a determinant or a contributing factor for this complication. In fact, to our knowledge, no randomized clinical study has been conducted to determine this point.

One approach to investigate the effects of normovolemic hemodilution on coronary dynamics and on myocardial metabolism in patients with coronary artery disease is study myocardial thallium uptake. A study of this kind, conducted by Laxenaire et al. [15], did not reveal any further impairment in basal thallium uptake after normovolemic hemodilution decreasing the hematocrit level to 30%. Furthermore, basal thallium uptake was improved in three patients. In addition, when comparing dipyridamole-thallium scans before and after normovolemic hemodilution, no change in thallium uptake was observed in seven of the ten patients included in this study; an improvement was observed in two patients, and an increase in thallium defects was observed in only one patient. This last patient had disabling angina with chest pain at rest. These results indicated that despite the hemodilution-induced decrease in coronary vascular resistance, resulting from both coronary vasodilation and decrease in blood viscosity, no coronary steal phenomenon was observed in these patients, since no significant change in basal thallium uptake was observed. On the contrary, the increase in basal thallium uptake in three patients suggested that the collateral flow might be improved and/or that the flow downstream to the coronary artery stenosis was better distributed. However, the increase in dipyridamole-thallium scan defects in one patient with disabling angina set a limit on hemodilution tolerance in patients with coronary artery disease. Furthermore, this study pointed out that left ventricular function at rest was not altered by hemodilution in these patients with coronary artery disease. However, one should wonder to what extent these results might be extrapolated to anesthetic situations in which both global and myocardial oxygen consumption may dramatically vary especially during recovery from general anesthesia.

We conducted a randomized study in anesthetized patients with coronary artery disease to investigate the effects of normovolemic hemodilution on left ventricular function, systemic oxygen transport, and global oxygen consumption during the perioperative period [17, 18]. On preoperative myocardial thallium gammatomography, all patients included in this study had a least one defect on initial scans, with a redistribution on delayed scans. Their left ventricular ejection fraction, determined by gated radionuclide angiography, was greater than 0.50. After the induction of general anesthesia, patients were randomly assigned to a hemodiluted or to a nonhemodiluted group. In the hemodiluted group, blood was withdrawn and simultaneously replaced by colloids to achieve a hematocrit level of about 25%. In this group, the hematocrit level was maintained at this value during the intra- and postoperative periods, while it was maintained to its initial value in the nonhemodiluted group. We noted that, during the preoperative period, the cardiac index did not significantly increase in the hemodiluted group and was not different from the values of the control group. As a result, systemic oxygen transport was significantly lower after hemodilution than in the other group. Nevertheless, global oxygen consumption was not different between the two groups; this was achieved by a significant decrease in mixed venous oxygen content.

The lack of increased cardiac index in these patients with coronary artery disease and normal left ventricular function could not be explained by an insufficient volume replacement. In addition, no significant changes in pulmonary capillary wedge pressure and in left ventricular end-diastolic area monitored by transesophageal echocardiography were observed. Impairment in left ventricular function due to myocardial ischemia was also unlikely, since neither a significant change in ejection fraction nor any new segmental wall motion abnormality was noted. Increased venous compliance due to fentanyl benzodiazepine anesthesia should not be excluded since it would have interfered with the effects of hemodilution on venous

Table 1. Myocardial ischemic episodes in patients with coronary aretery disease undergoing abdominal aortic reconstruction, with and without hemodilution. No significant difference was detected

	Myocardial ischemia	
	Patients	Episodes
Patients with hemodilution ($n=13$)	4	10
Patients without hemodilution ($n=13$)	6	11

return. During the postoperative period, after rewarming, global oxygen consumption significantly increased to the same extent in both groups. However, the cardiac index was not significantly higher in the hemodiluted group. This situation does not appear to be deleterious, since there was a trend to a lower lactate concentration in the hemodiluted group. In addition, myocardial ischemic episodes as retrospectively evidenced by the analysis of Holter tapes, were no more frequent in the hemodiluted than in the control group (Table 1).

This study illustrates that normal hemodynamic adaptations to hemodilution may not occur during the intra- and postoperative periods in patients with coronary artery disease, even if they have normal left ventricular function preoperatively. Several mechanisms may lead to these results such as interference with general anesthesia, impairment in left ventricular function, myocardial ischemia, and decreased autonomic nervous system tone by general anesthesia. Therefore, a cardiac monitoring including electrocardiogram monitoring with ST-T segment analysis and hemodynamic monitoring to measure left ventricular preload and cardiac output could be indicated in these patients to determine the predominant mechanism in the case of mismatching between systemic oxygen transport and global oxygen consumption.

Conclusions

Normovolemic hemodilution may be a suitable method for blood management during surgery. Its pathophysiology has been extensively studied in the past decade, evidencing that a reduction in hematocrit level was perfectly well tolerated in patients without cardiac disease. It has been suggested by experimental studies that cardiovascular adaptations involved in hemodilution migth be either deleterious or limited in patients with coronary artery disease. Nevertheless, normovolemic hemodilution is largely used during cardiac surgery, even with coronary bypass procedures and during vascular surgery.

It has not been shown in these high-risk patient groups that hemodilution may cause postoperative myocardial infarction. In addition, myocardial thallium scans, performed after hemodilution in patients with coronary artery disease, showed beneficial rather than deleterious effects on myocardial metabolism. However, some limitations must be re-emphasized: normovolemic hemodilution must not be performed in patients with a recent myocardial infarction, with unstable or disabling angina,or with an impairment in left ventricular function. Hematocrit values must be monitored frequently and kept above 25%–30% especially during the recovery period. In addition, the absence of adequate cardiac monitoring is a real limit to the use of such a technique in patients with coronary artery disease.

References

1. Bove JR (1984) Transfusion associated AIDS – a cause for concern. N Engl J Med 310:115–116
2. Brazier J,Cooper N, Maloney JV, Buckberg C (1974) The adequacy of myocardial oxygen delivery in acute normovolemic anemia. Surgery 75:508–516
3. Carey JS (1975) Determinants of cardiac output during experimental therapeutic hemodilution. Ann Surg 18:196–202
4. Davies MJ, Cronin KD, Domaingue C (1982) Haemodilution for major vascular surgery using 3,5% polygeline (Haemaccel). Anaesth Intensive care 10:265–270
5. Geha AS (1976) Coronary and cardiovascular dynamics and oxygen availability during acute normovolemic anemia. Surgery 80:47–53
6. Gisselsson L, Rosberg B, Ericsson M (1982) Myocardial blood flow, oxygen uptake and carbon dioxide release of the human heart during hemodilution. Acta Anaesthesiol Scand 26:589–591
7. Glick G, Plauth WH, Braunwald E (1964) Role of the autonomic nervous system in the circulatory response to acutely induced anemia in anesthetized dogs. J Clin Invest 43:2112–2124
8. Guyton AC, Richardson TQ (1961) Effect of hematocrit on venous return.Circ Res 9:157–161
9. Hagl S, Heimlich W, Meisner H, Erben R, Baum M, Mendler N (1977) The effect of hemodilution of regional function in the presence of coronary stenosis. Basis Res Cardiol 72:344–364
10. Hatcher JD; Chiu KL, Jennings DB (1978) Anemia as a stimulus to aortic and carotid chemoreceptors in the cat. J Appl Physiol 44:696–702
11. Hint H (1968) The pharmacology of dextran and physiological background of the clincal use of Rheomacrodex. Acta Anaesthesiol Belg 19:119–138
12. Horsey PF (1989) Blood transfusion and surgery. Br Med J 291:291–234
13. Jan KM, Chien S (1977) Effect of hematocrit variations on coronary hemodynamics and oxygen utilisation. Am J Physiol 233:H106–H113
14. Laks H, Pilon RN, Klovekorn WP, Anderson W, McCallum JR, O'Connor NE (1974) Acute hemodilution: its effect on hemodynamics and oxygen transport in anesthetized man. Ann Surg 180:103–109
15. Laxenaire MC, Aug F, Voisin C, Chevreaud C, Bauer P, Bertrand A (1986) Effects of haemodilution on ventricular function in coronary heart disease patients: Ann Fr Anesth Reanim 5:218–222
16. Leone BJ, Saphn DR, McRae RL, Smith LR (1990) Effects of hemodilution on regional function of compromised myocardium. Anesthesiology [Suppl] 73:A596
17. Linden P van der, Baron JF, Philipp I et al. (1987) Normovolemic hemodilution in anesthetized patients with coronary artery disease: effects on hemodynamic and left ventricular function. Anesthesiology [Suppl] 67:A135

18. Linden P van der, Baron JF, Philipp I et al. (1987) Normovolemic hemodilution in anesthetized patients with coronary artery disease: hemodynamic and metabolic responses to recovery. Anesthesiology [Suppl] 67:A79
19. Messmer K, Sunder-Plassmann L, Jesch F, Gormandt L, Sinagowitz E, Kessler M (1973) Oxygen supply to the tissues during normovolemic hemodilution. Respir Exp Med 159:152–166
20. Messmer K, Kreimeier U, Intaglietta M (1986) Present state of intentional hemodilution. Eur Surg Res 18:254–263
21. Niinikoski J, Lassksonen V, Meretoja O, Jalonen J, Inberg MV (1981) Oxygen transport to tissue under normovolemic moderate and extreme hemodilution during coronary bypass operation. Ann Thorac Surg 31:134–143
22. Race D, Dedichen H, Schenk WG (1967) Regional blood flow during dextran-induced normovolemic hemodilution in the dog. J Thorac Cardiovasc Surg 53:578–586
23. Rodriguez JA, Chamorro GA, Rapaport E (1974) Effect of isovolumic anemia on ventricular performance at rest and during exercise. J Appl Physiol 36:28–33
24. Rose D, Coussofides T (1981) Intraoperative normovolemic hemodilution. J Surg Res 31:375–381
25. Shah DM, Prichard MN, Newell JC, Karmody AM, Scovill WA, Powers SR (1980) Increased cardiac output and oxygen transport after intraoperative isovolumic hemodilution. A study in patients with peripheral vascular disease. Arch Surg 115:597–600
26. Stucker O, Trouve R, Vicaut E et al. (1983) Effects of different hematocrits on the isolated working rabbit heart perfused after ischemia. Int J Microcirc Clin Exp 2:325–335
27. Sunder-Plassmann L, Klovekorn WP, Holper K, Hase U, Messmer K (1971) The physiological significance of acutely induced hemodilution. In: Ditzel J, Lewis DH (eds) 6th European Conference on Microcirculation. Karger, Basel, pp 23–28
28. Vicaut E, Stucker O, Teisseire B, Duvelleroy M (1987) Changes in systemic hematocrit and red cell fluxes at capillary bifurcations in rat cremaster muscles. Int J Microcirc Clin Exp 6:225–235
29. Yoshikawa H, Powell J, Bland JHL, Lowenstein E (1973) Effects of acute anemia on experimental myocardial ischemia. Am J Cardiol 32:670–678

Eigenblutspende bei kardialen Risikopatienten – Erfahrungen mit der Kryokonservierung in der Herzchirurgie

W. Dietrich, J. A. Richter

Sein dem Beginn der Herzchirurgie haben viele technische Verbesserungen sowie die Einführung blutsparender Maßnahmen dazu beigetragen, den Fremdblutverbrauch bei herzchirurgischen Eigriffen zu reduzieren. Trotz dieser Entwicklung besteht ein großer Bedarf an homologen Blutkonserven in der Herzchirurgie. Die Risiken der Fremdbluttransfusion sind bekannt. Sie haben sich zwar durch Fortschritte der Transfusionsmedizin und Immunologie verringert, bestehen aber im Prinzip unverändert fort. Die Wahrscheinlichkeit der Übertragung einer transfusionsassoziierten Non-A-non-B-Hepatitis oder einer HIV-Infektion wurde durch neue Techniken reduziert, vollständig ausgeschlossen werden kann sie jedoch nicht. So wurden in der Bundesrepublik Deutschland zwischen Oktober 1989 und Oktober 1990 immerhin noch 23 transfusionsassoziierte HIV-Neuerkrankungen gemeldet [2]. In den USA wird das Risiko einer HIV-Übertragung noch auf 0,0078% pro Fremdblutkonserve geschätzt [3, 6]. Auch wenn dieses Risiko gering erscheint, so bedeutet die Infektion doch für den einzelnen Patienten eine persönliche Katastrophe. Die HIV-Übertragung ist nur eine Möglichkeit der Infektion mit Retroviren. Cohen et al. [3] rechneten hoch, daß das Risiko einer HTLV-I-Infektion durch homologe Blutübertragung bei 0,024% liegt. Gravlee [7] schätzte 1989, daß in den USA ca. 120000 Patienten jährlich eine transfusionsassoziierte Non-A-non-B-Hepatitis durchmachen, an deren Folgen im Verlaufe von 1–2 Jahren ca. 1500 Patienten sterben. Für die Bundesrepublik Deutschland liegen keine genauen Zahlen vor. Doch kann sicher angenommen werden, daß beim geringeren Durchseuchungsgrad der Bevölkerung das transfusionsassoziierte Infektionsrisiko geringer ist als in den USA.

Auch bei den Patienten ist ein steigendes Bewußtsein über mögliche Risiken der Fremdbluttransfusion zu verzeichnen. Häufig drängen sie die Ärzte, nach Alternativen zur homologen Transfusion zu suchen.

Eine Möglichkeit der Fremdbluteinsparung besteht in der präoperativen Eigenblutspende. Herzchirurgische Eingriffe, die meist geplant und mit einer längeren präoperativen Wartezeit verbunden sind, bieten sich für diese Methode an. Bei einer präoperativen Eigenblutspende von im Mittel 1,7 Einheiten konnten Love et al. [12] bei 84% ihrer Patienten auf jegliche Fremdbluttransfusion verzichten im Vergleich zu nur 38% bei Patienten ohne Eigenblutspende. Britton et al. [1] berichteten über eine Reduzierung des Fremdblutverbrauchs bei herzchirurgischen Patienten durch präoperative Eigenblutspende von 2,1 Einheiten Erythrozytenkonzentrat auf 0,6 Einheiten. Die Autoren sahen aber auch bei 12,2% der Eigenblutspender eine Zunahme der pektanginösen Beschwerden in der präoperativen Phase. Auch wenn diese Veränderungen der Beschwerden nicht im Zusammenhang mit der Eigenblutspende gesehen wurden, so trifft dieser Befund doch die Kernfrage der Eigenblutspende, nämlich die nach der Sicherheit dieses Verfahrens bei kardialen Risikopatienten.

Risiken der präoperativen Eigenblutspende

In den klassischen Arbeiten von Messmer et al. [14] und Kettler et al. [10] zur präoperativen isovolämischen Hämodilution wird betont, daß die akute Hämodilution bei kardialen Risikopatienten kontraindiziert sei. Diese Autoren argumentieren, daß Patienten mit Einschränkung der Koronardurchblutung nicht in der Lage sein könnten, die O_2-Transportkapazität im Myokard durch Zunahme der Myokarddurchblutung zu steigern. Gestützt wird diese Hypothese durch tierexperimentelle Befunde:

Hagl et al. [8] fanden bei akut hämodiluierten Hunden eine deutlich verlängerte myokardiale Erholungszeit nach Okklusion des R. interventricularis anterior der linken Koronararterie. Dagegen tolerierte das Myokard in Bereichen, in denen die Koronarzirkulation nicht eingeschränkt war, die Hämodilution problemlos. Ähnliche Befunde fanden Crystal et al. [4] ebenfalls an einem Hundemodell: Bei normaler Koronardurchblutung wurde ein Absinken des Hämatokrits auf 10% ohne Einschränkung der Kontraktilität vom Myokard toleriert. Bei Erschöpfung der Koronarreserve aber fanden die Autoren schon bei einem Hämatokrit von 17% deutliche Einschränkungen der regionalen Wandbeweglichkeit.

Diese tierexperimentellen Befunde lassen sich nicht ohne weiteres auf den koronarkranken Patienten übertragen. Doch gibt es auch Hinweise in ähnlicher Richtung aus Studien bei Patienten. Weisel et al. [16] konnten nach koronarchirurgischen Eingriffen unter den Bedingungen einer postoperativen normovolämischen Anämie (Hb 7 g/dl) eine verlängerte postoperative Erholungszeit des Myokardmetabolismus nachweisen. Unter Belastungsbedingungen kam es bei anämischen Patienten sogar zu ischämischen Reaktionen. Dagegen scheinen Patienten in tiefer Sedierung und bei kontrollierter Beatmung auch eine postoperative Anämie (Hämatokrit 23%) ohne ischämische Reaktionen zu tolerieren [11].

Die fast banal zu nennende Zusammenfassung dieser Befunde ist, daß ein niedriger Hämatokrit von Patienten mit Einschränkung der Koronardurchblutung schlechter toleriert wird als von Patienten mit intaktem Koronarsystem. Die Frage bleibt aber, wie niedrig dieser kritische Hämatokritwert ist, bei dem es zu einer Gefährdung der O_2-Versorgung des Myokards kommen kann. Es ist Lundsgaard-Hansen et al. [13] zuzustimmen, daß es einen allgemeingültigen akzeptablen Mindestwert der Hämoglobinkonzentration nicht gibt, sondern daß die dem Patienten adäquate Hämoglobinkonzentration eine individuelle und verlaufsabhängige Größe ist. Es muß aber auch darauf hingewiesen werden, daß die Hämatokritwerte in den genannten Untersuchungen immer unter 25% oder gar unter 20% lagen, also weit unter den Werten, die im Verlauf der Eigenblutspende erreicht werden.

Eigenblutspende bei kardiochirurgischen Patienten

1988 begannen wir am Deutschen Herzzentrum München mit dem Aufbau eines Eigenblutspendeprogramms für unsere kardiochirurgischen Patienten. Für die Lagerung der Erythrozytenkonzentrate wählten wir die Kryokonservierung in flüssigem Stickstoff [9, 15]. Nach Auftrennen der Blutkomponenten werden die Erythrozyten mit 38%iger Glyzerinlösung versetzt und in flüssigem Stickstoff bei −196°C tiefgefroren.

Die Lagerung erfolgt in Stickstoffcontainern bei einer Temperatur zwischen −130 und −180°C. So gelagert haben die Erythrozyten eine praktisch unbegrenzte Lagerungsdauer. Das abgetrennte Plasma wird als Fresh-frozen-Plasma gelagert. Im Vergleich zur Flüssiglagerung des Blutes erlaubt diese Methode längere Zeitabstände zwischen den Einzelspenden und stellt deshalb ein für den Patienten schonendes Verfahren dar. Bei unvorhergesehener Verlegung des Operationstermins müssen gespendete Konserven nicht mehr wegen Überschreitung des Verfallsdatums verworfen werden.

Zur praktischen Durchführung der Eigenblutspende

Mit der Nachricht über ihren Operationstermin erhalten Patienten, die zur Eigenblutspende geeignet erscheinen, einen Hinweis auf diese Möglichkeit an unserer Klinik. Die Patienten melden sich beim Institut für Anästhesie zur Eigenblutspende an und erhalten nach Durchsicht ihrer Befunde, insbesondere der Herzkatheterberichte, Blutspendetermine zugewiesen. In der Regel spenden die Patienten 3 Blutkonserven im Abstand von je 3 Wochen. Pro Blutspende werden 450 ml entnommen, entweder in CPDA-Beutel oder in Vierfachbeutel, in denen die Buffy-coat-armen Erythrozytenkonzentrate mit 100 ml SAG-Mannitol resuspendiert werden. Die letzte Blutentnahme erfolgt ca. 14 Tage präoperativ, wobei dieses Blut nicht kryokonserviert, sondern flüssig gelagert wird. Während der Blutabnahme erfolgt die Infusion von 500 ml Ringer-Laktat bzw. Hydroxyethylstärke. Der Blutdruck wird nichtinvasiv gemessen. Bei Patienten, bei denen aufgrund des Herzkatheterbefundes ein erhöhtes kardiales Risiko besteht, erfolgt die Blutabnahme unter EKG-Kontrolle. Überwachung mit einem Pulsoxymeter ist möglich. Nach der Spende erhalten die Patienten Fruchtsaft oder Mineralwasser zu trinken. Alle Patienten werden angewiesen, sich vom Hausarzt Eisenpräparate verschreiben zu lassen.

Am Operationstag wird das tiefgefrorene Erythrozytenkonzentrat außerhalb des Operationsbereichs im Wasserbad aufgetaut und im Operationssaal während der extrakorporalen Zirkulation mit Hilfe des routinemäßig verwendeten Zellseparators (Cell Saver, Fa. Haemonetics, München) gewaschen. Kosten für ein zusätzliches Waschset entfallen also. Zusätzlich zu den gewaschenen Erythrozytenkonzentraten steht noch das flüssig gelagerte Erythrozytenkonzentrat sowie die Fresh-frozen-Plasmen zur Verfügung. Leztere werden in der Regel postoperativ auf der Intensivstation zur Volumensubstitution verwendet.

Ergebnisse

Wir untersuchten an 281 Patienten den fremdbluteinsparenden Effekt der beschriebenen Methode. Diese Patienten wurden mit einer Kontrollgruppe von 595 Patienten verglichen, die im gleichen Zeitraum, ohne Eigenblut gespendet zu haben, operiert wurden. Alle Patienten wurden intraoperativ mit hochdosierter Aprotiningabe [5] behandelt. Die Patientendaten sind in Tabelle 1 dargestellt, die Altersverteilung der Eigenblutspender zeigt Abb. 1. Die Patienten der Untersuchungsgruppe hatten im Mittel 2,7 Konserven gespendet. Der durchschnittliche Fremdblutverbrauch lag bei den Eigenblutspendern bei 0,4 ± 0,9 Einheiten im Vergleich zu 2,3 ± 2,9 Einheiten in der Kontrollgruppe ($p < 0{,}05$). 81,3% der Eigenblutspender im Vergleich zu 40% der Kontrollpatienten erhielten kein Fremdblut oder Blutderivat während ihres stationären Aufenthaltes transfundiert. 5% der Eigenblutspender erhielten 3 und mehr Einheiten Fremdblut transfundiert, während es in der Kontrollgruppe 15% waren. Die präoperative Hämoglobinkonzentration lag bei den Eigenblutspendern bei

Tabelle 1. Patientendaten

	Eigenblutspende	Kontrolle
Patienten (n)	281	595
Alter (Jahre)	55 ± 13 (15–77)	61 ± 11 (21–83)
Geschlecht (m/w) [%]	70/30	69/31
Diagnosen (n) KHK	153	369
Klappen	90	161
Verschiedenes	38[a]	65

[a] Unter Verschiedenes befinden sich bei den Eigenblutpatienten 32 Patienten mit der Diagnose Vorhofseptumdefekt.

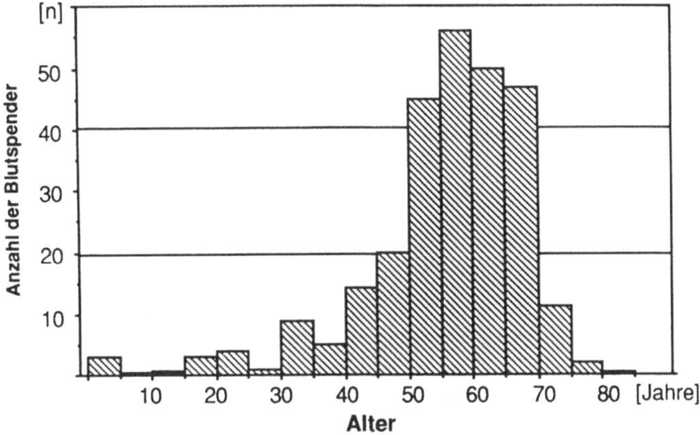

Abb. 1. Altersverteilung der Eigenblutspender

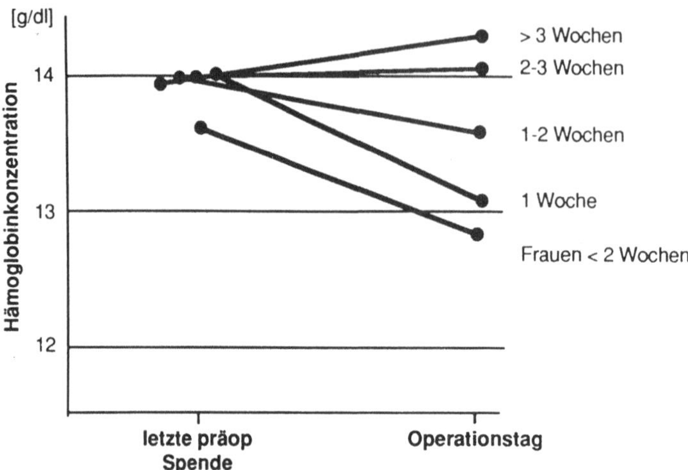

Abb. 2. Abhängigkeit der Änderung der Hämoglobinkonzentration vom präoperativen Abstand der Blutspende. Die Abbildung verdeutlicht, daß bei einem präoperativen Spendeabstand von weniger als 14 Tagen die Hb-Konzentration vor der letzten Blutspende noch nicht wieder erreicht wurde. Besonders Frauen mit einem niedrigen Körpergewicht und kurzem Spendeabstand zeigen eine deutlich abgefallene Hb-Konzentration beim Operationstermin. In der Regel standen alle Patienten unter Eisentherapie.

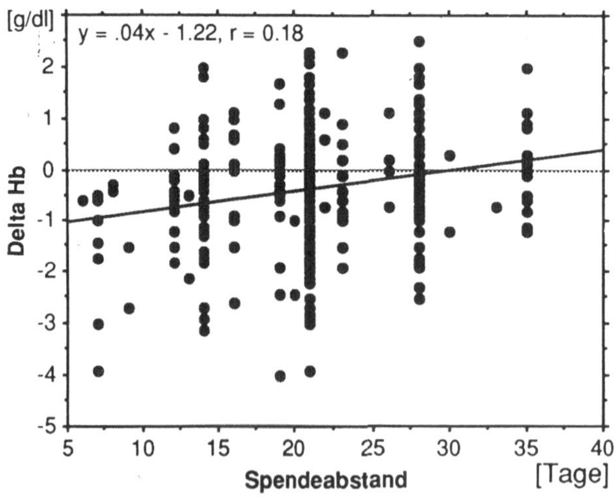

Abb. 3. Verhältnis von Hb-Konzentration zu Spendeabstand. Es wird deutlich, daß bei Spendeabständen unter 21 Tagen nur selten die Hb-Konzentration des vorherigen Spendetermins erreicht wird.

14,0 ± 1,2 g/dl (Bereich 10,6 bis 17,5 g/dl). Die Hämoglobinkonzentration bei der Verlegung von der Intensivstation lag bei 12,7 ± 1,2 g/dl in der Eigenbutspendegruppe. Der Blutverlust 24 h postoperativ betrug 609 ± 317 ml in der Eigenblutspendegruppe, während er in der Kontrollgruppe bei 728 ± 442 ml lag.

Da wir aus den oben dargelegten Gründen darauf bedacht waren, die Blutabnahmen ohne langfristigen Abfall der Hämoglobinkonzentration durchzuführen, interessierte besonders der Verlauf der Hb-Werte. Abbildung 2 gibt die Hämoglobinänderungen zwischen 2 Blutspenden wieder. Aus der Abbildung wird deutlich, daß trotz Eisensubstitution die Ausgangshämoglobinkonzentration erst bei einem Spendeabstand von 10–14 Tagen wieder erreicht wird. Abbildung 3 zeigt, daß besonders Frauen bei kurzen Spendeabständen doch eine Tendenz zu einem deutlichen Hämoglobinabfall aufweisen.

Wir konnten im Zusammenhang mit der Eigenblutspende keine wesentlichen Komplikationen beobachten. Bei einigen Patienten war es nicht möglich, einen ausreichenden venösen Zugang zu legen. Bei diesen Patienten wurde das Blut über die A. radialis entnommen. Zwei Patienten – beide mit der Diagnose Aortenstenose – wurden in der präoperativen Phase mit Zeichen einer kardialen Dekompensation stationär aufgenommen. Diese Aufnahmen aber standen in keinem ersichtlichen Zusammenhang mit der Eigenblutspende. Die Hb-Konzentration zum Zeitpunkt der stationären Aufnahme lag bei beiden Patienten > 13 g/dl.

Diskussion

Die Risiken der homologen Bluttransfusion sowie das öffentliche Bewußtsein und die Diskussion über diese Risiken zwingen zur Suche nach Möglichkeiten zur Reduzierung homologer Transfusionen. Die präoperative Eigenblutspende stellt eine sehr wirkungsvolle Methode dar. Es steht außer Frage, daß die präoperative Eigenblutspende den homologen Blutbedarf senkt. Die Frage ist nur, ob dieser Gewinn nicht durch eine Gefährdung des Patienten aufgehoben wird.

Unsere bisherigen Erfahrungen mit der präoperativen Eigenblutspende zeigen, daß diese auch bei kardialen Risikopatienten durchführbar ist. Es sollten jedoch besondere Vorsichtsmaßnahmen angewendet werden: Die Spendeabstände sollten so weit auseinander liegen, daß die Patienten ihre Ausgangshämoglobinkonzentration wieder erreichen können. Die Kryokonservierung bietet hierfür die besten Voraussetzungen. Die Eigenblutspenden sollten unter adäquater Volumensubstitution durchgeführt werden. Sie sollte kliniknah sein und unter Kenntnis des Herzkatheterbefundes stattfinden. Unter diesen Bedingungen ist die Aussage, daß „die koronare Herzerkrankung eine absolute Kontraindikation zur Hämodilution darstellt" [10], heute nicht mehr gültig. Wir haben folgende Kontraindikationen zur Eigenblutspende:

1. instabile Angina pectoris oder Ruheangina,
2. kritische Hauptstammstenose,
3. Herzinfarkt < 3 Monate,
4. Aortenstenose, wenn $\Delta p > 80$ mmHg oder Klappenöffnungsfläche $< 0{,}4\,cm^2$ beträgt,
5. Aortenstenose und AP-Symptomatik, Synkope,
6. ventrikuläre Rhythmusstörungen,
7. Hämoglobin < 12,5 g/dl (abhängig von Diagnose und Gewicht).

Besonders problematisch sind die Patienten mit einer Aortenstenose, die in einigen Zentren überhaupt nicht zur Eigenblutspende akzeptiert werden. Die von uns angegebenen hämodynamischen Parameter sind nur als Richtwerte zu nehmen, wobei die Annahme dieser Patienten zur Eigenblutspende immer eine individuelle

Entscheidung ist. Es läßt sich heute kein absoluter Mindestwert für den notwendigen Hämatokrit festlegen. Dieser ist von der präoperativen Diagnose abhängig. Ein Patient mit Mitralstenose wird eine Hämodilution eher tolerieren als ein Patient mit Aortenstenose. Mit zunehmender Erfahrung in der Eigenblutspende werden sich auch die Kontraindikationen klarer abgrenzen lassen. Zwar sind herzchirurgische Patienten mit einem kardialen Risiko belastet: der Vorteil dieser Patientengruppe liegt aber darin, daß sie kardial durchdiagnostiziert sind und das Risiko somit bekannt ist. Dies ist bei Eigenblutspendern in anderen Fachbereichen nicht immer der Fall.

Die Patienten sind in der Regel hochmotiviert zur Eigenblutspende. Ca. 80% aller angeschriebenen Patienten haben in unserer Klinik von dieser Möglichkeit auch Gebrauch gemacht. Dabei wurden z. T. Anfahrtswege von mehreren Stunden in Kauf genommen.

Noch eine Bemerkung zu den Kosten eines Eigenblutspende-Programms. Es wird häufig der Einwand erhoben, die Kryokonservierung von Eigenblut sei zu aufwendig und teuer. Dem ist entgegenzuhalten, daß die Sicherheit des Patienten ihren Preis wert sein sollte. Außerdem bewegen sich diese Investitionen in durchaus realistischen Größenordnungen. Die Grundeinrichtung für die Kryokonservierung ist mit ca. 40000 DM zu veranschlagen. Mit den eingesparten Kosten einer stationären Hepatitisbehandlung ließe sich diese Einrichtung schon finanzieren. Die laufenden Kosten für die Herstellung einer Kryokonservierung plus eines Fresh-frozen-Plasmas werden von uns mit ca. 170 DM angesetzt, liegen also nicht über den Kosten homologer Blutkonserven. Haupthindernis zur weiteren Verbreitung der Eigenblutspende sind weniger finanzielle Einschränkungen als der erhebliche organisatorische Aufwand dieser Programme.

Unsere Erfahrungen mit der präoperativen Eigenblutspende bei kardialen Risikopatienten lassen sich wie folgt zusammenfassen: Die präoperative Eigenblutspende ist auch bei kardiochirurgischen Patienten, also bei kardialen Risikopatienten, unter Einhaltung bestimmter Richtlinien sicher durchführbar. Sie führt zu signifikanter Reduzierung des homologen Transfusionsbedarfs. Sie läßt sich kostengünstig durchführen. Administrative Hindernisse, die ihrer weiteren Verbreitung im Wege stehen, sollten abgebaut werden.

Literatur

1. Britton LW, Eastlund DT, Dziuban SW, Foster ED; Mcllduff JB, Canavan TE, Older TM (1989) Predonated autologous blood use in elective cardiac surgery. Ann Thorac Surg 47:529–532
2. Bundesgesundheitsamt (1990) Gemeldete AIDS-Fälle in der Bundesrepublik Deutschland. Bundesgesundheitsblatt 33:523–524
3. Cohen N, Munoz A, Reitz B et al. (1989) Transmission of retroviruses by transfusion of screened blood in patients undergoing cardiac surgery. N Engl J Med 320:1172–1176
4. Crystal GJ, Salem MR (1988) Myocardial oxygen consumption and segmental shortening during selective coronary hemodilution in dogs. Anesth Analg 67:500–508
5. Dietrich W, Spannagl M, Jochum M et al. (1990) Influence of high-dose aprotinin treatment on blood loss and coagulation pattern in patients undergoing myocardial revascularization. Anesthesiology 73:1119–1126

6. Donahue JG, Nelson KE, Munoz A, Mcallister HA, Yawn DH, Ness PM, Cohen ND (1990) Transmission of HIV by transfusion of screened blood. N Engl J Med 323:1709
7. Gravlee GP (1989) Blood transfusion and component therapy. ASA Refresher Course Lectures 1641–1647
8. Hagl S, Heimisch W, Meisner H, Mendler N (1977) The effect of hemodilution on regional myocardial function in the presence of coronary stenosis. Basic Res Cardiol 72:34–364
9. Höhne M, Riemer J (1987) Eigenblutspende mit Tiefkühlkonservierung in Kombination mit intraoperativer Autotransfusion bei großen orthopädischen Eingriffen. Anaesthesist 36:317
10. Kettler D, Hellberg K, Klaess G, Kontokollins JS, Loos W, de Vivie R (1976) Hämodynamik, Sauerstoffbedarf und Sauerstoffversorgung des Herzens unter isovolämischer Hämodiluton. Anaesthesist 25:131–136
11. Kim YD, Katz NM, Ng L, Nancherla A, Ahmed SW, Wallace RB (1989) Effects of hyperthermia and hemodilution on oxygen metabolism and hemodynamics in patients recovering from coronary artery bypass operations. J Thorac Cardiovasc Surg 97:36–42
12. Love TR, Hendren WG, O'Keefe DD, Daggett WM (1987) Transfusion of predonated autologous blood in elective cardiac surgery. Ann Thorac Surg 43:508–512
13. Lundsgaard-Hansen P, Doran JE, Blauhut B (1989) Is there a generally valid, minimum acceptable hemoglobin level? Infusionstherapie 16:167–175
14. Messmer K, Sunder-Plassmann L, Jesch F (1973) Oxygen supply to the tissues during limited normovolemic hemodilution. Res Exp Med 159:152–166
15. Schricker KT, Neidhardt B, Emde J van der (1981) Die autologe Bluttransfusion tiefkühlkonservierten Blutes in der Herzchirurgie. Dtsch Med Wochenschr 41:1333–1337
16. Weisel RD, Charlesworth DC, Mickleborough LL (1984) Limitations of blood conservation. J Thorac Cardiovasc Surg 88:26–38

β-Blocker, Nitroglycerin, Kalziumantagonisten, Clonidin: Wovon profitiert der koronare Risikopatient wirklich?

J. Zander

Einleitung

Der Anästhesist wird in den letzten Jahren mit einer zunehmenden Zahl von Patienten konfrontiert, die an einer koronaren Herzerkrankung leiden, und zwar auch dann, wenn er nicht in einer speziellen Klinik für Patienten mit Herzerkrankungen tätig ist. Dabei sind v. a. 2 Patientengruppen problematisch:

1. Patienten mit einer bisher nicht diagnostizierten koronaren Herzerkrankung und
2. Patienten, die ohne oder mit nur unzureichender medikamentöser Vorbehandlung zu einem Notfalleingriff kommen.

Aber auch Patienten, die bei bekannter koronarer Herzerkrankung und einer für sie optimierten medikamentösen Dauertherapie zu einem elektiven Eingriff kommen, bedürfen besonderer Aufmerksamkeit im gesamten perioperativen Verlauf. Während dieser Zeit ist der Patient einer Reihe besonderer Belastungsfaktoren ausgesetzt; dazu gehören:

1. psychischer Streß;
2. Schmerzen und vegetative Veränderungen durch die Grundkrankheit;
3. Belastungen durch die Anästhesie:
   - Effekte auf die Hämodynamik und alle Organsysteme,
   - Veränderungen der regionalen Perfusion,
   - Manipulationen der Vitalfunktionen;

4. Belastungen durch die Operation:
   - sympathoadrenerge Stimulation,
   - Postaggressionssyndrom,
   - Flüssigkeitsverschiebungen und -verluste,
   - Blutverluste, Anämie,
   - Hypoxämie,
   - Gerinnungsveränderungen,
   - Auskühlung des Patienten;

5. Postoperative Komplikationen;
6. Weitere Faktoren:
   - Vasospasmen,
   - lokale Wirkung von Mediatoren, Arachidonsäuremetaboliten.

Diese Belastungen können - einzeln oder in Kombination - dazu führen, daß trotz ausreichender medikamentöser Therapie der koronaren Herzerkrankung perioperativ Myokardischämien bis zum Infarkt auftreten.

Regelung des Tonus der Koronargefäße

Bei der Regulation der Gefäßweite der Koronargefäße spielen nicht lokale Faktoren die entscheidende Rolle, wie lange Zeit vermutet wurde, sondern die neurogene Kontrolle. Dabei dominiert der Einfluß des Sympathikus. Wahrscheinlich stellen sich am gesunden Koronarsystem die metabolisch induzierte Dilatation und die neurogene α-adrenerge Vasokonstriktion jeweils auf ein bestimmtes Gleichgewicht ein, um überschießende Reaktionen zu vermeiden [3]. Eine neurogene, β-adrenerg vermittelte Vasodilatation kann durch Blockade der α-adrenergen Rezeptoren ebenfalls nachgewiesen werden. Auf der metabolischen Seite kommen als dominante Vasodilatanzien v.a. in Frage: Lactat, Adenosin, H^+, CO_2. Außerdem sind die Effekte zu beachten, die durch Substanzen des Endothels selbst hervorgerufen werden: „endothelium-derived relaxing factor" (EDRF), „endothelium-derived hyperpolarizing factor" (EDHF) und mindestens 2 vasokonstriktiv wirkende Substanzen: „endothelium-derived contracting factors" (EDCFs) [33]. Untersuchungen über die Wirkung und die therapeutische Beeinflußbarkeit dieser Faktoren in vivo liegen jedoch nur begrenzt vor [20].

Pathophysiologie der Myokardischämie

Eine Ischämie ist das Resultat eines Mißverhältnisses zwischen O_2-Angebot und -Bedarf in dem betroffenen Perfusionsgebiet. Es kommt im gesamten perioperativen Zeitraum für den Anästhesisten darauf an, eine solche Situation auf jeden Fall zu vermeiden.

Steigernd für den O_2-Bedarf sind dabei:
- eine Steigerung der Herzfrequenz,
- eine Verstärkung der Kontraktilität,
- eine Erhöhung der Wandspannung.

Verbesserungen des O_2-Angebotes sind möglich durch:
- eine Verbesserung des koronaren Blutflusses,
- eine Erhöhung des arteriellen O_2-Gehalts,
- eine Erhöhung der myokardialen O_2-Extraktion.

Hieraus ergeben sich eine Reihe von Ansätzen für die Therapie des koronaren Risikopatienten.

Es ist jedoch zu beachten, daß der Patient mit koronarer Herzkrankheit (KHK) neben den (nicht immer vorhandenen) arteriosklerotischen Veränderungen der Koronararterien eine Reihe von weiteren pathophysiologischen Besonderheiten des Herzkranzgefäßsystems aufweist:

- *endotheliale Dysfunktion* [33]
  (Störung von Prostacyclinsynthese und EDRF-Produktion),
  (veränderte Reaktion auf Bradykinin, Adenosin, etc);
- *Verminderung der β-adrenergen Vasodilation;*
- *erhöhte Empfindlichkeit für vasokonstriktorische Substanzen*
  (Serotonin, Histamin etc. [11]).

Eines der typischen Krankheitsbilder, das sich hiermit erklären läßt, ist die Prinzmetal-Angina, bei der trotz radiologisch intakter Herzkranzgefäße wiederholt schwere koronare Vasospasmen auftreten, die bis zum Vollbild eines Myokardinfarkts führen können. Ursache ist eine Störung der Funktion des Gefäßendothels [15, 20].

„Silent ischemia"

In den letzten Jahren hat sich jedoch gezeigt, daß in einem hohen Prozentsatz Ischämien in hämodynamisch völlig normalen Situationen auftreten. Diese gehen beim wachen Patienten auch nicht mit Schmerzen einher. Sie werden als sog. „silent ischemias" bezeichnet. Auffällig ist initial nur eine Sekung der ST-Strecke. Die klinischen Auswirkungen dieser Episoden werden von verschiedenen Untersuchern unterschiedlich bewertet. Es scheint jedoch bei wiederholtem Auftreten von solchen Ischämien ebenfalls zu schweren Beeinträchtigungen der Kontraktilität zu kommen.

Als Ursache für eine *perioperative Myokardischämie* bzw. einen – Infarkt kommen v.a. in Frage:

- hypertensive Phasen,
- Tachykardie [19, 23],
- hypotensive Phasen (niedriger systemarterieller diastolischer Druck),
- Hypoxämie,
- Koronarspasmen [15].

Das Auftreten von intraoperativen Ischämien steht in einem direkten Zusammenhang mit der perioperativen Inzidenz von Infarkten, wie in verschiedenen Studien belegt werden konnte [25, 26].

Möglichkeiten zur Prophylaxe und Therapie

Prinzipiell zielt die Prophylaxe und/oder die Therapie der Ischämie entweder auf die Senkung des O_2-Verbrauchs oder auf eine verbesserte O_2-Zufuhr. Dabei kommt es nicht auf die Erzielung bestimmter Werte von Blutdruck und Puls an, sondern auf eine Optimierung der Perfusion in kritischen Bereichen, also z. B. am Myokard. Liegt eine schwere arteriosklerotische Veränderung der Koronargefäße vor, so ist oft nur eine Reduzierung des O_2-Verbrauchs möglich, da eine Beeinflussung der Stenose selbst kaum eine Verbesserung des Flows ermöglicht. Ist jedoch eine dynamische

Stenose vorhanden oder liegt ein Spasmus der Koronargefäße vor, so kann dieser direkt angegangen werden.

Prinzipiell stehen hierzu v.a. 4 Substanzgruppen zur Verfügung:

- Vasodilatanzien,
- β-Blocker,
- Kalziumkanalblocker,
- Zentrale Sympatholytika.

Dabei überschneiden sich die Wirkungen der einzelnen Gruppen. β-Blocker, Kalziumantagonisten und zentrale Sympatholytika wirken oft ebenfalls vasodilatatorisch; Kalziumkanalblocker und zentrale Sympatholytika wirken frequenzsenkend. Im folgenden sollen deshalb beispielhaft einzelne Substanzen der jeweiligen Stoffgruppe besonders herausgestellt werden.

Nitrate

Nitrate gelten als der „goldene Standard" der Therapie des Patienten mit KHK. Sie wirken über eine Aktivierung von cGMP mittels Sulfhydrylgruppen [18]. Wahrscheinlich ist auch eine Interaktion mit der Produktion von EDRF, wobei NO freigesetzt wird. Dies ist unabhängig vom Funktionszustand des Endothels.

Erzielt werden durch Nitrate folgende Effekte:

- Reduktion der Vorlast,
- Abnahme der Wandspannung des Ventrikels,
- Vasodilatation auch im Bereich der Koronararterien (Koronarspasmen, dynamische Stenosen),
- Reduktion der Nachlast in höheren Dosierungen.

Bei der Wirkung am Koronarsystem selbst treten keine Stealeffekte auf, die bei anderen Vasodilatanzien zu einer Verstärkung von Ischämien führen können. Die Entlastung des linken Ventrikels durch eine Verminderung der Wandspannung und eine Reduktion des systemarteriellen Widerstandes verhindert außerdem eine akute Myokardinsuffizienz. Tritt jedoch eine reflektorische Tachykardie auf, so muß diese u.U. therapeutisch mit β-Blockern oder Kalziumantagonisten angegangen werden.

Von Vorteil ist, daß bei Nitraten keine Cross-Toleranz mit anderen Vasodilatanzien besteht. Es kommt jedoch oft bei Daueranwendung ohne therapeutische Pause zu einer Toleranzentwicklung, die nur schwer zu durchbrechen ist. Auch die Anwendung von N-Acetylcystein ist hier nicht eindeutig wirksam [1, 21].

In verschiedenen Untersuchungen war die Inzidenz von Myokardischämien unter laufender Applikation von Nitroglycerin genauso hoch wie bei der Gabe eines Placebopräparates [9, 31]. Auch die Inzidenz perioperativer Myokardinfarkte war vergleichbar. Es kann jedoch nicht ausgeschlossen werden, daß bei Anwendung einer höheren Dosierung ein besserer protektiver Effekt nachzuweisen wäre. Ebenso kann vermutet werden, daß die Anwendung bei einem Patientenkollektiv mit arterieller Hypertonie eine geringe Inzidenz von Ischämien zeigen kann [5].

Es bleibt festzustellen, daß die Gabe von Nitroglycerin allein keine sichere Prophylaxe vor Myokardischämien beim Risikopatienten bedeutet.

β-Blocker

Die zweite Substanzgruppe sind die sog. β-adrenergen Blocker. Neue Substanzen mit sehr differenzierten pharmakodynamischen Eigenschaften machen eine Einteilung in verschiedene Klassen immer schwieriger. Generell kann unterschieden werden zwischen den β_1-adrenergen und den β_2-adrenergen Blockern und den Blockern mit intrinsischer Aktivität (ISA) und ohne Eigenaktivität.

β-adrenerge Rezeptoren steuern das Adenylatcyclasesystem, dessen Aktivierung den intrazellulären Gehalt von cAMP erhöht. β-Rezeptoren vom Typ 1 finden sich vornehmlich im Bereich des Myokards, β-Rezeptoren vom Typ 2 vornehmlich im Bereich der venösen Kapazitätsgefäße und des Bronchialsystems. Bei Stimulation der β-Rezeptoren werden am Myokard positiv-inotrope, lusitrope, dromotrope und chronotrope Effekte erzielt, während im Bereich des Bronchialsystems und der Venen eine Dilatation auftritt. Die klinischen Effekte der β-Blocker hängen von ihrer Selektivität, der intrinsischen Aktivität und den pharmakokinetischen Eigenschaften ab. β-Blocker der neuen Generation weisen z. T. erhebliche vasodilatatorische Eigenschaften auf, da sie eine ausgeprägte intrinsische Aktivität am β_2-Rezeptor besitzen. Diese sind nur für Patienten mit ausgeprägter Erhöhung des systemarteriellen Widerstandes notwendig. Außerdem liegen Substanzen mit sehr kurzer Eliminationshalbwertzeit und damit guter Steuerbarkeit vor.

β-Blocker wirken generell:

- antihypertensiv,
- durch Verlangsamung der Herzfrequenz,
- durch Erniedrigung des Herzzeitvolumens,
- negativ-inotrop.

Insgesamt führen diese Effekte zu einer Verminderung des O_2-Verbrauchs. Es konnte gezeigt werden, daß viele Patienten von einer perioperativen Therapie mit β-adrenergen Blockern profitieren, auch wenn es sich um eine einmalige Dosis handelt [22, 28]. Dies gilt v.a. für Patienten mit leichter Hypertension, die unter der Streßbelastung mit Tachykardie, Hypertension und Arrhythmien reagieren. Die Untersucher weisen jedoch auch auf die Gefahr von hypotensiven Phasen bei einigen Patienten hin [28].

Problematisch bei der Beurteilung der Untersuchung ist, daß eine regelrechte Doppelblinddurchführung wegen der offensichtlichen Effekte der β-adrenergen Blockade nicht möglich war.

Es bleibt jedoch zu vermuten, daß die Anwendung eines β-Blockers zu Prophylaxe von Tachykardien und hypertensiven Phasen günstig für den Patienten mit KHK ist. Besonders Esmolol mit seiner kurzen Halbwertszeit und damit guten Steuerbarkeit scheint hier für den perioperativen Zeitraum günstig zu sein [12]. Der schnelle Wirkungseintritt bei i.v.-Gabe und die geringe negativ-inotrope Wirkung machen den Einsatz auch bei kritischen Patienten sicher [12, 16].

Problematisch bleibt, daß sich bei einigen Patienten unter β-adrenerger Blockade die Myokardischämie verschlechtern kann. Bei Stimulation des Sympathikus kommt es zu einer maximalen Vasokonstriktion durch die Stimulation der α-Rezeptoren. Im Bereich der großen Koronargefäße sind dies überwiegend α_1-Rezeptoren, im Bereich der kleineren Gefäße auch α_2-Rezeptoren. Eine Stimulation führt zu einer Umverteilung des Blutflusses in den Bereich des Endokards und hat damit antiischämische Effekte [6]. Die Anwendung von β-Blockern, Nitraten und Kalziumantagonisten modifiziert diesen Effekt, so daß u.U. eine Ischämie verstärkt wird [8].

Eine absolute Kontraindikation für die Anwendung von β-adrenergen Blockern besteht immer dann, wenn anamnestisch ein Asthma bronchiale bekannt ist. Auch hochselektive β_1-Blocker sollten nur dann gegeben werden, wenn andere Therapiemaßnahmen nicht möglich sind; die Einleitung einer solchen Therapie hat unter größter Vorsicht zu erfolgen.

In bezug auf die „silent ischemia" scheinen β-Blocker wirksamer als die Substanzen der anderen Gruppen zu sein [29]. In vielen Fällen empfiehlt sich jedoch perioperativ eine Kombinationstherapie, z. B. mit Kalziumantagonisten. Eine Therapie mit Kombinationsblockern wie Labetalol hat sich bei Patienten mit KHK, aber guter Ventrikelfunktion ebenfalls bewährt [24].

Kalziumantagonisten

Die Zahl der zur Verfügung stehenden Kalziumantagonisten hat in den letzten Jahren sprunghaft zugenommen. Sie haben so unterschiedliche pharmakokinetische und pharmakodynamische Eigenschaften, daß eine individuelle Auswahl einer Substanz für eine bestimmte Indikation möglich ist. Die Hauptvertreter der Substanzen für die Therapie der Hämodynamik sind Verapamil (bzw. das Diltiazem) und Nifedipin. Generell bewirken Kalziumantagonisten eine Vasodilatation auf der arteriellen Seite und im Bereich der Koronargefäße. Besonders bei koronaren Vasospasmen führen Kalziumantagonisten zu einer Verbesserung des myokardialen Blutflusses. Auch bei Daueranwendung tritt keine Toleranz auf.

Verapamil und Diltiazem führen beide zu einer Reduzierung der AV-Überleitungsgeschwindigkeit und haben beide negativ-inotrope Effekte. Aus diesem Grunde kommt es zu einer Abnahme des O_2-Verbrauchs des Myokards.

Nifedipin wirkt in vivo kaum hemmend auf die AV-Überleitung. Vielmehr kommt es unter dem Einfluß der systemarteriellen Vasodilatation zu einer Reflextachykardie, die u. U. durch die Kombination mit einem β-Blocker therapiert werden muß.

Slogoff u. Keats fanden, daß die chronische Applikation von Kalziumantagonisten zu keiner verminderten Inzidenz von Myokardischämien führte, wenn diese allein gegeben wurden [27]. Bei bis zu 30% aller Patienten kam es trotzdem zu Myokardischämien. Die in anderen Studien herausgestellten positiven Effekte hängen offensichtlich eher von der niedrigeren Herzfrequenz als von einem spezifischen Effekt der Kalziumantagonisten ab [13]. Es sollten auf keinen Fall Kalziumblocker perioperativ abgesetzt werden, um in der Folge auftretende Tachykardien zu vermeiden. Auf die positiven Effekte der Kombination mit β-Blockern wurde schon hingewiesen.

Bei Patienten mit bestehender myokardialer Ischämie kann die Gabe von Kalziumantagonisten auch zu einer Verschlechterung der regionalen Kontraktilität bis zur Insuffizienz des Ventrikels führen [17].

Nicardipin ist ein neues, kurzwirksames Dihydropyridinderivat, das sich durch seinen schnellen Wirkeinsatz (2,5 min) und seine Lösungsstabilität auszeichnet. Es bewirkt eine starke Vasodilatation im Koronarsystem und eine deutliche Erhöhung des koronaren Blutflusses. Ein negativ-inotroper Effekt ist bei dieser Substanz kaum nachweisbar. Als ein wahrscheinlicher Wirkmechanismus dieser Substanz wird die Freisetzung von EDRF aus dem Gefäßendothel postuliert. In einzelnen klinischen Studien konnte die Wirksamkeit dieser Substanz auch im Rahmen der Anästhesie nachgewiesen werden [32].

Clonidin, α_2-Agonisten

Ein neues Prinzip der perioperativen Therapie des Patienten mit KHK ist die Senkung des zentralen sympathoadrenergen Tonus. Dies wird v.a. mit α_2-Agonisten versucht, von denen Clonidin ein Prototyp ist [4]. Clonidin besitzt neben α_2-agonistischen auch α_1-agonistische Eigenschaften. Es sind jedoch auch Substanzen in der klinischen Prüfung, die hochselektiv α_2-agonistisch sind (Guanabenz, Guanfacin, Medetomidin, BHT-920, BHT-933, UK 14304). Durch postsynaptische α_2-Rezeptoren kann es auch hier kurzfristig zu einem systemarteriellen Druckanstieg kommen.

Eine Erhöhung des Vagustonus und eine Abnahme des sympathoadrenergen Tonus führen häufig zur Bradykardie, die eine Verstärkung der Hypotension bewirkt, aber durch Atropin gut zu therapieren ist.

Aufgrund zahlreicher klinischer Studien läßt sich nachweisen, daß Clonidin nicht nur für den Patienten mit Hypertension günstig ist, sondern auch bei akutem Myokardinfarkt [34] und bei der Prophylaxe der Angina pectoris [30]. Der Grund für diese positiven Effekte liegt in einer Reduktion von Blutdruck und Herzfrequenz bei deutlich gesenkten Katecholaminspiegeln. Neben dieser „pharmakologischen Sympathektomie" sind sedative und analgetische Effekte nachweisbar, die eine weitere Steßreduktion für den Patienten bewirken.

Verschiedene klinische Studien konnten diese positiven Effekte belegen [2, 7, 10, 14]. In allen Studien zeigte sich, daß hypertensive Phasen sicher vermieden werden, ohne daß therapeutische Probleme aufgrund einer Hypotension auftreten. Die klinische Prüfung der neuen Substanzen läßt eine Erweiterung der Indikation für den perioperativen Einsatz erwarten.

Schlußfolgerung

Die präoperative Vorbereitung des Patienten (z. B. medikamentöse Einstellung eines Hypertonus), die Auswahl des Anästhetikums und die Durchführung der Anästhesie selbst sind von ausschlaggebender Bedeutung für die Prophylaxe von Myokardischämien. Therapieziel ist dabei nicht ein bestimmter Wert von Puls und Blutdruck, sondern die Aufrechterhaltung eines ausreichenden Blutflusses im kritischen Organbereich. Ein Monitoring, das im Umfang der Erkrankung des Patienten und dem Eingriff entspricht, sollte selbstverständlich sein. Tachykardien und hypertensive Phasen müssen jedoch ebenso vermieden werden wie eine systemarterielle Hypotension.

Ist dieses Ziel durch die Anästhesieführung allein nicht zu erreichen, so sollten adjuvant medikamentöse Maßnahmen eingesetzt werden. Die intraoperative Gabe von Nitroglycerin kann jedoch Myokardischämien, v.a. „silent ischemias", nicht sicher verhindern. Die Kalziumantagonisten Nifedipin und Nicardipin scheinen besonders in Kombination mit einem β-Blocker zur Vermeidung einer Reflextachykardie besonders zur Prophylaxe geeignet zu sein. Der Einsatz von α_2-Agonisten ist vielversprechend, bis jetzt jedoch nicht abschließend beurteilbar; ein routinemäßiger Einsatz bei gefährdeten Patienten kann deshalb nicht empfohlen werden. Bei einzelnen Patienten kann es im Rahmen einer Therapie mit β-Blockern durch eine Demaskierung der α-adrenergen Wirkung zu Vasospasmen kommen; dies ist jedoch ausgesprochen selten. Es bleibt zu betonen, daß die Fortführung einer präoperativ bestehenden Therapie mit einer der oben angegebenen Substanzen selbstverständlich sein sollte. Sie kann jedoch ggf. durch weitere Maßnahmen ergänzt werden.

Literatur

1. Abrams J (1987) Tolerance to organic nitrates. Circulation 74:1185
2. Aho M, Lehtinen A, Laatikainen T, Korttila K (1990) Effects of intramuscular clonidine on hemodynamic and plasma β-endorphin responses to gynecologic laparoscopy. Anesthesiology 72:797
3. Bassenge E, Holtz J, Restorff W (1978) What ist the physiological significance of sympathetic coronary innervation? In Maseri A, Klassen G, Lesch M (eds) Primary and secondary angina pectoris. Grune & Stratton; Orlando New York London, p 201
4. Bloor B (1988) Clonidine and other alpha2adrenergic agonists: An important new drug class for the perioperative period. Semin Anesth VII 3:170
5. Coriat P, Daloz M, Bousseau D, Fusciardi J, Echter E, Viars P (1987) Prevention of intraoperative moycardial ischemia during noncardiac surgery with intravenous nitroglycerin. Anesthesiology 61:193
6. Feigl E (1987) The paradox of adrenergic coronary vasoconstriction. Circulation 76:737
7. Flacke J, Bloor B, Flacke W, Wong D, Dazza S, Stead S, Laks H (1987) Reduced narcotic requirement by clonidine with improved hemodynamic and adrenergic stability in patients undergoing bypass surgery. Anesthesiology 67:11
8. Flacke J, Flacke W, Bloor B, Olewine S (1983) Effects of fentanyl, naloxone, and clonidine on hemodynamics und plasma catecholamine levels in dogs. Anesth Analg 62:305
9. Galagher J, Moore R, Jose A, Botros S, Clard D (1986) Prophylactic nitroglycerin infusions during coronary artery bypass surgery. Anesthesiology 64:785
10. Ghignone M, Quintin L, Duke P, Kehler C, Calvillo O (1986) Effects of clonidine on narcotic requirements and hemodynamic response during induction of fentanyl anesthesia and endotracheal intubation. Anesthesiology 64:36
11. Ginsburg R, Bristow M, Davies K, Dibiase A, Billingham M (1984) Quantitative pharmacological responses of normal and artherosclerotic isolated human epicardial coronary arteries. Circulation 69:430
12. Girard D, Shulman B, Thys D, Mindnich B, Mikula S, Kaplan J (1986) The safety and efficacy of esmolol during myocardial revascularization. Anesthesiology 65:157

13. Godet G, Coriat P, Baron J, Bertrand M, Diguet B, Sebag C, Viars P (1987) Prevention of intraoperative myocardial ischemia during noncardiac surgery with intravenous diltiazem: A randomized trial versus placebo. Anesthesiology 66:241
14. Helbo-Hansen S, Fletcher R, Lundberg D, Nordström L, Werner O, Stahl E, Norden N (1986) Clonidine and the sympatico-adrenal response to coronary artery bypass surgery. Acta Anaesthesiol Scand 30:235
15. Hillis L, Braunwald E (1977) Coronary aretery spasm. N Engl J Med 299:695
16. Kaplan J (1988) Role of ultrashort acting beta-blockers in the perioperative period. J Cardiothorac Anesth 2:683
17. Leone B, Philibin D, Lehot J, Wilkins M, Foex P, Ryder W (1988) Intravenous diltiazem worsens regional funtion in compromised myocardium. Anesth Analg 67:205
18. Lichtlen P (1989) Wirkungsmechanismen der Nitrate, Stand 1988. Z Kardiol [Suppl 2] 78:3
19. Lieberman R, Orkin F, Jobes D et al. (1983) Hemodynamic predictors of myocardial ischemia during halothane anesthesia for coronary artery revascularization. Anesthesiology 59:36
20. Ludmer P, Selwyn A, Shook T, Wane R, Mudge G, Alexander R, Ganz P (1986) Paradoxical vasoconstriction induced by acetylcholine in atherosclerotic coronary arteries. N Engl J Med 315:1046
21. Münzel T, Holtz J, Mülsch A, Stewart D, Bassenge E (1989) Nitrate tolerance in epicardial arteries or in the venous system is not reversed by N-acetylcysteine in vivo, but tolerance-independent interactions exist. Circulation 79:188
22. Pasternak P et al. (1989) Beta blockade to decrease silent myocardial ischemia during peripheral vascular surgery. Am J Surg 158:113
23. Roy W, Edelist G, Gilbert B (1979) Myocardial ischemia during non-cardiac surgical procedures in patients with coronary-artery disease. Anesthesiology 51:393
24. Sladen R et al. (1990) Labetolol for the control of elevated blood pressure following coronary artery bypass grafting. J Cardiothorac Anesth 42:210
25. Slogoff S, Keats A (1985) Does perioperative myocardial ischemia lead to postoperative myocardial infarction? Anesthesiology 62:107
26. Slogoff S, Keats A (1986) Further observations on perioperative myocardial ischemia. Anesthesiology 65:539
27. Slogoff S, Keats A (1988) Does chronic treatment with calcium entry blocking drugs reduce perioperative myocardial ischemia? Anesthesiology 68:676
28. Stone J, Foex P, Sear J, Johnson L, Khambatta H, Triner L (1988) Myocardial ischemia in untreated hypertensive patients: Effect of a single small oral dose of a beta-adrenergic blocking agent. Anesthesiology 68:495
29. Stone P, Gibson R, Glasser S (1989) Comparison of diltiazem, nifedipine, and propranolol in the therapy of silent ischemia. Circulation [Suppl II] 80:267
30. Thomas M, Quiroz A, Rice J (1986) Antianginal effects of clondine. J Cardiovas Pharmacol [Suppl 3] 8:S69
31. Thomson I, Mutch W, Culligan J (1984) Failure of intravenous nitroglycerin to prevent intraoperative myocardial ischemia during fentanyl-pancuronium anesthesia. Anesthesiology 61:385
32. Wezel H van et al. (1989) The efficacy of nicardipine and nitroprusside in preventing poststenotomy hypertension. J Cardiothor Anesth 3:700
33. Vanhoutte P, Shimokawa H (1989) Endothelium-derived relaxing factor and coronary vasospasm. Circulation 80 1:1
34. Zochowski R, Lada W (1984) Intravenous clonidine in acute myocardial infarction in men. Int J Cardiol 6:189

Beatmung als Konzept zur Prävention und Therapie von Myokardischämie und Pumpversagen*

J. Peters

Einleitung

Sowohl der Wechsel zwischen Spontanatmung und maschineller Beatmung als auch eine Erhöhung des intratrachealen Druckes durch positiv-endexspiratorischen Druck (PEEP) oder kontinuierlichen positiven Atemwegsdruck (CPAP) bei sonst unverändertem Atemmuster haben nicht selten erhebliche Kreislaufeffekte zur Folge. Die direkten mechanischen Kreislaufeffekte können dabei je nach den vorliegenden Rahmenbedingungen (wacher bzw. narkotisierter Patient, Vorliegen einer chronisch obstruktiven Lungenerkrankung, Blutvolumen, Sympathikusblockade durch rückenmarknahe Regionalanästhesie usw.) modifiziert und ggf. durch reflektorische neurale und hormonelle Kreislaufeinflüsse modifiziert werden [13, 24, 37, 38].

Während über die Kreislaufeffekte einer Erhöhung des PEEP oder CPAP relativ viel Daten vorliegen, gibt es über die Kreislaufeffekte bei Umstellung von maschineller Beatmung auf Spontanatmung gerade beim kardialen Risikopatienten nur einige wenige verläßliche Informationen [15, 20, 42].

Am narkotisierten beatmeten, sonst aber gesunden Tier [19, 33] hat eine Erhöhung des PEEP ebenso wie beim kreislaufgesunden Menschen [7] eine Abnahme des Herzeitvolumens und damit in aller Regel auch des O_2-Transportes zur Folge. Auch der Übergang von spontaner auf maschinelle Atmung ist häufig von einem Abfall des Herzminutenvolumens begleitet. Aus diesen Beobachtungen darf allerdings keinesfalls abgeleitet werden, daß bei Patienten mit beeinträchtigter Herzfunktion zwangsläufig qualitativ und quantitativ gleiche Kreislaufveränderungen auftreten müssen. Ziel des vorliegenden Beitrags ist es vielmehr aufzuzeigen, daß eine Beatmung und/oder die Anwendung erhöhter intratrachealer Drücke bei herzkranken im Vergleich zu herzgesunden Patienten nicht nur quantitativ, sondern durchaus auch qualitativ unterschiedliche Kreislaufwirkungen haben kann. Um dies besser herausarbeiten zu können, sollen zunächst die wesentlichen Veränderungen bei intaktem Kreislauf dargestellt werden.

* Mit Unterstützung der DFG, Projekt Pe 301/1.

Auswirkungen der Beatmung bei normaler Kreislauffunktion

Bei kreislaufgesunden normovolämischen Probanden hat die Erhöhung des intratrachealen Druckes durch CPAP oder PEEP eine Abnahme des Schlag- und Herzminutenvolumens zur Folge [6, 7].

Ähnliche Auswirkungen hat eine Erhöhung des PEEP bei maschinell beatmeten Patienten mit akutem Lungenversagen [9, 41]. Die Ursache der Reduktion von Schlag- und Herzminutenvolumen liegt wahrscheinlich ganz überwiegend, wenn nicht ausschließlich, in einer Verminderung der diastolischen Herzfüllung, bedingt wiederum durch den Anstieg des intrathorakalen Druckes mit Verschiebung von Blut aus dem intrathorakalen in das extrathorakale Gefäßkompartiment [10]. Entsprechend konnten die meisten Untersucher bei Erhöhung der Atemwegsdrücke eine Abnahme der diastolischen Ventrikeldurchmesser, -volumina oder der geschätzten diastolischen transmuralen Ventrikeldrücke nachweisen [9, 15, 19, 41], die durch Blutvolumenexpansion [33] oder Kompression von kapazitiven Gefäßen der unteren Körperhälfte durch Aufblasen eines M.A.S.T.-Anzugs [24] reversibel sind. Die Auswirkungen einer Erhöhung des Atemwegsdruckes von ca. 0 auf 10–12 cm H_2O* auf die Blutfüllung von Herz, Thorax und abdominelle Organe zeigt Abb. 1.

In welchem Ausmaß Reflexmechanismen die Abnahme der Herzfüllung und des Schlagvolumens kompensieren können, ist unbekannt. Tierexperimentell gut dokumentiert ist allerdings, daß das autonome Nervensystem ganz erheblich zur Stabilisierung des arteriellen Druckes unter Überdruckatmung beitragen kann. Bei nicht sedierten Probanden kommt es unter Überdruckbeatmung zu einer Zunahme des efferenten Sympathikotonus zur Wadenmuskulatur [38]. Ob dies Folge der durch Überdruckatmung induzierten Kreislaufänderungen ist oder – weniger wahrscheinlich – Begleiteffekt einer mangelnden Anpassung an die maschinelle Beatmung, bleibt allerdings z. Z. unklar.

Eine Erhöhung des intrathorakalen Druckes per se scheint nicht von einer Abnahme der intrinsischen myokardialen Kontraktilität begleitet zu sein, zumindest bewegt sich der isolierte (denervierte) linke Ventrikel unter Umgebungsdrücken zwischen −100 mgHg und +100 mgHg auf der gleichen endsystolischen *transmuralen* Druck-Volumen-Beziehung [23]. Für eine reflektorische Abnahme der linksventrikulären Kontraktilität und des systemischen Gefäßwiderstandes bei erheblicher Zunahme des Lungenvolumens im Sinne eines Lungendehnungsreflexes, wie in älteren tierexperimentellen Untersuchungen [1] beschrieben, haben sich beim Menschen bisher keine sicheren Anhaltspunkte ergeben.

Als tierexperimentell gesichert kann dagegen gelten, daß eine Zunahme des Lungenvolumens (nicht des Atemwegs- oder Pleuradruckes per se) weit über die normale funktionelle Residualkapazität hinaus den pulmonalvaskulären Widerstand erhöht [17, 42]. Ob dies allerdings im Sinne einer Nachlasterhöhung für den rechten Ventrikel von klinischer Relevanz ist, kann gegenwärtig nicht beantwortet werden.

Obwohl ein eindeutiger experimenteller Nachweis nach Auffassung des Autors noch nicht erbracht wurde, haben positive intrathorakale Drücke aus theoretischen

---

* 1 cm H_2O = 98 Pa.

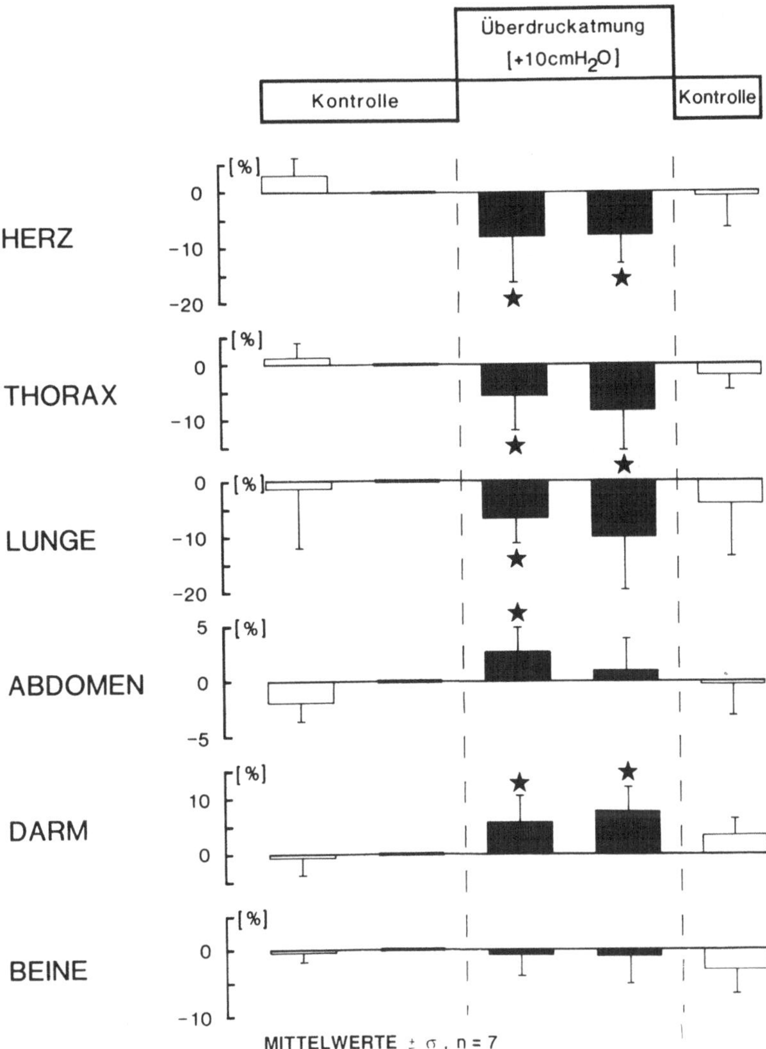

Abb. 1. Effekte einer Erhöhung des mittleren Atemwegdruckes von Null *(Kontrolle, offene Säulen)* auf 10–12 cmH_2O (CPAP, *volle Säulen*) auf das mit radioaktiv markierten Erythrozyten bestimmten regionale Blutvolumen von Herz, Lunge, Abdomen, Darm und Beinen bei gesunden Freiwilligen in Rückenlage. Dargestellt sind die prozentualen Änderungen relativ zum Kontrollwert. Die Erhöhung des intrathorakalen Druckes führt zu einer Blutvolumenverschiebung aus dem intrathorakalen in das intraabdominelle Kompartiment. Quantitativ ähnliche, jedoch entgegengesetzte Effekte ergeben sich bei Beendigung der CPAP-Atmung

Erwägungen [26, 29] vermutlich einen für den linken Ventrikel nachlastsenkenden, negative Drücke einen nachlasterhöhenden Effekt (Abb. 2). Ebenso wie sie den venösen Rückstrom in den Thorax beeinträchtigen, verkleinern sie nämlich andererseits die Druckdifferenz, die erforderlich ist, um Blut während der Ejektion aus dem

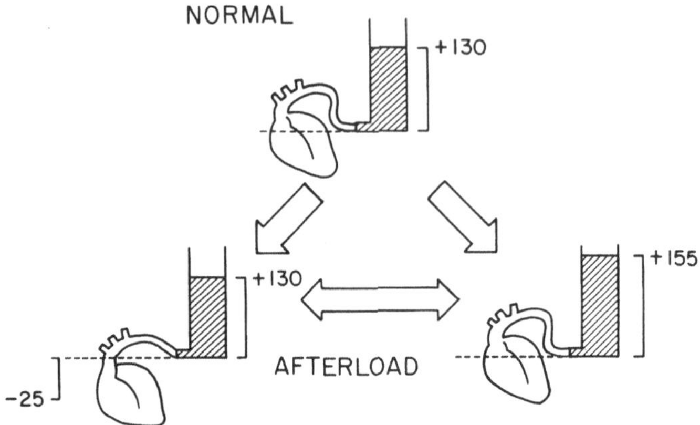

Abb. 2. Zusammenhang zwischen intrathorakalem Druck und Nachbelastung des linken Ventrikels, schematisch dargestellt am Beispiel eines negativ-intrathorakalen Druckes. Unter normalen Bedingungen *(oben)* befördert der linke Ventrikel Blut aus dem intrathorakalen in das extrathorakale *(gestreifte Linien)* arterielle System, und zwar gegen einen arterielle Druck, der hier willkürlich mit 130 mmHg und als konstant angenommen wurde. Die *waagerechte gestrichelte Linie* repräsentiert das Druckreferenzniveau, in diesem Fall Herzhöhe. Bei Erhöhung des Blutdrucks um 25 auf 155 mmHg *(unten rechts),* z. B. durch eine Konstriktion der Bauchaorta, erhöht sich die Nachlast des linken Ventrikels. Dies ist aber mechanisch analog einer Senkung des das Herz umgebenden Druckes um den gleichen Betrag *(unten links),* wenn der Aortendruck konstant gehalten wird. Entsprechend kann der unmittelbare mechanische Effekt eines erniedrigten intrathorakalen Druckes als nachlasterhöhend, eines positiven Druckes als nachlastsenkend aufgefaßt werden

intrathorakalen linken Ventrikel in die extrathorakale arterielle Periphere zu befördern. Der weitgehend analoge Effekt, nämlich ein Abfall des linksventrikulären Schlagvolumens unter Einwirkung eines kurzen negativen intrathorakalen Druckpulses bei konstanter Vorlast und Herzfrequenz, wurde jedenfalls beschrieben [18, 30, 31]. Da allerdings beim Herzgesunden unter klinischen Bedingungen selbst eine erhebliche Erhöhung des Atemwegsdruckes den mittleren intrathorakalen Druck relativ zu den systolischen Ventrikeldrücken nur vergleichsweise gering anhebt und das suffiziente Herz nachlastunempfindlich ist, kommt einem unmittelbar nachlastsenkenden Effekt positiver intrathorakaler Drücke bei normaler Herzfunktion vermutlich nur eine untergeordnete Rolle zu. In dem Maße, in dem positive intrathorakale Drücke jedoch über eine Verminderung der links- und rechtsventrikulären Vorlast die Ventrikel diastolisch verkleinern, sollte es sekundär zu einer Abnahme der systolischen Wandspannung und damit auch der Nachlast und des myokardialen O_2-Verbrauchs kommen.

Eine Erhöhung des intrathorakalen Druckes per se führt in der Regel zu einer Abnahme des Koronarflusses [19]. Bei der Interpretation dieses Effekts sind verschiedene Faktoren zu bedenken, die in komplexer Weise miteinander verzahnt sind:

a) koronarer Perfusionsdruck,
b) Veränderungen des extravaskulären Umgebungsdruckes der Koronarien [11, 36],

c) myokardialer O_2-Verbrauch des Herzens und
d) Koronarreserve des Patienten.

In dem Maße, in dem ein erhöhter intrathorakaler Druck durch Minderung des Herzzeitvolumens einen Abfall des (diastolischen bzw. mittleren) Aortendruckes und damit auch des koronaren Perfusionsdruckes induziert, muß es zwangsläufig zur Minderung des koronaren Blutflusses kommen, wenn nicht die Koronarien kompensatorisch dilatieren und der koronarvaskuläre Widerstand abnimmt. In vitro vermindert eine Erhöhung des das Herz umgebenden Druckes am mit Adenosin dilatierten Koronarbett den Blutfluß darüber hinaus auch dann, wenn Aortendruck und Herzminutenvolumen konstant gehalten werden, bedingt vermutlich durch extravaskuläre Kompression der Koronargefäße [11]. Der letztere Effekt ist allerdings quantitativ gering. Da normale Koronarien über eine das Mehrfache des Bedarfs betragende Flußreserve verfügen, ist eine durch Erhöhung des intrathorakalen Druckes bedingte Minderung des Koronarflusses bei Patienten mit normalen Koronarien klinisch nicht relevant. Dies gilt um so mehr, als es unter Erhöhung des intrathorakalen Druckes in der Regel zu einer der Minderung des Koronarflusses parallelen Senkung des myokardialen O_2-Verbrauchs kommt, vermutlich verursacht durch Verkleinerung der externen Herzarbeit. Schließlich muß betont werden, daß der Wechsel von maschineller Beatmung auf Spontanatmung nicht allein in einer Senkung des intrathorakalen Druckes besteht. Mit zunehmender Beanspruchung der Atemmuskulatur und steigender Atemarbeit bedürfen vielmehr auch die Atemmuskeln einer erhöhten Perfusion; sie beanspruchen daher einen Anteil am geförderten Herzminutenvolumen [2, 3, 40]. Dieser Anteil steht bei maschineller Beatmung und nicht beanspruchter Atemmuskulatur potentiell anderen Organen zur Verfügung.

Auswirkungen der Beatmung bei gestörter linksventrikulärer Funktion

Der insuffiziente durch eine chronische Kardiomyopathie oder einen akuten Infarkt geschädigte Ventrikel zeigt eine im Vergleich zum normalen Ventrikel stark veränderte Druck-Volumen-Charakteristik [39]: Die diastolische Füllung ist in der Regel erhöht, die endsystolische Druck-Volumen-Beziehung (E_{max}) als Zeichen der verminderten Inotropie abgeflacht. Dies läßt bereits vermuten, daß der kardial insuffiziente Patient unter den Bedingungen einer Normo- oder Hypervolämie im Vergleich zum Kreislaufgesunden auch im Hinblick auf beatmungsinduzierte Effekte weniger empfindlich auf eine Verringerung der Vorlast, jedoch ausgesprochen empfindlich auf eine Erhöhung der Nachlast reagiert. Neuere tierexperimentelle Befunde stützen diese Einschätzung. Wird nämlich durch Infusion von Glaskügelchen in die Koronararterien eine schwere (ischämische) Herzinsuffizienz induziert und die Kreislaufreaktion auf eine Erhöhung des PEEP bewertet, so fallen Herzminuten- und Schlagvolumen unter diesen Bedingungen nicht ab (Abb. 3a, b), jedoch erheblich bei kreislaufintakten Tieren [19]. Auch unter diesen pathologischen Bedingungen nehmen die myokardiale Durchblutung und der myokardiale O_2-Verbrauch (Abb. 4) mit zunehmendem PEEP parallel zueinander ab [19]. Pauschal gesagt ist also die kreislaufdepressive Wirkung erhöhter intrathorakaler Drücke um so geringer, je insuffizienter der linke Ventrikel ist. Bei der extremen Form der

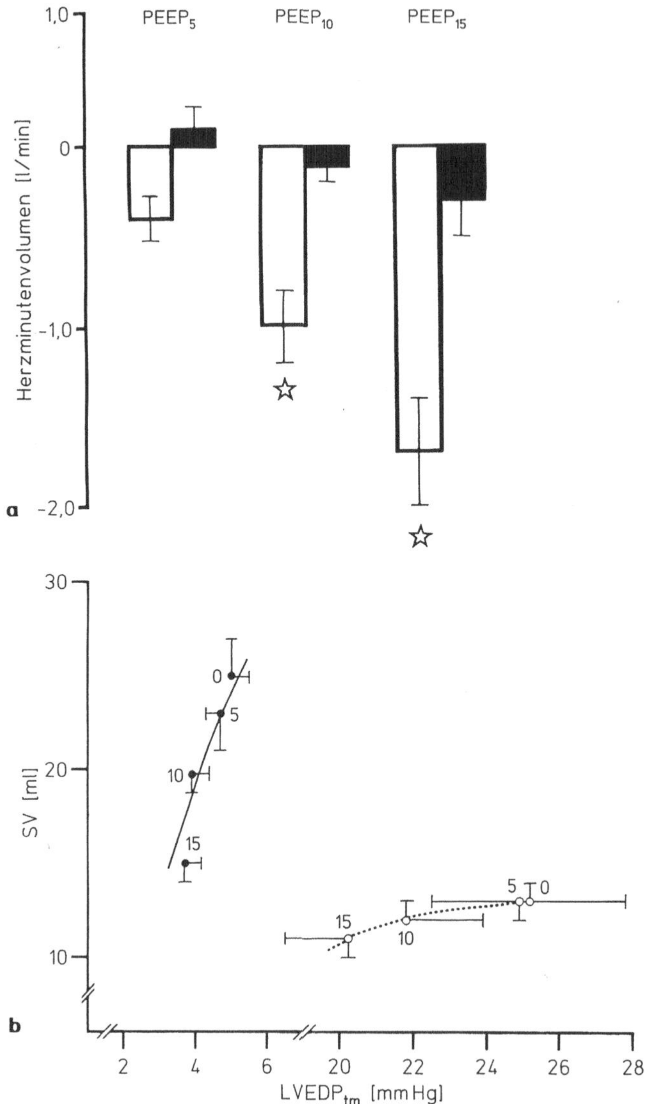

Abb. 3a, b. Kreislaufeffekte einer Erhöhung des PEEP von 0 auf 15 cmH_2O vor *(offene Symbole)* und nach *(geschlossene Symbole)* Erzeugung einer linksventrikulären Insuffizienz durch Koronarembolisation bei anästhesierten Hunden mit geschlossenem Thorax (Mittelwerte ± Standardfehler des Mittels). Die Herzfrequenz blieb unter den verschiedenen Versuchsbedingungen weitgehend unverändert. **a** Änderungen des Herzminutenvolumens mit zunehmendem PEEP. Im Vergleich zu der Abnahme des Herzzeitvolumens bei intaktem Kreislauf ist der Abfall bei insuffizientem Ventrikel nur gering und statistisch nicht signifikant. **b** Funktionsdiagramm eines normalen *(volle Punkte)* bzw. insuffizienten *(offene Kreise)* linken Ventrikels bei gradueller Erhöhung des PEEP (gleicher Datensatz wie in Abb. *3a*). Aufgetragen ist das Schlagvolumen *(SV)* in Abhängigkeit vom transmuralen linksventrikulären enddiastolischen Druck *($LVEDP_{tm}$)*. Während eine Erhöhung des PEEP bei intakter linksventrikulärer Funktion zu einer erheblichen Abnahme des SV führt, verursacht die gleiche ▷

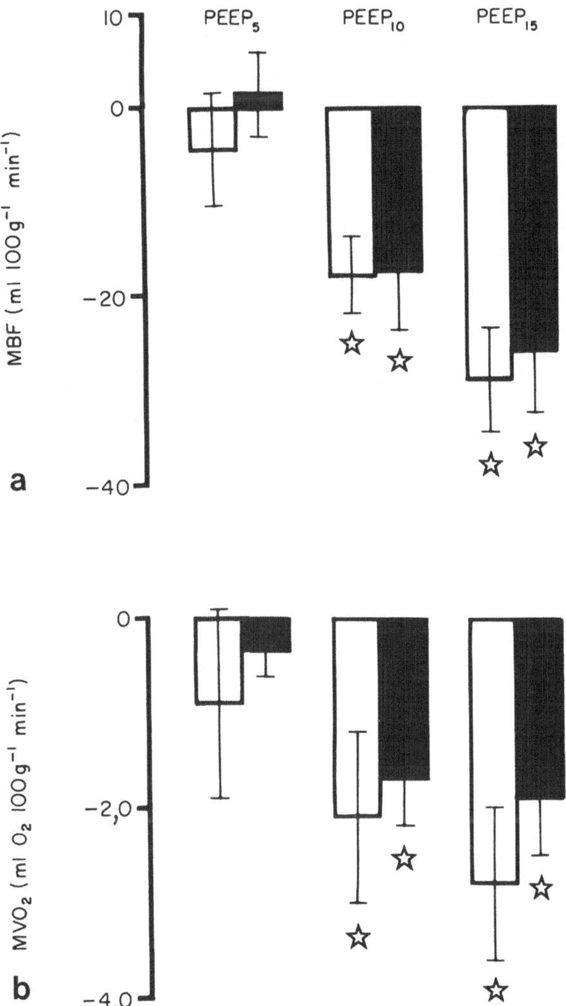

Abb. 4a, b. Effekte einer Erhöhung des PEEP von 0 auf 15 cmH_2O auf den myokardialen Blutfluß (*MBF,* **a**) und myokardialen O_2-Verbrauch (MVO_2, **b**) vor *(offene Säulen)* und nach *(geschlossene Säulen)* Erzeugung einer linksventrikulären Insuffizienz durch Koronarembolisation bei anästhesierten Hunden mit geschlossenem Thorax (Mittelwerte ± Standardfehler des Mittels). Dargestellt sind die Änderungen vom Ausgangswert bei 0 cmH_2O PEEP. In beiden Gruppen kommt es zum weitgehend parallelen Abfall von myokardialem Blutfluß und O_2-Verbrauch. Auch beim myokardialen Laktatstoffwechsel (nicht dargestellt) ergaben sich keine Veränderungen, so daß zumindest unter diesen Versuchsbedingungen eine Erhöhung des intrathorakalen Druckes per se nicht zu einer koronaren Minderperfusion führte. (Nach Hevroy et al. [19])

PEEP-Änderung beim insuffizienten Ventrikel nur vergleichsweise geringe Effekte. Ursache ist offenbar, daß der insuffiziente Ventrikel im Bereich hoher Füllungsdrücke und damit auf dem flachen Anteil der Ventrikelfunktionskurve arbeitet. (Nach Hevroy et al. [19])

Herzinsuffizienz – dem Kreislaufstillstand – kann es schließlich durch intermittierende Erhöhung des intrathorakalen Druckes sogar zur Generierung von systemischem Blutfluß kommen [8, 28]. Eine nur geringe oder völlig fehlende Kreislaufreaktion bei Erhöhung des PEEP ist auch bei Patienten mit ausgeprägter akuter (Infarkt) bzw. chronischer (Kardiomyopathie) Pumpinsuffizienz (Herzindex $<2{,}5$ l/min/m^2 bei pulmonalkapillärem Verschlußdruck >19 mm Hg) beobachtet worden [16]. Schließlich kommt es beim Übergang von der maschinellen Beatmung auf Spontan- bzw. IMV-Atmung zwar bei Patienten mit nicht oder nur mäßig eingeschränkter Herzfunktion zu einer Schlagvolumenzunahme, nicht jedoch bei solchen mit erheblicher Einschränkung der Ventrikelfunktion [4, 22]; dort kann das Herzminutenvolumen sogar abnehmen. All diese Beobachtungen sprechen dafür, daß Beatmung bzw. Applikation erhöhter intrathorakaler Drücke gerade bei herzinsuffizienten Patienten kaum mit Nebenwirkungen behaftet ist.

Schließlich ist wahrscheinlich, daß positiv-intrathorakale Drücke bei insuffizientem Ventrikel sogar einen nachlastsenkenden [32], negativ-intrathorakale Drücke dagegen einen nachlasterhöhenden Effekt auf den linken Ventrikel ausüben können. Läßt man nämlich tierexperimentell unter den Bedingungen konstanter linksventrikulärer Füllung und Herzfrequenz einen negativ-intrathorakalen Druck während der Ventrikelkontraktion einwirken, so nimmt das Schlagvolumen ab [30, 35]. Dieser Befund ist vermutlich dadurch erklärbar, daß das Myokard bei einer Senkung seines Umgebungsdruckes einen größeren transmuralen Druck aufbringen muß, um ein gegebenes Schlagvolumen in die extrathorakale Kreislaufperipherie zu befördern. Daraus folgt, daß eine Senkung des intrathorakalen Druckes, z. B. beim Übergang von maschineller auf spontane Atmung im Rahmen der Entwöhnung von der Beatmung, sowohl durch eine primäre Erhöhung der Ventrikelfüllung als auch durch eine verminderte systolische Ventrikelentleerung, die Nachlast und damit bei Patienten mit eingeschränkter myokardialer Reserve die kardiale Funktion zusätzlich negativ beeinträchtigen kann.

Darüber hinaus ist zu berücksichtigen, daß beim Übergang von kontrollierter maschineller auf spontane Atmung nicht nur der intrathorakale Druck abfällt, sondern durch die nun aktiven Zwerchfellkontraktionen auch der intraabdominelle Druck relativ zum Pleuradruck ansteigt. Dadurch mag es insbesondere bei Erhöhung des Blutvolumens über eine Translokation von Blut aus dem Splanchnikusgebiet in die thorakalen Gefäßstrukturen zu einer weiteren Erhöhung der linksventrikulären Vor- und Nachlast kommen, die bei Patienten mit eingeschränkter Herzfunktion einer Entwöhnung vom Respirator entgegensteht [20, 25]. Daß in ihrer Herzleistung beeinträchtigte Patienten im Anschluß an herzchirurgische Eingriffe auch bei exzellentem pulmonalem Gasaustausch so lange nicht zu entwöhnen sind, wie es nicht zu einer Besserung der Herzfunktion kommt, wurde bereits in einer früheren Arbeit eindrucksvoll dargestellt [43].

Ein weiterer, vermutlich sehr wesentlicher physiologischer Faktor, der eine primäre Beatmung von kardial geschädigten Patienten als von Vorteil und eine Spontanatmung als nachteilig erscheinen läßt, ist der erhöhte O_2-Verbrauch der Atemmuskulatur bei Spontanatmung. Experimentelle Befunde zeigen nämlich eindeutig, daß Tiere im kardiogenen Schock (induzierte Herzbeuteltamponade) bei Beatmung überleben, während spontan atmende Tiere bei gleichem Herzminutenvolumen sterben [2, 3, 40]. Die Ursache ist aller Wahrscheinichkeit nach darin zu

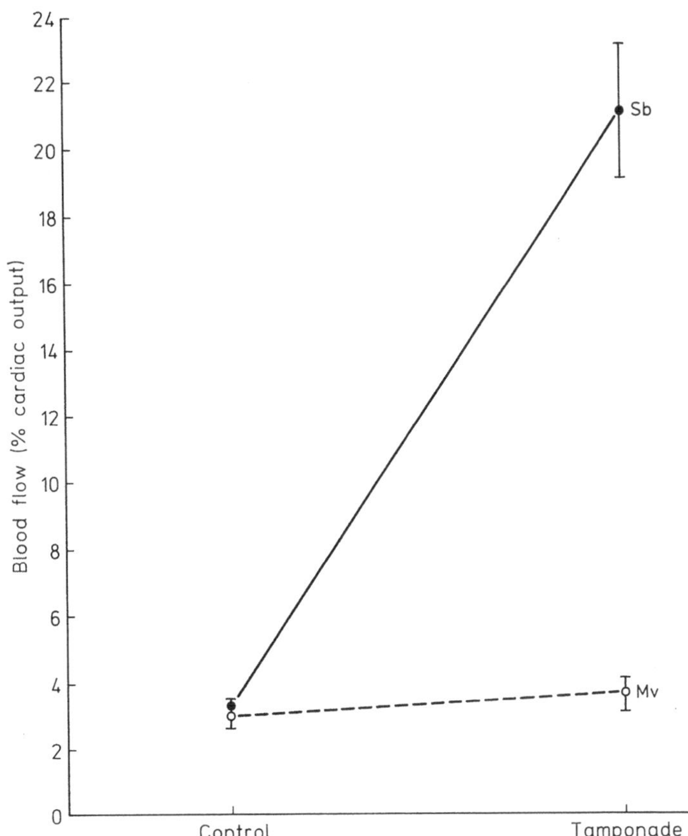

Abb. 5. Durchblutung der Atemmuskulatur, ausgedrückt als Anteil am Herzeitvolumen, vor *(Kontrolle)* und nach experimentellen kardiogenen Schock durch Herzbeuteltamponade *(Tamponade)*. Die Tamponade induzierte dabei einen Abfall des Herzminutenvolumens auf 30% der Kontrollwerte. Während die anteilige Perfusion der Atemmuskulatur unter maschineller (*Mv,* „mechanical ventilation") Bedingungen des Schocks nur ca. 3% des Herzminutenvolumens betrug, stieg sie unter Spontanatmung (*Sb,* „spontaneous breathing") auf ca. 20%, d. h. das 6fache an. Rund 20% des Herzminutenvolumens können also durch eine maschinelle Beatmung für andere Vitalorgane verfügbar gemacht werden. (Nach Viires et al. [40])

suchen, daß es unter Spontanatmung im Vergleich zur kontrollierten Beatmung zu einem erheblichen Anstieg der Atemarbeit und damit des Blutflusses in die Atemmuskulatur kommt, vermutlich nicht zuletzt bedingt durch den Versuch des Organismus, die beim kardiogenen Schock auftretende metabolische Azidose durch Hyperventilation respiratorisch zu kompensieren (Abb. 5). Entsprechend betrug bei Spontanatmung der Anteil des Blutflusses in die Atemmuskeln 20% des Herzminutenvolumens, gegenüber nur 3% bei maschineller Beatmung [40]. Es liegt auf der Hand, daß dieser Anteil bei limitiertem Herzminutenvolumen den Vitalorganen nicht mehr zur Verfügung stehen kann. In den genannten experimentellen Untersuchungen ist unter maschineller Beatmung die zerebrale und hepatische Durchblutung in der Tat höher als unter Spontanatmung.

Schließlich ist zu berücksichtigen, daß mit einer Zunahme der Arbeit der Atempumpe, die normalerweise 2–5%, unter pathologischen Bedingungen aber 25% des gesamten O_2-Verbrauchs des Körpers betragen kann [12], auch an die „Kreislaufpumpe Herz" und damit auch die Koronardurchblutung erhöhte Anforderungen gestellt werden. Im Tierexperiment führt nämlich eine erhöhte Beanspruchung der Atempumpe durch Atmung gegen inspiratorische Strömungshindernisse zu einer Zunahme von Herzfrequenz, Herzminutenvolumen und Koronardurchblutung (Peters et al., unveröffentlichte Ergebnisse). Da die Zunahme der Koronardurchblutung mit einer Steigerung des Produkts aus Herzfrequenz und Blutdruck, einem Indikator für Änderungen des myokardialen O_2-Verbrauchs, einherging, ist sie überwiegend auf einen Anstieg des O_2-Verbrauchs des Herzens zurückzuführen. Es ist möglich, daß eine solche Kreislaufumstellung bei Patienten mit geringer oder fehlender Koronarreserve zu einer myokardialen Ischämie führen kann. In der Tat sind im Rahmen der Entwöhnung von der maschinellen Beatmung bei Patienten mit koronarer Herzerkrankung EKG-Veränderungen im Sinne einer Ischämie sowie Angina pectoris beschrieben worden [34]. Es scheint daher insbesondere beim kardialen Risikopatienten sinnvoll, durch geeignete Atemsysteme und unterstützende Beatmungsformen unnötige Atemarbeit [5, 14, 21] zu vermeiden.

Zusammenfassung

Der Übergang von maschineller Beatmung auf Spontanatmung sowie die Senkung des intrathorakalen Druckes per se bringen eine Reihe von Kreislaufeffekten mit sich, die beim Patienten mit normalem Myokard und ausreichender Koronarreserve eine untergeordnete, beim kardialen Risikopatienten in der perioperativen Phase jedoch eine entscheidende Bedeutung haben können. Zu nennen sind in diesem Zusammenhang: Zunahme der kardialen Vor- und Nachlast, vermehrte Atemarbeit und Umstellung des Koronar- und Systemkreislaufs im Sinne einer Leistungsanpassung bei erhöhter mechanischer Beanspruchung der Atempumpe. Es erscheint sinnvoll, diesen Veränderungen durch geeignete therapeutische Maßnahmen, wie pharmakologische Vor- und Nachlastsenkung, Diuretikatherapie, Minimierung der Atemarbeit durch Verwendung optimaler Atemsysteme etc. entgegenzutreten. Ein kontrollierter Einsatz der Beatmung mit gezielter Variation der intrathorakalen Drücke kann darüber hinaus dazu beitragen, die Vor- und Nachlast des Herzens im gewünschten Sinn schnell, nebenwirkungsarm und in sofort reversibler Art und Weise zu manipulieren.

Bei akutem Herzversagen im Sinne eines Low-output-Syndroms erscheint eine maschinelle Beatmung grundsätzlich so lange indiziert, bis es zu einer Besserung der kardialen Situation kommt. Hier macht eine maschinelle Beatmung durch Ruhigstellung der Atemmuskulatur einen u. U. erheblichen Anteil des O_2-Transportes für andere Organe verfügbar und schont das Herz, indem die für Perfusion der Atemmuskulatur erforderliche Herzarbeit eingespart wird. In diesem Sinne eröffnet die Beatmung des Patienten mit Pumpversagen und Koronarischämie eine echte zusätzliche therapeutische Option.

Literatur

1. Ashton JH, Cassidy SS (1985) Reflex cardiovascular depression of cardiovascular function during lung inflation. J Appl Physiol 58:137–145
2. Aubier M, Trippenbach T, Roussos C (1981) Respiratory muscle fatigue during cardiogenic shock. J Appl Physiol 51:499–508
3. Aubier M, Viires N, Syllie G, Mozes R, Roussos C (1982) Respiratory muscle contribution to lactic acidosis in low cardiac output. Am Rev Respir Dis 126:648–652
4. Beach T, Millen E, Grenvik A (1973) Hemodynamic response to discontinuance of mechanical ventilation. Crit Care Med 1:85–90
5. Beydon L, Chasse M, Harf A, Lemaire F (1988) Inspiratory work of breathing during spontaneous ventilation using demand valves and continuous flow systems. Am Rev Respir Dis 138:300–304
6. Cassidy SS, Eschenbacher WL, Robertson CH, Nixon JV, Blomqvist G, Johnson RL (1979) Cardiovascular effects of positive pressure ventilation in normal subjects. J Appl Physiol 47:453–461
7. Cournand A, Motley HL, Werko L, Richards DW (1948 Physiological studies of the effects of intermittent positive pressure breathing on cardiac output in man. Am J Physiol 152:162–174
8. Criley JM, Blaufuss AH, Kissel GL (1987) Cough-induced cardiac compression. JAMA 11:1246–1250
9. Dhainaut J, Devaux JY, Monsallier JF, Brunet F, Villemant D, Huyghebaert MF (1986) Mechanisms of decreased left ventricular preload during continuous positive pressure ventilation in ARDS. Chest 90:74–80
10. Fenn WO, Otis AB, Rahn H, Chadwick LE, Hegnauer AH (1947) Displacement of blood from the lung by pressure breathing. Am J Physiol 151:258–265
11. Fessler HE, Brower RG, Wise R, Permutt S (1990) Positive pleural pressure decreases coronary perfusion. Am J Physiol 258:H814–820
12. Field S, Kelly SM, Mackelm PT (1982) The oxygen cost of breathing in patients with cardiorespiratory disease. Am Rev Respir Dis 126:9–13
13. Fitzgerald RS, Robotham JL, Anand A (1981) Baroreceptor output during normal and obstructed breathing and Mueller maneuvers. Am J Physiol 240:H721–729
14. Fleury B, Murciano D, Talamo C, Aubier M, Pariente R, Milic-Emili J (1985) Work of breathing in patients with chronic obstructive pulmonary disease in acute respiratory failure. Am Rev Respir Dis 131:822–827
15. Gall SA, Olsen CO, Reves JG, McIntyre RW, Tyson GS, Davis JW, Rankin JS (1988) Beneficial effects of endotracheal extubation on ventricular performance. J Thorac Cardiovasc Surg 95:819–827
16. Grace MP, Greenbaum DM (1982) Cardiac performance in response to PEEP in patients with cardiac dysfunction. Crit Care Med 10:358–360
17. Graham R, Skoog C, Oppenheimer L, Rabson J, Goldberg HS (1982) Critical closure in the canine pulmonary vasculature. Circ Res 50:566–572
18. Hausknecht MJ, Brin KP, Weisfeldt ML, Permutt S, Yin FCP (1988) Effects of left ventricular loading by negative intrathoracic pressure in dogs. Circ Res 62:620–631
19. Hevroy O, Reikeras O, Grundnes O, Mjos OD (1988) Cardiovascular effects of positive end-expiratory pressure during acute left ventricular failure in dogs. Clin Physiol 8:287–301
20. Lemaire F, Teboul J-L, Cinotti L et al. (1988) Acute left ventricular dysfunction during unsucessful weaning from mechanical ventilation. Anesthesiology 69:171–179
21. Marini JJ, Rodriguez RM, Lamb V (1986) The inspiratory workload of patient-initiated mechanical ventilation. Am Rev Respir Dis 134:902–909

22. Mathru M, Rao TLK, El-Etr AA, Pifam R (1982) Hemodynamic response to changes in ventilatory patterns in patients with normal and poor left ventricular reserve. Crit Care Med 10:423–426
23. Midei MG, Maughan WL, Oikawa RY, Kass DA, Sagawa K (1987) Extracardiac pressure changes do not alter contractile function of the left ventricle. Ann Biomed Eng 15:347–359
24. Payen DM, Brun-Buisson CJL, Carli PA, Huet Y, Leviel F, Cinotti L, Chiron B (1987) Hemodynamic, gas exchange, and hormonal consequences of LBPP during PEEP ventilation. J Appl Physiol 62:61–70
25. Permutt S (1988) Circulatory effects of weaning from mechanical ventilation: The importance of transdiaphragmatic pressure. Editorial. Anesthesiology 69:157–160
26. Permutt S, Wise RA, Sylvester JT (1985) Interaction between the circulatory and ventilatory pumps. In: Roussos C, Macklem PT (eds) The thorax. Dekker, New York, pp 701–735
27. Peters J (1988) Respiration within the cardiac cycle. In: Vincent JL (ed) Update 1988. Springer, Berlin Heidelberg New York Tokyo (Update in intensive care and emergency medicine, vol 5, pp 202–218)
28. Peters J, Ihle P (1990) Mechanics of the circulation during cardiopulmonary resuscitation, part I. Intensive Care Med 16:20–27
29. Peters J, Robotham JL (1987) Hemodynamic effects of increased intrathoracic pressure. In: Vincent JL, Suter PM (eds) Cardiopulmonary interactions in acute respiratory failure. Springer, Berlin Heidelberg New York Tokyo (Update in intensive care and emergency medicine, vol 2, pp 120–135)
30. Peters J, Kindred MK, Robotham JL (1988) Transient analysis of cardiopulmonary interactions. I. Systolic events. J Appl Physiol 64:1518–1526
31. Peters J, Fraser C, Stuart S, Baumgartner W, Robotham JL (1989) Negative intrathoracic pressure decreases independently both left ventricular inflow and outflow. Am J Physiol 257:H120–131
32. Pinsky MR, Marquez J, Martin D, Klain M (1987) Ventricular assist by cardiac cycle-specific increases in intrathoracic pressure. Chest 91:709–715
33. Qvist J, Pontoppidan H, Wilson RS, Lowenstein E, Laver MB (1975) Hemodynamic responses to mechanical ventilation with PEEP: The effect of hypervolemia. Anesthesiology 42:45–55
34. Räsänen J, Väisänen IT, Heikkila J, Nikki P (1984) Acute myocardial infarction complicated by respiratory failure. The effects of mechanical ventilation. Chest 85:21–28
35. Robotham JL, Peters J (1989) Mechanical effects of intrathoracic pressure on ventricular performance. In: Scharf SM, Cassidy SS (eds) Heart-lung interactions in health and disease, vol 42: Lung biology in health and disease. Dekker, New York, pp 251–281
36. Satoh S, Watanabe J, Keitoku M, Itoh N, Maruyama Y, Takishima T (1988) Influences of pressure surrounding the heart and intracardiac pressure on the diastolic coronary pressure-flow relation in excised canine heart. Circ Res 63:788–797
37. Sellden H, Sjövall H, Ricksten S-E (1986) Sympathetic nerve activity and central haemodynamics during mechanical ventilation with positive end-expiratory pressure in rats. Acta Physiol Scand 127:51–60
38. Sellden H, Sjövall H, Vallin BG, Häggendal J, Ricksten S-E (1989) Changes in muscle sympathetic nerve activity, venous plasma catecholamines, and calf vascular resistance during mechanical ventilation with PEEP in humans. Anesthesiology 70:243–250
39. Suga H, Sagawa K (1974) Instantaneous pressure-volume relationships and their ratio in the excised, supported canine left ventricle. Circ Res 35:117–126
40. Viires N, Sillye G, Aubier M, Rassidakis A, Roussos C (1983) Regional blood flow distribution in dog during induced hypotension and low cardiac output. Spontaneous breathing vs. artificial ventilation. J Clin Invest 72:935–947

41. Viquerat CE, Righetti A, Suter PM (1983) Biventricular volumes and function in patients with adult respiratory distress syndrome ventilated with PEEP. Chest 83:509–514
42. Whittenberger JL, McGregor M, Berglund E, Borst HG (1960) Influence of state of inflation of the lung on pulmonary vascular resistance. J Appl Physiol 15:878–882
43. Wolff G, Grädel E (1975) Haemodynamic performance and weaning from mechanical ventilation following open-heart surgery. Eur J Intensive Care Med 1:99–104

Medikamentöse Therapie des myokardialen Pumpversagens („low-output failure")

J. Boldt, G. Hempelmann

Einleitung

Das Low-output-Syndrom ist neben dem kardiogenen Schock die schwerste Form der akuten kardiozirkulatorischen Dysfunktion. Der Entwicklung des Low-output-Syndroms in der perioperativen Phase liegt eine Vielzahl pathophysiologischer Entstehungsmechanismen zugrunde; neben einer prädisponierenden Grunderkrankung kann auch die perioperative Begleitmedikation eine wichtige Rolle spielen. Unabhängig von der Ätiologie der zugrundeliegenden Herzerkrankung ist die akute kardiozirkulatorische Insuffizienz von einem erniedrigten Herzzeitvolumen und gleichzeitig erhöhten Spiegeln zirkulierender Katecholamine mit den damit verbundenen Gefahren charakterisiert.

Mögliche Folgen einer erhöhten Katecholaminkonzentration sind:

- Zunahme der Herzfrequenz,
- Nachlaststeigerung,
- Arrhythmieinduktion,
- Auslösen subendokardialer Ischämie,
- „Down"-Regulation der β-Rezeptoren,
- Verschlechterung der diastolischen Füllung.

Klinisch läßt sich ein Low-output-Syndrom folgendermaßen definieren:

- systolischer Blutdruck <80 mmHg,
- Herzindex <2,0 l/min/m^2,
- pulmonalkapillärer Verschlußdruck >15 mmHg,
- linksventrikulärer enddiastolischer Druck >15 mmHg,
- eingeschränkte Organfunktion:
  - Urinmenge <20 ml/h,
  - periphere Vasokonstriktion.

Der pathophysiologische Ablauf wird zumeist durch ein myokardiales Pumpversagen eingeleitet, das oft Folge einer ischämischen oder myokardialen Herzerkrankung ist. Die Herabsetzung des Herzzeitvolumens und die daraus resultierende verminderte Versorgung des Gewebes mit Sauerstoff bzw. Substraten führt über eine sympathoadrenerge Gegenregulation zu einer peripher-vaskulären Komponente des kardiozirkulatorischen Versagens. Aus dem daraus resultierenden erhöhten Widerstand gegen die linksventrikuläre Ejektion im Sinne einer Nachlasterhöhung ergibt sich eine zusätzliche Mehrarbeit für das insuffiziente Herz. Neben dieser Steigerung der Auswurfimpedanz des linken Ventrikels durch Arteriolenkonstriktion führt die begleitende venöse Vasokonstriktion zu einer weiteren Erhöhung des rechts- und linksventrikulären „Preload" mit konsekutiver Zunahme der myokardialen Wandspannung. Diesen Circulus vitiosus zu durchbrechen, muß das Ziel aller Bemühungen sein. Aus den physiologischen Grundlagen und den daraus ableitbaren pathophysiologischen Veränderungen läßt sich ein differentialtherapeutisches Konzept ableiten.

Die Behandlungsprinzipien des Low-output-Syndroms sind:

- Volumensubstitution,
- positiv-inotrope Substanzen,
- Vasodilatanzien,
- Vasopressoren,
- mechanische Kreislaufunterstützung („assist device").

Die Pharmakotherapie des Low-output-Syndroms sieht folgendes vor:

Positiv-Inotrope Substanzen
- Dopamin, Dobutamin (Tachykardie, zu schwache Wirksamkeit),
- Adrenalin (Tachykardie, Arrhythmie).

Vasopressoren
- Noradrenalin (MVO_2-Zunahme).

Vasodilatanzien
- Nitroglycerin (Vorlastabnahme – relativer Volumenmangel),
- NNP (Blutdrucksenkung!!),
- CA^{++}-Antagonisten (mögliche negativ-inotrope Effekte).

Mit Hilfe einer adäquaten Volumensubstitution läßt sich bei volumendefizitären Patienten unter Ausnutzung des Frank-Starling-Mechanismus rasch eine hämodynamische Stabilisierung erzielen. Die Abschätzung eines „adäquaten" Volumenersatzes stellt in der Klinik jedoch ein großes Problem dar, da mit Hilfe des üblichen Druckmonitorings (z. B. CVP oder PCWP) wechselnde Lastbedingungen nur unzureichend erfaßt werden können: die aus den unterschiedlichsten Gründen veränderte Ventrikelcompliance ist die Ursache für die häufig nonlineare Druck-Volumen-Beziehung.

Die Pharmakotherapie basiert zum einen auf einer Steigerung der myokardialen Inotropie, zum anderen werden peripher-vaskulär wirksame Substanzen eingesetzt, um durch Vor- bzw. Nachlastveränderungen die Hämodynamik zu stabilisieren.

Schließlich stehen als Ultima ratio verschiedene mechanische Kreislaufunterstützungssysteme, z. B. die intraaortale Gegenpulsation (IAPB) oder Rechts- bzw. Linksherz-„assist-device"-Systeme zur Verfügung, mit deren Hilfe Patienten im therapierefraktären „low-output failure" hämodynamisch gestützt werden können.

Pharmakotherapie des „Low-output"-Syndroms

Das drohende bzw. manifeste Herz-Kreislauf-Versagen war bisher Domäne einer Katecholamintherapie mit dem Ziel einer effektiven Steigerung der myokardialen Pumpleistung und damit einer raschen Rekompensation einer akuten Linksherzinsuffizienz [20, 25]. Der Einsatz der Katecholamine wird dabei wesentlich davon bestimmt, welche Rezeptoren die Substanzen im Myokard bzw. an den peripheren Gefäßen aktivieren. Hierbei stehen positive Effekte wie die inotrope Stimulation mit einer verbesserten Herzauswurfleistung, negativen Effekten wie verstärkter Tachyarrhythmieneigung und Nachlasterhöhung, verbunden mit einer Verschlechterung der myokardialen O_2-Bilanz, gegenüber [17].

Dobutamin ist bei der Therapie des Low-output-Sydroms eine weitverbreitete Substanz. Bei einer Dosis von unter 5 µg/kg/min besitzt Dobutamin überwiegend positiv-inotrope Wirkung, bei Steigerung der Dosierung kommt es zu deutlicher β_2-vermittelter Vasodilatation, verbunden mit relativ moderater Chronotropie und lusitroper Wirkung. Narkose, Vorerkrankung und Begleitmedikation können jedoch zu einer wesentlichen Modifikation des Wirkspektrums von Dobutamin führen. So konnten Piepenbrock et al. [19] unter 10 µg Dobutamin/kg/min weder auf der arteriellen noch auf der venösen Seite signifikante Gefäßreaktionen im Sinne einer Vasokonstriktion oder Vasodilatation beobachten. Unter Vorbehandlung mit β-Blockern wird die α-adrenerge Wirkung von Dobutamin demaskiert mit der Folge einer peripheren Vasokonstriktion. Unter diesen Bedingungen resultierte nach Dobutamingabe eine Zunahme des peripheren und pulmonalen Gefäßwiderstandes, ein Anstieg des arteriellen Drucks, eine Zunahme der Füllungsdrücke des Herzens sowie eine Abschwächung der β_1-adrenergen Effekte [12]. Aus diesen Gründen ist nach Hess et al. [16] Dobutamin für eine Katecholamintherapie koronarchirurgischer Patienten mit eingeschränkter Myokardreserve nicht geeignet.

Darüber hinaus besteht bei eingeschränkter Myokardfunktion die Gefahr einer verminderten Katecholaminempfindlichkeit, die mit einer Reduktion bzw. Desensibilisierung der β-Adrenozeptoren erklärt wird („Down"-Regulation; [7]). Die therapeutische Nutzbarkeit einer Therapie mit β-sympathomimetischen Substanzen wird durch die „Down"-Regulation der Rezeptoren eingeschränkt. Dies erklärt, warum die Dosis zugeführter exogener Katecholamine häufig kontinuierlich gesteigert werden muß, um eine suffiziente Hämodynamik zu erhalten.

Schließlich wird die Reduktion unserer therapeutischen Bemühungen auf eine Steigerung der myokardialen Pumpleistung den komplexen hämodynamischen Verhältnissen beim Low-output-Syndrom nicht gerecht. Inotrope Stimulation erfordert Energie und ist somit von einem erhöhten O_2-Bedarf für das Myokard begleitet. Vasodilatation dagegen führt zu einer Verbesserung der Kontraktionsgeometrie und einer Verminderung des myokardialen O_2-Bedarfs, was insbesondere bei gleichzeitig vorhandener koronarer Herzkrankheit (KHK) von großer Bedeutung ist. Vasodilatation ist daher bei akuter Herzinsuffizienz mit Low-output-Syndrom ein wichtiges therapeutisches Prinzip, vorausgesetzt, daß die dadurch bedingte Verbesserung der Organperfusion von einer Erhöhung des Herzeitvolumens und einer Zunahme des Blutdrucks begleitet ist [22]. Eine rationale Therapie des Low-output-Syndroms muß daher zum Ziel haben, sowohl die Kontraktilität zu fördern als auch Pre- und Afterload zu optimieren.

Neue Wege zur Therapie des Low-output-Syndroms

Da eine Katecholamintherapie die peripher-vaskuläre Komponente des „low-output failure" nur unzureichend berücksichtigt und eine „Down-Regulation" der β-Rezeptoren die Wertigkeit dieser Therapieform limitiert, wurden neue pharmakologische Behandlungsmöglichkeiten als Ergänzung zu der klassischen Katecholamintherapie gesucht [6, 8, 9]. Mit der Entwicklung der Phosphodiesterase-(PDE-)III-Hemmer stehen nichtkatecholaminerge, nichtglykosidartige positiv-inotrop wirksame Substanzen als vielversprechendes neues Therapiekonzept zur Verfügung [15, 22]. Im Gegensatz zu den früheren, unspezifischen PDE-Hemmern wie Theophyllin basiert ihre Wirkung auf einer selektiven Hemmung der Phosphodiesterase-III (neuere Nomenklatur PDE-IV-Hemmer; [1, 24]). Über eine Zunahme von cAMP kommt es zu einem verstärkten Ca^{++}-Einstrom in die Zelle mit einer daraus resultierenden Zunahme der Kontraktilität [23]. Der Angriffspunkt dieser Substanzen liegt „distal" des β-Adrenozeptors, wodurch sich auch bei eingeschränkter Katecholaminempfindlichkeit positiv-inotrope Effekte erzielen lassen [22]. Daneben weist diese Substanzgruppe auch eine ausgeprägte vasodilatierende, nachlastsenkende Wirkung auf [10, 21], weshalb sich der Begriff „Inodilatator" etabliert hat.

Amrinon war der erste dieser neuen PDE-Hemmer, der für die klinische Behandlung der Herzinsuffizienz zugelassen wurde. Seine positiv-inotrope Effektivität ist allerdings nicht unumstritten geblieben: Die positiven Therapieergebnisse bei chronischer Herzinsuffizienz scheinen hauptsächlich auf der vasodilatierenden Komponente zu beruhen [26]. Schwerwiegende Nebenwirkungen wie Thrombozytopenie bereits bei singulärer Anwendung haben den Einsatz dieser Substanz jedoch eingeschränkt [14]. Mit dem Imidazolderivat Enoximon steht seit kurzem ein weiteres Therapeutikum aus dieser Substanzklasse mit deutlich geringeren Nebenwirkungen zur Verfügung. Aufgrund der sowohl positiv-inotropen als auch vasodilatierenden Eigenschaften erscheinen die Phosphodiesterasehemmer vom Typ Enoximon als ein vielversprechendes alternatives bzw. additives Therapiekonzept zur Behandlung des perioperativen Low-output-Syndroms. Besonders positive Ergebnisse liegen hierbei aus dem Bereich der Herzchirurgie vor [4, 5]. Einsatzmöglichkeiten bestehen sowohl vor Beginn der extrakorporalen Zirkulation (EKZ), während der Phase der Beendigung („weaning") der EKZ als auch im postoperativen Verlauf auf der Intensivstation. So ergab sich bei Patienten, die auf eine Katecholamintherapie nur insuffizient reagiert haben und auch mit Hilfe der intraaortalen Ballongegenpulsation (IAPB) nur unzureichend gebessert wurden, unter intravenöser Applikation von Enoximon eine deutliche Besserung des Herzindex und des Schlagvolumens, verbunden mit einem deutlichen Absinken des pulmonalarteriellen und pulmonalkapillären Verschlußdrucks (Abb. 1; [13]). Eine besondere Indikation ergibt sich bei Patienten mit Low-output-Syndrom, die zur Herztransplantation anstehen, um die Wartezeit auf ein entsprechendes Organ zu überbrücken (pharmakologisches „bridging"). Besonders gute Ergebnisse für diese spezielle Indikation von Enoximon haben Dubois-Rande et al. demonstriert [11]. Es kam zu einer signifikanten Verbesserung der hämodynamischen Situation mit einer nahezu Verdoppelung des Herzindex und einer deutlichen Reduktion des pulmonalarteriellen Verschlußdruckes, verbunden mit einer signifikanten Senkung des peripheren Gefäßwiderstandes. Damit ergab sich bei vielen Patienten die Möglichkeit, auf ein mechanisches

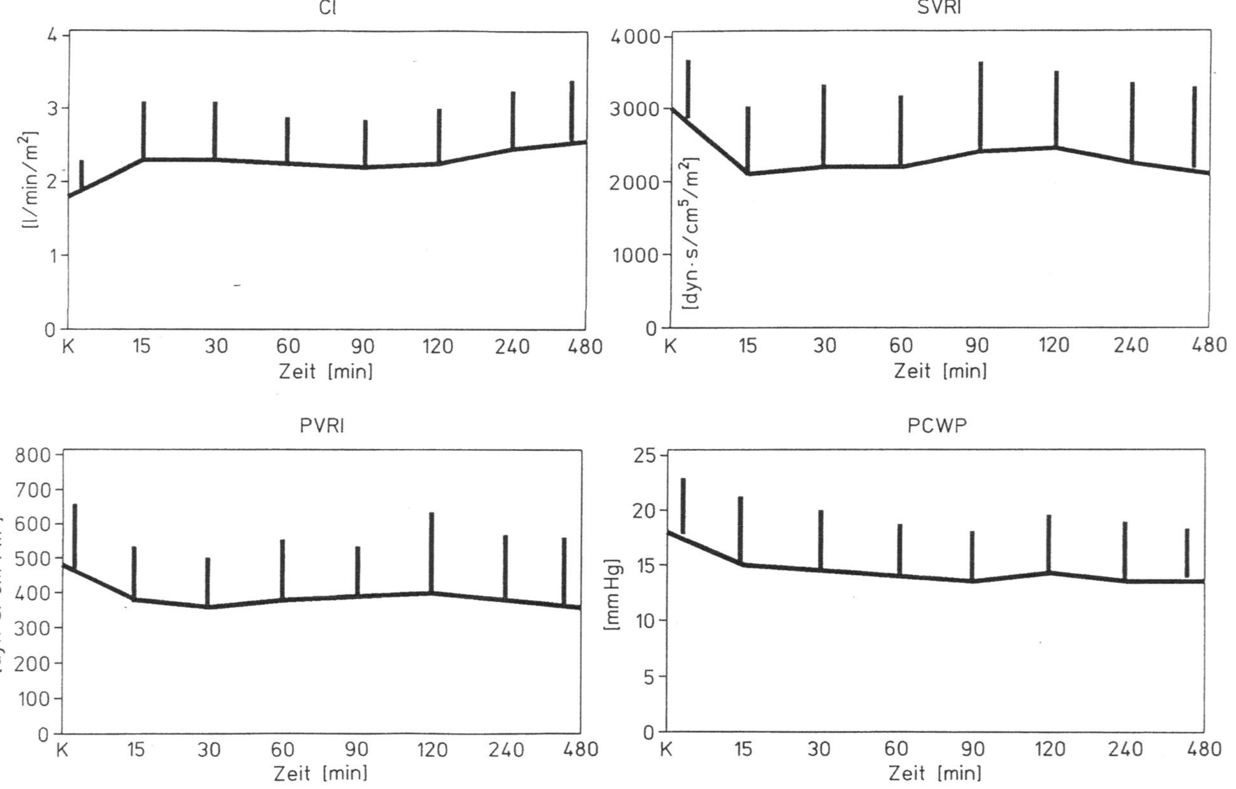

Abb. 1. Veränderungen unter Enoximon bei 15 herzoperierten Patienten, die trotz Katecholamintherapie und intraaortaler Gegenpulsation (*IAPB*) hämodynamisch insuffizient blieben. Innerhalb von 12–36 h konnte bei 7 Patienten die IAPB beendet werden. Alle Patienten überlebten das akute Herz-Kreislauf-Versagen
CI Herzindex; *SVRI* systemischer Gefäßwiderstandsindex; *PVRI* Lungengefäßwiderstandsindex; *PCWP* pulmonalkapillärer Verschlußdruck; *K* Kontrolle. (Mod. nach [13])

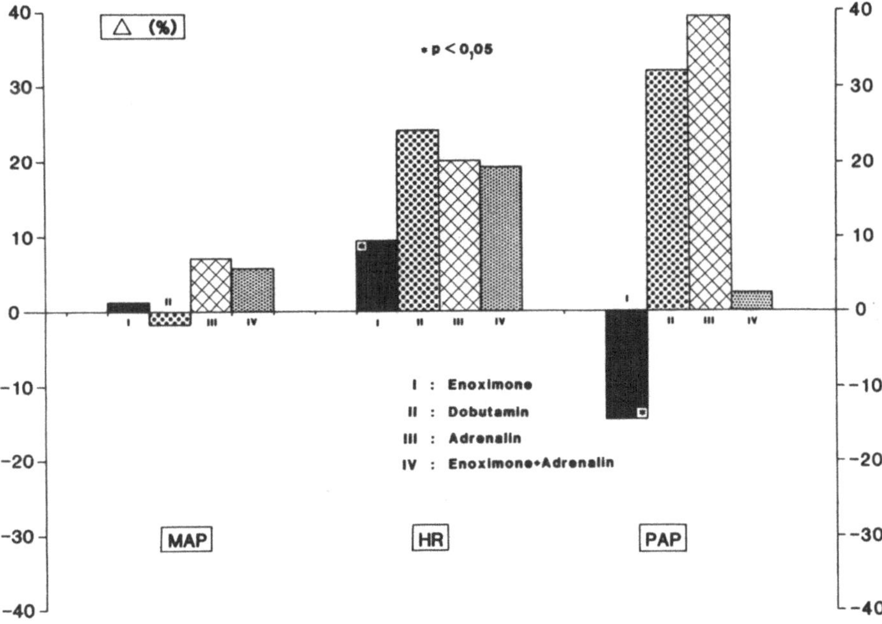

Abb. 2. Prozentuale Veränderungen von mittlerem arteriellem Druck (*MAP*), Herzfrequenz (*HR*) und pulmonalarteriellem Druck (*PAP*) unter Enoximon im Vergleich zu Dobutamin, Adrenalin bzw. der Kombination von Enoximon und Adrenalin bei der Beendigung der extrakorporalen Zirkulation (*EKZ*). (Nach [4, 5])
* $p < 0{,}05$

Kreislaufunterstützungssystem („assist device") zu verzichten und sie bis zur geplanten Transplantation hämodynamisch zu stabilisieren.

Vielversprechend erscheint die Kombination eines β-Sympathomimetikums (z. B. Adrenalin) mit einer unabhängig vom β-Adrenorezeptor wirkenden Substanz wie dem Phosphodiesterasehemmer Enoximon [5]. Bei Patienten mit Low-output-Syndrom in der Phase während bzw. nach Beendigung der extrakorporalen Zirkulation führte die Kombination dieser beiden pharmakologischen Wirkprinzipien zu einer suffizienteren hämodynamischen Stabilisierung als unter alleiniger Katecholamintherapie (Abb. 2 und 3). Ein wichtiger Aspekt bei der Behandlung mit positiv-inotropen Substanzen ist der Einfluß auf den myokardialen O_2-Verbrauch (MVO_2). Gerade bei insuffizientem Myokard kann eine Zunahme des MVO_2 den Nutzen einer verbesserten Kontraktilität aufheben. Die Behandlung eines verminderten Herzzeitvolumens bei Patienten mit KHK mit Katecholaminen führt zu einer Zunahme des myokardialen O_2-Verbrauchs und kann damit die Situation verschlechtern. Die potentielle Steigerung des myokardialen O_2-Verbrauchs durch Zunahme der Inotropie wird durch die gleichzeitig vasodilatierende (wandspannungsreduzierende) Wirkung des PDE-III-Hemmers Enoximon kompensiert, so daß als Nettoeffekt im Hinblick auf den myokardialen O_2-Verbrauch keine Zunahme, sondern sogar eher eine leichte Abnahme resultiert [1, 3]. Bei Untersuchungen an Patienten mit Herzinsuffizienz der NYHA-Klassen III und IV führte Enoximon zu einer signifi-

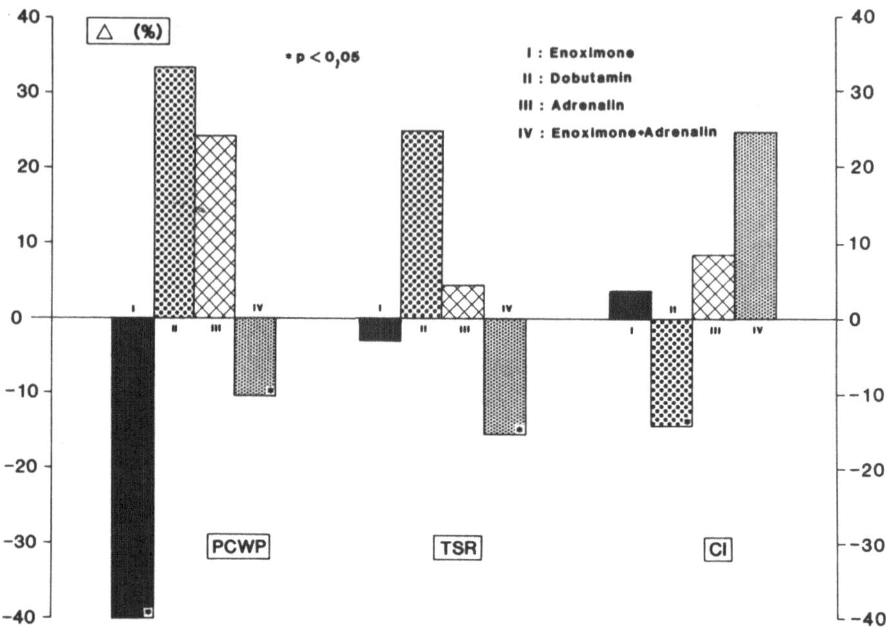

Abb. 3. Prozentuale Veränderungen von pulmonalkapillärem mittlerem Verschlußdruck (*PCWP*), peripherem Gefäßwiderstand (*TSR*) und Herzindex (*CI*). Die Untersuchung wurde während des „weaning" von der EKZ durchgeführt. Als Ausgangswerte dienten die Daten während der EKZ vor dem „Weaning"-Versuch. So betrug der „Ausgangs"-cardiac-index 2,4 l/min/m^2 – vorgegeben durch den Fluß der Herz-Lungen-Maschine. (Nach 4, 5])
* $p < 0{,}05$

kanten Senkung des MVO_2 und anderer Indizes des myokardialen O_2-Bedarfs [19]. Darüber hinaus scheint Enoximon auch direkt koronardilatatorische Effekte zu besitzen [18].

Schlußfolgerungen

Als pathophysiologische Grundstörung eines perioperativen Low-output-Syndroms steht häufig eine stark verminderte Kontraktilität im Vordergrund, zugleich kommt es aber über eine sympathoadrenerge Stimulation zu einer peripheren Vasokonstriktion mit einer daraus resultierenden Mehrarbeit des Herzens und einer verschlechterten Gewebeperfusion.

Die ideale Therapie in dieser Situation muß neben einer effektiven Verbesserung der Pumpfunktion auch eine Ökonomisierung der Herzarbeit durch Nachlastsenkung zum Ziel haben. Dabei müssen 2 weitere Kriterien mitberücksichtigt werden:

1. Wirksamkeit auch bei längerer Therapiedauer, d. h. fehlende Tachyphylaxie, und
2. Wirksamkeit auch bei verminderter Empfindlichkeit und Anzahl der β-Rezeptoren.

Anforderungen an eine „optimale" positiv-inotrope Substanz:

- β-Rezeptor-unabhängige Wirkungsweise,
- keine Zunahme des myokardialen O_2-Verbrauchs, d. h.:
  - keine Frequenzsteigerung,
  - keine Arrhythmieinduktion,
- hohe Bioverfügbarkeit, günstige Pharmakokinetik,
- keine Toleranzentwicklung,
- geringe Nebenwirkungen.

Da es im Rahmen der Herzinsuffizienz zu einer Desensibilisierung bzw. Reduktion der β-Rezeptoren kommen kann („Down"-Regulation), ist als entscheidender Vorteil der PDE-III-Hemmer vom Typ Enoximon die Tatsache zu bewerten, daß die positiv-inotrope Wirkung nicht durch β-Rezeptoren vermittelt wird. Außerdem ist auch bei langfristigem intravenösem Einsatz von Enoximon kein Wirkungsverlust im Sinne einer Tachyphylaxie zu beobachten. Auch bleiben die β-Rezeptoren bei längerer i.v.-Applikation von Enoximon unverändert. Daraus folgt, daß die Bindungsfähigkeit und Affinität für adrenerge Substanzen auch während einer Enoximontherapie erhalten bleibt. Schließlich wird der inotropiebedingte myokardiale O_2-Mehrverbrauch infolge der gleichzeitigen Vasodilatation vermindert, so daß in der Bilanz nicht mit einem Anstieg des MVO_2 zu rechnen ist.

Somit erscheint die Therapie mit PDE-III-Hemmern als ein vielversprechendes additives bzw. alternatives therapeutisches Konzept bei der Behandlung des Low-output-Syndroms in der perioperativen Phase.

Literatur

1. Amin KA, Sah PK, Hulse S, Shellock FG, Swan HC (1984) Myocardial metabolic and hemodynamic effects of intravenous MDL 117043, a new cardiotonic drug, in patients with chronic severe heart failure. Am Heart J 108:1285–1292
2. Appleman MM, Beavo JA Jr, Hardman JG, Klee CB, Thompson WJ (1984) A subcommittee for nomenclature recommendations. Adv Cyclic Nucleotide Protein Phosphorylation Res 16:VI
3. Baim DS (1989) Effect of phosphodiesterase inhibition on myocardial oxygen consumption and coronary blood flow. Am J Cardiol 63:23A–26A
4. Boldt J, Kling D, Schuhmann E, Scheld DD, Hempelmann G (1988) Der neue Phosphodiesterase-Hemmer Enoximone im Rahmen herzchirurgischer Eingriffe – Eine vergleichende Untersuchung zu Dobutamin. Herz 13:335–342
5. Boldt J, Kling D, Moosdorf R, Hempelmann G (1990) Enoximone treatment of impaired myocardial function during cardiac surgery: Combined effects with epinephrine. J Cardiothorac Anesth 4:462–468
6. Braunwald E (1986) Newer positive inotropic agents. Introduction. Curculation [Suppl III] 73:III1–III3
7. Bristow MR, Ginsburg R, Monobe W, Cubiceiotti RS, Sageman WS (1978) Decreased catecholamine sensitivity and beta-adrenergic receptor density in failing human hearts. N Engl J Med 29:1373–1377
8. Colucci WS, Wrigth RF, Braunwald E (1986) New positive inotropic agents in the treatment of congestive heart failure, part 1. N Engl J Med 314:290–299

9. Colucci WS, Wright RF, Braunwald E (1986) New positive inotropic agents in the treatment of congestive heart failure, part 2. N Engl J Med 314:349–358
10. Dage RC, Roebel LE; Hsieh CP, Weiner DL, Woodward JK (1982) Cardiovascular properties of a new cardiotonic agent: MDL 17043. J Cardiovasc Pharmacol 4:500–508
11. Dubois-Rande JL, Loisance D, Duval AM et al. (1988) Enoximone – a pharmacological bridge to transplantation. Br J Clin Pract [Suppl 64] 42:73–79
12. Jarman RH, Brooks JL, Kaplan JA (1979) Dobutamine responses in patients taking propranolol. Anesthesiology 51:S111
13. Gonzalez M, Desager JP, Jacquemart JL, Chenu P, Müller T, Installe (1988) Efficacy of enoximone in the management of refractory low-output states following cardiac surgery. J Cardiothorac Anesth 2:409–418
14. Grünnicker M, Hess W (1987) Preliminary results with amrinone in perioperative low cardiac output syndrome. J Thorac Cardiovasc Surg 35:219-225
15. Hartmann A, Saeed M, Bing RJ (1986) Phosphodiesterase-Hemmung als neues postitiv-inotropes Prinzip. Dtsch Med Wochenschr 111:1971–1977
16. Hess W, Brückner JB, Faber du Faur J von, Schmidt D, Tarnow J (1979) Hämodynamische Wirkungenvon Dobutamin und Dopamin bei Patienten mit koronarer Herzkrankheit. Anaesthesist 28:316–321
17. Katz AM (1986) Potential deleterious effects of inotropic agents in the therapy of chronic heart failure. Circulation [Supl III] 73:III184–III
18. Mitrovic V, Thormann J, Neutner J,Bahavar H, Volzu M, Dietrich HA, Schlepper M (1989) Hemodynamic, anti-ischemic, and neurohumoral effects of enoximone in patients with coronary artery diesease. Am Heart J 117:106–111
19. Piepenbrock S, Hempelmann G, Reichelt W, Stemann T (1979) Hämodynamische und selektiv vaskuläre Effekte von Dobutamin während und nach herzchirurgischen Eingriffen. Anaesthesist 28:307–315
20. Rettig GF, Bette L (1988) Current therapy of acute heart failure. Cardiovasc Drug Ther 2:401–406
21. Roebel LE, Dage RC, Cheng HC, Woodward JK (1982) Characterization of the cardiovascular activities of a new cardiotonic agent, MDL 17043. J Cardiovasc Pharmacol 4:721–729
22. Rutman HI, LeJemtel TH, Sonnenblick EH (1987) Newer cardiotonic agents: implications for patients with heart failure and ischemic heart diesease. J Cardiovasc Anesth 1:59–70
23. Scholz H (1984) Inotropic drugs and their mechanism of action. J Am Col Cardiol 4:389–397
24. Silver PJ (1989) Biochemical aspects of inhibition of cardiovascular low cyclic adenosine-monophosphate-phosphodiesterase. Am J Cardiol 63:2A–8A
25. Tinker J (1987) Strong inotropes (i. g. epinephrine) should be drugs of first choice during emergence from cardiopulmonary bypass. J Cardiothorac Anesth 3:256–258
26. Wilmshurst PT, Thompson DS, Jenkins BS, Coltart DJ, Webb-Peploe MM (1983) Hemodynamic effects of intravenous amrinone in patients with impaired left ventricular function. Br Heart J 49:49–54

Assistierte Zirkulation bei „low-cardiac failure“: Wann und wie?

B. M. Kemkes

Einleitung

Heute kann die Mehrzahl aller angeborenen und erworbenen Herzerkrankungen einerseits durch Korrektur, andererseits durch prothetischen Klappenersatz bzw. Revaskularisation und letztlich Herztransplantation unter Anwendung der extrakorporalen Zirkulation mittels Pumpoxygenatoren erfolgreich behandelt werden (Abb. 1).

Der ständige Umgang mit diesen inzwischen reibungslos funktionierenden Systemen läßt den langen Weg vergessen, der zwischen der Konzeption dieser Idee und ihrer Verwirklichung in Form einer Herz-Lungen-Maschine lag.

Schon 1813 schrieb Julien Jean-Cesar le Gallois [6] in seiner Monographie *Experiences sur le principe de la vie:* „Wenn es gelänge, das Herz durch einen Mechanismus zur Injektion von (arteriellem) Blut zu ersetzen, ließe sich mit Leichtigkeit jeder Körperteil beliebig lange am Leben erhalten.“ Dieser Gedanke wurde von vielen Wissenschaftlern aufgegriffen und führte über die Versuche von Organperfusion letztlich zur *Entwicklung der Herz-Lungen-Maschine.*

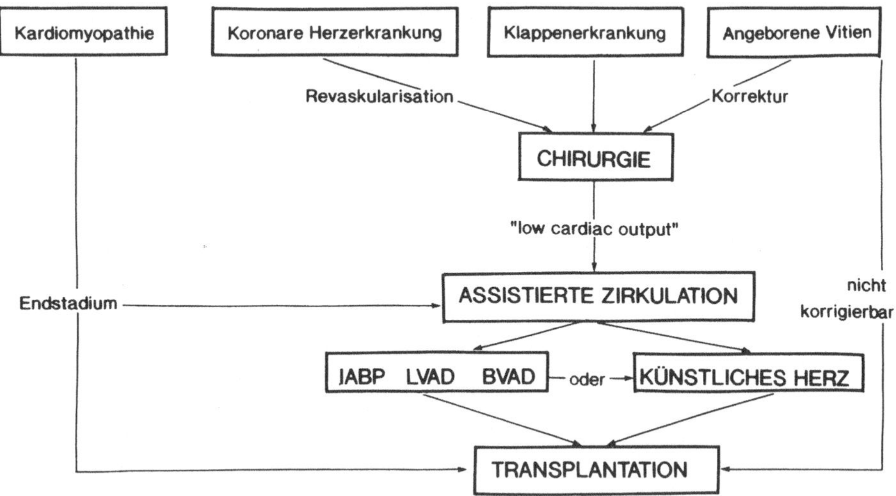

Abb. 1. Circulus vitiosus beim „low cardiac failure“

Der erste klinische Einsatz eines Pumpoxygenators in Form einer rotierenden, gesiebten Scheibe wurde 1950 von Dennis [5] vorgenommen. Die erste erfolgreiche Anwendung gelang Anfang 1953 Gibbon [7] mit einer sog. Rollerpumpe. Während einer 27minütigen EKZ verschloß er bei einem 18jährigen Mädchen einen Vorhofseptumdefekt.

Wie schwierig es anfangs war, ein für einen längeren Eingriff am Herzen erforderliches adäquates Blutvolumen maschinell zu pumpen und zu oxygenieren, geht daraus hervor, daß Lillehei [14] 1954 zu einem Zeitpunkt, als bereits Korrekturen erfolgreich ausgeführt wurden, bei der Operation einer Fallot-Tetralogie das von ihm entwickelte Verfahren der sog. „Cross-Zirkulation" benutzte. Hierbei wurde das zu operierende Kind an einen blutgruppengleichen erwachsenen Spender - meist an den Vater oder die Mutter - angeschlossen und somit die Zirkulation und Oxygenation des Blutes des Kindes übernommen.

Ein Jahr später begannen Kirklin [11] und Lillehei [15] unabhängig voneinander mit der Entwicklung von Pumpen und Herz-Lungen-Maschinen (HLM) für eine temporäre Kreislaufunterstützung, denn die Nachteile dieser „Cross-Zirkulation" überwogen die einer maschinellen extrakorporalen Perfusion bei weitem.

In Deutschland wurde am 19. 02 1958 von Zenker die erste erfolgreiche Operation mit der HLM vorgenommen [18]. Heute liegt die Zahl der jährlichen Operationen mit EKZ in Deutschland bei ca. 33000 Eingriffen [9], an unserer Klinik zwischen 900 und 1000 pro Jahr.

Pathophysiologie des peri- und postoperativen kardiogenen Schocks

Trotz der vielfältigen Möglichkeiten der Myokardprotektion durch kardioplegische Lösungen und trotz allgemeiner bzw. lokaler Hypothermie ist ein vorgeschädigtes Herz in der Phase der Wiederaufnahme seiner Pumpfunktion nach operativen Eingriffen nicht immer in der Lage, sofort nach Abgehen von der HLM ein ausreichendes Herzzeitvolumen aufrechtzuerhalten. Es kann sich das Bild des peri- und postoperativen Schocks oder des sog. „Low-cardiac-output"-Syndroms entwickeln. Es ist Ausdruck einer Herzmuskelinsuffizienz mit kritisch verminderter Förderleistung beider Ventrikel. Bei hohen zentralvenösen und linksatrialen Drücken ist das Herzzeitvolumen hochgradig erniedrigt (Abb. 2).

Der Circulus vitiosus Hypotension, Hypoxie, Lungenstauung und Acidose führt in 90% zum letalen Ausgang. Aufgrund der überzogenen Ischämiezeiten des Herzens kommt es zu irreversiblen metabolischen Veränderungen. Im *perfundierten Herzen* sorgt der *aerobe Stoffwechsel* mit Abbau des Laktats, der freien Fettsäuren, der Glukose und des Pyruvats für die notwendige myokardiale Energiegewinnung. Das Herz nutzt die O_2-Zufuhr, um 38 Mol ATP pro Mol oxidierter Glukose zu bilden. Da im *Zustand der Ischämie* der begrenzt aerobe Stoffwechsel über den inkonstanten, nichtkoronaren Blutstrom maximal 30% des Ruheumsatzes deckt, erfolgt die Energieproduktion v. a. auf dem Weg des *anaeroben Abbaus* von Glykogen zu Glukose. Dieser Weg erbringt jedoch nur 2-3 Mol ATP pro metabolisiertes Molekül Glukose und ist für die Muskelzelle im Zustand der Ischämie die wesentliche Energiequelle, abhängig von der Quantität der Substratvorlage und dem geeigneten zellulären Milieu. Er wird blockiert, wenn sich der pH-Wert durch Laktatanhäufung

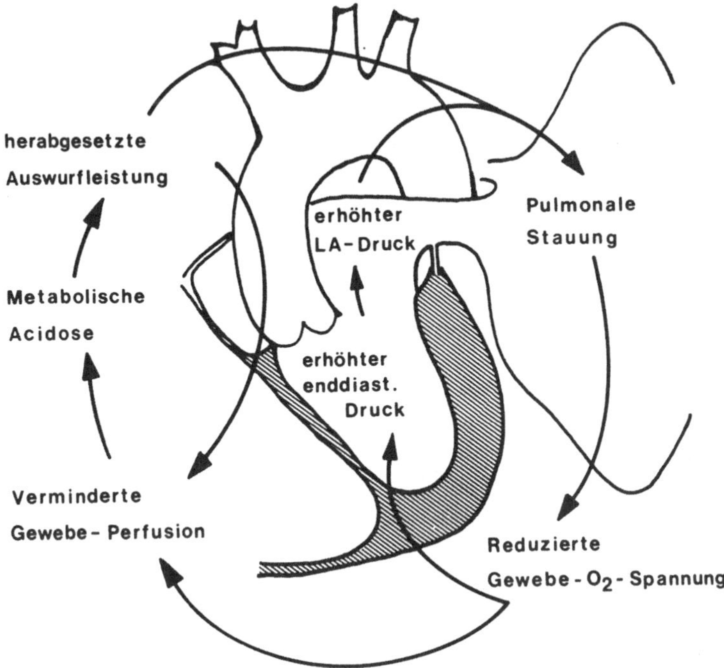

Abb. 2. Circulus vitiosus bei der Entstehung des akuten linksventrikulären Pumpversagens

verschiebt und die steigende intrazelluläre Säuerung somit die Enzymfunktion inhibiert. Eine weitere wesentliche Folge der Ischämie und verminderter Energieproduktion besteht in der Hemmung des aktiven Kationentransports, der den intra-extrazellulären Gradienten - v. a. für Natrium und Kalium - aufrechterhält. Störungen dieser energiefordernden Prozesse korrelieren im strukturellen Bereich mit Zellödem, Membraninstabilität und schließlich mit dem Zelltod. In diesem Zustand ist der Dehnungswiderstand beider „Kammern“ erhöht. Trotz höchstem, noch tolerierbarem Füllungsdruck kann wegen der minimalen Dehnbarkeit der Ventrikelwandung keine ausreichende Vordehnung der Fasern für ein adäquates Schlagvolumen erzielt werden. Es kommt zunächst zu einer herabgesetzten myofibrillären Ca^{++}-Sensivität, dem sog. „stunned myocardium“, und anschließend zur Ausbildung eines „stone heart“ (irreversibles Energiedefizit) - ein von Cooley [4] geprägter Begriff, welcher eigentlich dem des „rigor mortis“ entspricht.

Klinik des „low-output failure“

Hämodynamisch zeigt sich ein Low-cardiac-output-Syndrom mit einem deutlich reduzierten arteriellen Druck (80 mmHg), einem über 20 mmHg erhöhten rechts- wie linksatrialen Druck, in dem Bild einer Oligoanurie und evtl. einem Lungenödem, das allerdings bei den intubierten Patienten nicht in Erscheinung treten muß, sich aber an erhöhten Beatmungsdrücken erkennen läßt.

In etwa 2/3 dieser Fälle kann ein Low-cardiac-output-Syndrom durch ein isoliertes Versagen des linken Ventrikels bedingt sein, z. B. bei Patienten nach Aortenklappenersatz mit linksventrikulärer Hypertrophie. In diesen Fällen ist das metabolische Steady state des hypertrophierten Ventrikels gestört. Bei einem weiteren Drittel kann jedoch eine globale Herzinsuffizienz bestehen, z. B. bei ausgeprägter Koronarsklerose oder bei Mitralfehlern im fortgeschrittenen Stadium. Bei diesen Kranken kommt zum Linksherzversagen noch ein Rechtsherzversagen hinzu.

Therapiemöglichkeiten des „low-output failure"

Erstes Behandlungsziel dieses bedrohlichen Syndroms ist die Wiederherstellung des metabolischen Steady state. Die Maßnahmen zielen auf eine medikamentöse Steigerung der Herzleistung, auf eine Durchbrechung der Vasokonstriktion der peripheren Gefäße und auf eine Herabsetzung des O_2-Verbrauchs ab.

So kann in der Akutphase des kardiogenen Schocks allein schon die Korrektur des pH-Wertes ein Ansprechen auf medikamentöse Maßnahmen bedeuten. (Auf prinzipielle Wege der medikamentösen Therapie, nämlich Verbesserung der Kontraktilität sowie Entlastung des linken Ventrikels, ist bereits eingegangen worden, s. Beitrag Boldt u. Hempelmann in diesem Band.)

Mit dieser aufgezeigten Therapie und deren prompter und gesteuerter Anwendung lassen sich 80% eines Low-cardiac-output-Syndroms nach Eingriffen mit der EKZ erfolgreich behandeln. Läßt sich aber die Kreislaufsituation medikamentös nicht verbessern, muß mit aggressiveren Maßnahmen, z. B. mit der arteriellen Gegenpulsation (IABP), versucht werden, eine Optimierung der Hämodynamik zu erreichen. Erst wenn auch mit Hilfe der IABP trotz maximaler medikamentöser Therapie keine Stabilisierung erreicht wird, was bei der Hälfte dieser Patienten der Fall ist, ergibt sich zwingend eine Indikation zur weiteren assistierten Zirkulation; d. h. die fehlende Energie muß von außen mechanisch in Form eines Linksherzbypasses oder sogar einer biventrikulären Kreislaufunterstützung eingebracht werden.

Prinzipien der mechanischen Kreislaufunterstützung

Bei der Anwendung mechanischer Unterstützungssysteme sind einige grundlegende Tatsachen der Kontraktion des in erster Linie betroffenen linken Ventrikels zu berücksichtigen. Im kardiogenen Schock besteht ein Energiedefizit zwischen benötigter und aufgebrachter Energie. In Tabelle 1 sind die prinzipiellen Angriffspunkte einer mechanischen Kreislaufunterstützung und ihre Beeinflussung der Determinanten des myokardialen Energieverbrauchs dargestellt. Der Energieverbrauch resultiert einmal aus dem Anteil der nötig ist, die *Herzleistung* („cardiac output") zu erbringen, zum anderen aus dem *Eigenbedarf* des Herzens, abhängig von dem myokardialen Volumen, der Herzfrequenz und dem intraventrikulären Druck. Dieses Energiedefizit kann einmal durch mangelnde Energiezufuhr, wie z. B. bei Infarktgeschehen, oder auch durch mangelnde Energieaufbringung bei azidotischer Stoffwechsellage bedingt sein. Weiterhin wird das Energiedefizit durch inadäquate

Tabelle 1. Myokardialer Energieverbrauch und Dynamik des Herzens. Angriffspunkte einer assistierten Zirkulation. (Nach Bleifeld [3])

Determinanten des myokardialen Energieverbrauchs	Angriffspunkte mechanischer Unterstützung	
	Druck-entlastungs-systeme	Volumen-entlastungs-systeme
1. Herzfrequenz	↓	↓
2. Herzgröße intraventrikulärer Druck	↓	↓
intraventrikuläres Volumen	↓	↓
Myokardmasse	–	–
3. Kontraktiler Zustand/ Kraft-Geschwindigkeits-Beziehung	↓	↓
4. Äußere Arbeit – Schlagvolumen	–	↓
× Druck	↓	–
5. Blutdruck	↓	↑
6. Koronardurchblutung	↑	↑
7. Stoffwechselzustand	–	–

Perfusion der Koronarien vergrößert. Der *O_2-Verbrauch* des Herzens hängt in erster Linie von dem entwickelten Druck, der Herzfrequenz, der Wandspannung und der inneren Arbeit ab. Nach dem Gesetz von La Place nehmen *Wandspannung* und entsprechend der *O_2-Verbrauch* des Herzens mit Vergrößerung des Ventrikelvolumens zu, umgekehrt bei Verkleinerung des Kammervolumens werden sie reduziert. Das Wesen der mechanischen Kreislaufunterstützung besteht also darin, das vorhandene Energiedefizit von außen abzudecken. Dieses Defizit kann mit der intraaortalen Ballonpumpe im günstigsten Fall bis zu 25%, mit einer biventrikulären Kreislaufunterstützung jedoch bis zu 100% abgedeckt werden. Dadurch wird das Herz erst in die Lage versetzt, seiner Funktion nachzukommen, was ihm im Moment der reduzierten Energielage nicht gelingen kann.

Eine Entlastung des noch schlagenden Herzens kann also erfolgen, indem einmal die Nachbelastung, d.h. der arterielle Druck, vermindert und zum anderen das *Fördervolumen* reduziert wird.

Ist z. B. ein Ventrikel überfüllt und damit überdehnt, läßt sich eine Volumen- oder Druckentlastung durchführen, wobei letztere durch die Afterloadsenkung weniger hämodynamisch wirksam ist als vergleichsweise die stärkeren Systeme der Volumenentlastung durch direktes „load-shifting“.

Es stehen demnach 2 grundlegende Möglichkeiten zur Verfügung, wie bei akutem oder chronischem Herzversagen ein Energiedefizit von außen kompensiert werden kann:

1. durch Druckentlastung und
2. durch Volumenentlastung sowie durch die Kombination beider Möglichkeiten.

Druckentlastende Systeme

Der Begriff Gegenpulsation wurde vor mehr als 25 Jahren von Harken [8] als eine methodische Vorstellung definiert, welche das Herz im Stadium der Linksherzinsuffizienz durch Verminderung des aortalen bzw. peripheren Widerstands entlastet („afterload reduction"; s. Übersicht).

Derzeitige Möglichkeiten assistierter Zirkulation:

Druckentlastende Systeme
(Verfahren der Kontrapulsation bzw. Afterloadsenkung)
1. Intraaortale Ballonpumpe (IABP),
2. pulsierender Unterstützungsventrikel (PAD),
3. dynamischer Aortenpatch (DAP),
4. intraaortaler Ventrikel (IAV),
5. Aortenwindkessel mit Steuerballon (AWK),
6. externer Ventrikel (EK).

Volumenentlastende Systeme (Bypassverfahren)
1. Linksventrikulärer Bypass (LVAD),
2. atrioaortaler Bypass (LA-ABP),
3. biventrikulärer Bypass (BVAD),
4. venoarterieller Bypass (VABP).

Totalherzersatz
1. Künstliches Herz,
2. Transplantation.

Als Beispiel dieser druckentlastenden Systeme steht die IABP als derzeit am meisten angewendete Kreislaufunterstützung an erster Stelle. Die ideale Gegenpulsation besteht in einem Blutentzug während der Systole und Blutrückgabe in der Diastole mittels einer reziproken Pumpe, welche mit dem Herzen in Serie steht. Aortale und ventrikuläre systolische Drücke erfahren eine Verringerung, wodurch sich folglich die myokardiale Wandspannung und damit der O_2-Verbrauch vermindert. Der Volumenanstieg in der Aorta in der Zeitspanne der Diastole fördert den koronaren als auch den zerebral gerichteten Perfusionsdruck und Blutfluß. Nachteilig wird jedoch der periphere Blutfluß verschlechtert, da sich die Druckfronten aus dem linken Ventrikel und der Pumpe gegeneinander richten und in der Aorta ascendens aufeinandertreffen, daher der Begriff „Gegenpulsation". Heute kann das System in Seldinger-Technik sehr einfach und elegant über die A. femoralis in die Aorta thoracalis auf jeder Intensivstation eingebracht werden.

Die intraaortale Gegenpulsation wird theoretisch der Forderung nach einer dem Herzen energiesparenden Kreislaufunterstützung durch Senkung des systolischen linksventrikulären Druckes und damit der Senkung des myokardialen O_2-Verbrauchs gerecht.

Klinische Daten und Erfahrungen belegen den Nutzen dieser mechanischen temporären Zirkulation nicht nur in der Behandlung refraktären postoperativen Linksherzversagens, sondern auch bei anderen Formen des Myokardversagens, z. B. beim ausgeprägten Infarktgeschehen oder auch bei zunehmender Dekompensation einer dilatativen Kardiomyopathie. Wichtig ist jedoch der rechtzeitige Einsatz, der die Überlebensrate deutlich ansteigen läßt.

Wir haben seit der Einführung dieses Systems in der Herzchirurgischen Klinik München eine Vielzahl von Patienten mit intra- und postoperativem Herzversagen mit wechselndem Erfolg unterstützt [16]. Die Indikation zum Einsatz dieser Unterstützungsmaßnahme ist zwar im Laufe der Jahre aufgrund verbesserter Myokardprotektion zurückgegangen, die IABP kommt aber doch etwa bei 2–3% unserer Patienten zur Anwendung, da wir die Indikation sehr großzügig stellen, um v. a. den Einsatz von Katecholaminen reduzieren zu können. Die eigenen Erfahrungen haben aber auch gezeigt, daß die IABP mit einer Reihe limitierender Faktoren behaftet ist. So ist z. B. ein minimaler Kreislauf Voraussetzung, da sonst wegen der flach verlaufenden Druck-Volumen-Kennlinie der Aorta keine oder nur eine ungenügende Wirkung zu erwarten ist. Bei Kammerflimmern oder Asystolie versagt das System somit gänzlich. In diesem Zustand sind potentere Maßnahmen erforderlich, wie z. B. volumenentlastende Systeme.

Die übrigen in der Übersicht (s. oben) aufgeführten Druckentlastungssysteme haben heute keine klinische Relevanz mehr.

Volumenentlastende Systeme

Hämodynamisch weitaus wirksamer in ihrer Möglichkeit, dem Herzen Energie von außen zuzuführen, sind die Bypassverfahren mit ihrer direkten Volumenumleitung und der damit resultierenden, z. T. bis zu 100%igen Dekompression des Ventrikels bei gleichzeitiger Aufrechterhaltung der Zirkulation. Wir unterscheiden im wesentlichen 4 Methoden (s. Übersicht).

Der Atrioaortale Bypass (AA-LVAD): Die ersten Angaben über eine AA-LVAD wurden von Kusserow [11, 12] 1959 und 1961 gemacht. Bei dieser Art der Linksherzunterstützung wird die Kanüle über das linke Herzohr implantiert. Das Blut wird aus dem linken Vorhof entnommen und über Rollerpumpen oder künstliche Ventrikel in die Aorta oder A. femoralis zurückgeführt. Diese Form des partiellen Bypasses wird für die assistierte Zirkulation bei versagendem linkem Ventrikel angewandt. Dieser atrioaortale Bypass von 70–80% des Herzvolumens führt zu einer Reduktion des linksventrikulären Volumens, zur Senkung des linksventrikulären Druckes und damit zu einer Arbeitserleichterung des linken Ventrikels. Eine vollständige Entlastung der linken Herzkammer läßt sich mit dieser Form der Linksherzunterstützung nicht erzielen. Der Wirkungsgrad einer atrioaortalen Zirkulation liegt nur bei ca. 30% und ist somit nur geringfügig besser als bei der IABP. Zum anderen bewirkt die fehlende Drainage der linken Kammer eine neuerliche Volumenbelastung und kann den Circulus vitiosus wieder aufschaukeln.

Der linksventrikuläre Bypass: Um eine noch größere Blutvolumenumleitung zu erzielen, wurde von der Arbeitsgruppe um Bernhard [1] 1969 eine ventrikuläre Kanülierungstechnik angegeben. Aufgrund der Förderleistung der Bypasspumpe ist die Druck- und Volumenentlastung des linken Herzens so groß, daß die Aortenklappe durch den Ventrikel nicht mehr geöffnet wird; somit ist eine Synchronisation mit dem EKG nicht erforderlich. Während dies bei atrioaortalem Bypassventrikel nur unter optimalen Bedingungen erreicht werden kann, ist bei der ventrikulär-aortalen Blutumleitung ein funktioneller Linksherzersatz zu erzielen.

Der biventrikuläre Bypass (BVAD): 1969 versuchte Bernhard [2], mit einer doppelseitigen Volumenentlastung ein global versagendes Herz zu unterstützen. Diese Art der mechanischen Unterstützung zur Aufrechterhaltung des gesamten Kreislaufs setzt sich aus einem Linksunterstützungssystem (LVAD) und einem Rechtsunterstützungssystem (RVAD; LVAD + RVAD = BVAD) zusammen. Es muß sowohl der rechte als auch der linke Ventrikel kanüliert werden, um beide entlasten zu können. Das Zusammenspiel dieser beiden Systeme läßt sich anhand der Abb. 3 deutlich erkennen. Entscheidend für eine ausreichende LVA ist das von rechts gepumpte Blutvolumen.

Der venoarterielle Bypass (VAD): Der Vollständigkeit halber sei noch der venoarterielle Bypass (VAB) genannt, der ja bereits 1957 von Stukey [17] erstmals zur Behandlung eines akuten Schockgeschehens nach Myokardinfarkt versucht wurde. Bei intraktablem Versagen des rechten oder linken Ventrikels kann die HLM als venoarterielle Blutumleitung verwendet werden, wobei die Femoralgefäße kanüliert sind. Diese Form der mechanischen Kreislaufunterstützung kann als lebensrettender Noteingriff bei massiver Lungenembolie, Herzbeuteltamponade (z. B. bei dissezierendem Aszendensaneurysma) oder drohender Herzwandruptur nach transmuralem Myokardinfarkt angewendet werden.

Heute läßt sich ein VAB sehr einfach auch auf jeder Intensivstation mittels sog. Biopumpen (Zentrifugal) etablieren. Zum Anschluß des Assist-Device lassen sich sehr einfach entsprechend kalibrierte Kanülen perkutan in die Femoralisgefäße plazieren.

Abb. 3. a Originalregistrierung der Hämodynamik bei An- und Abschaltversuchen einer biventrikulären Kreislaufunterstützung (BVAD) mit pulsatilen künstlichen Ventrikeln während Kammerflimmerns. Sobald die linke Pumpe nicht mehr arbeitet, steigt durch die Volumenverschiebung der linksatriale Druck von 25 auf 75 mmHg, wobei der aortale Druck von 100 auf 20 mmHg sinkt (*RDP* right driving pressure, *LDP* left driving pressure).
b BVAD bei Klammerflimmern: Wird RVAD abgestellt, fällt der aortale Druck um 20%. In der A. pulmonalis ist kein pulsatiler Fluß mehr zu registrieren. Linksatrialer und linksventrikulärer Druck werden noch weiter gesenkt. Nach Zuschalten des RVAD werden die Ausgangswerte wieder erreicht

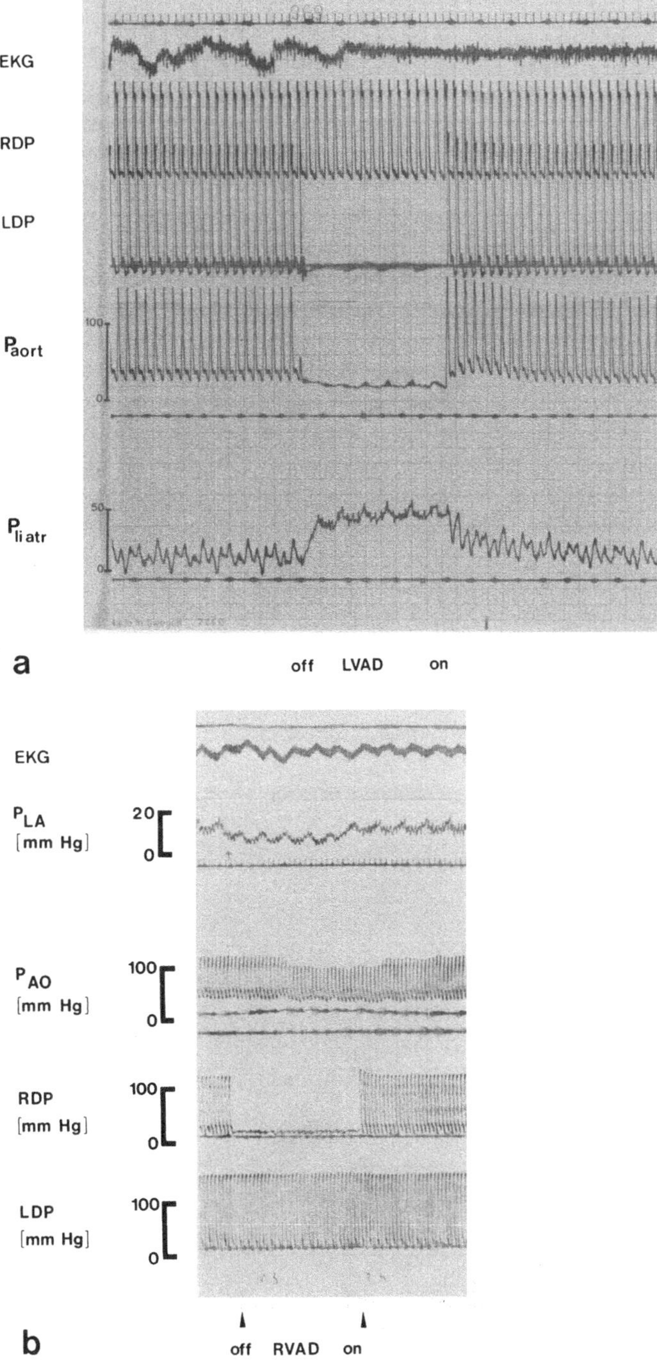
EKG
RDP
LDP
100
P_{aort}
0
50
$P_{li\,atr}$
0
a
off LVAD on
EKG
P_{LA}
[mm Hg]
20
0
P_{AO}
[mm Hg]
100
0
RDP
[mm Hg]
100
0
LDP
[mm Hg]
100
0
b
off RVAD on

Indikation zur assistierten Zirkulation

Patienten, die sich einem operativen Eingriff mit kardiopulmonalem Bypass unterzogen haben, werden schrittweise nach Beendigung der Operation von der HLM entwöhnt, indem laufend Volumen aus dem arteriellen Reservoir zugeführt wird. Als ausreichender Druck wird ein arterieller Mitteldruck von über 70 mm Hg angesehen. Kann dieser Wert nicht erreicht werden, kommen pharmakologisch wirksame Substanzen (wie Dopamin, Dobutamin, Suprarenin) zur Anwendung. Sind diese Maßnahmen nicht ausreichend, wird wieder mit dem partiellen Bypass (die oben genannte venoarterielle Unterstützung) begonnen und dann versucht, eine Erholung des Herzens zu erreichen. Danach kann wieder ein erneuter Versuch gestartet werden, den kardiopulmonalen Bypass graduell zu reduzieren. Wenn der arterielle Mitteldruck nach Abstellen der HLM aber trotz maximaler medikamentöser Therapie und IABP nicht über 50 mm Hg gehalten werden kann, der linksatriale Druck auf über 25 mm Hg ansteigt, eine sichtbare schlechte Kontraktion des Herzens vorliegt, eine Oligurie/Anurie besteht, wäre dies eine Indikation für eine LVA.

Die bisherigen klinischen Anwendungen einer LVA oder BVA haben gezeigt, daß gerade die Entscheidung zu diesen aggressiven Maßnahmen oft zu lange aufgeschoben wird. Ein adäquater Zeitpunkt scheint nach etwa 1stündigem frustranem

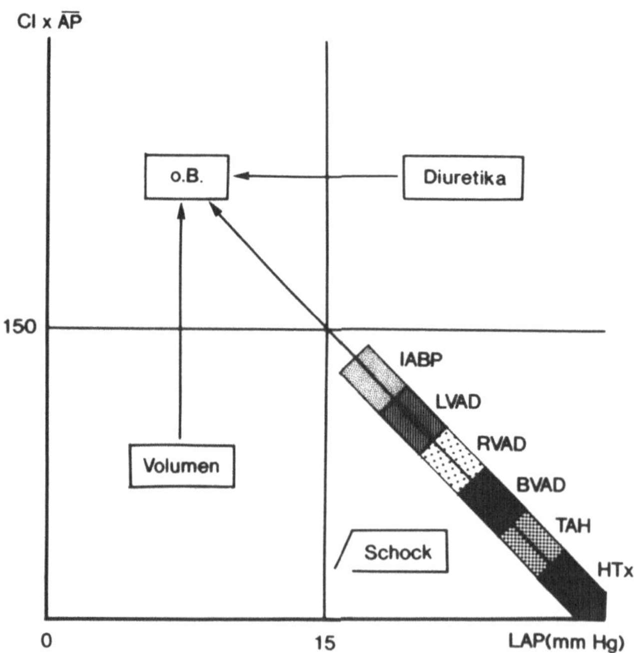

Abb. 4. Therapeutische Möglichkeiten zur Behandlung eines „Low-cardiac-output-"Syndroms. Führt eine medikamentöse konservative Therapie nicht zum Erfolg, können mechanische Unterstützungsmaßnahmen erforderlich werden, beginnend mit der (*IABP*-) Gegenpulsation bis hin zur Transplantation (*HTx*); *CI* Cardiac index, *AP* mittlerer arterieller Druck

Bemühen, von der HLM abzugehen, gegeben zu sein. Die Abb. 4 soll veranschaulichen, wie sich die Rangordnung aggressiver therapeutischer Maßnahmen gliedert, ohne daß der Übergang von einer Form der assistierten Zirkulation zur anderen klar abgrenzbar ist.

Beim Einsatz dieser Maßnahmen geht man davon aus, daß sich innerhalb 24–48 h wieder die normale myokardiale Kontraktilität einstellt. Dabei wird die hämodynamische Wirksamkeit einer LVA oder BVA aufgrund des sich erholenden Ventrikels laufend abnehmen. Dies zeigt sich in einer verminderten ventrikulären Entlastung und dem Unvermögen, das gesamte „cardiac output“ über diesen Bypass zu fahren. Kommt es innerhalb dieser Frist zu keiner Erholung des Herzens, bleibt als Alternative nur eine Herztransplantation, d. h. der Patient bleibt so lange an der assistierten Zirkulation, bis ein Spenderorgan gefunden ist, u. U. unter Zwischenschaltung einer Totalherzimplantation. Diese Maßnahmen sind aber nur dann indiziert, wenn der Patient auch die sonst üblichen Vorbedingungen für eine Herztransplantation erfüllt.

Ergebnisse der assistierenden Zirkulation

Die Gründe der nicht sehr ermutigenden Ergebnisse dieser Form der Kreislaufunterstützung sind einerseits durch Schwierigkeiten bei der Implantation eines Systems und andererseits durch den Zeitverlust, der zwischen Entschluß zum Pumpen und dem tatsächlichen Pumpbeginn liegt, zu suchen. Außerdem ist bei den häufigen und frustranen „Abgehversuchen“ von der HLM eine negative Beeinträchtigung anderer Organe, z. B. Leber und Niere, zu erwarten. Daher ist u. a. gerade die Erholung dieser Organe eine Grundvoraussetzung für eine anschließende Transplantation. Die häufigen Komplikationen und Todesursachen nach assistierter Zirkulation sind in den Tabellen 2 und 3 aufgeführt. Eine Reihe von fehlgeschlagenen klinischen Versuchen geht aber auch auf die Implantationstechnik selbst, die chirurgischen Komplikationen sowie auf Blutungen zurück.

Tabelle 2. Komplikationen nach Einsatz verschiedener Unterstützungssysteme zur assistierten Zirkulation

Unterstützungssystem Komplikation	VAD [%] n = 20	BVAD [%] n = 23	TAH [%] n = 17
Blutung	30	30	*35*
Biventrikuläres Herzversagen	*55*	*34*	–
Nierenversagen	30	17	*41*
Respiratorisches Versagen	25	26	29
Infektion	25	22	*35*
Neurologische Störung	10	13	18
Multiorganversagen	0	4	18

Tabelle 3. Anteil der Patienten, die nach assistierter Zirkulation herztransplantiert wurden und letztlich entlassen sind. (Aus International Society for Heart Transplantation; (Aus Millar et al. 1990 [19])

System	Patienten (n)	HTx [%]	Entlassen [%]
LVAD	58	70,7	75,6
RVAD	2	50,0	100,0
BVAD	82	69,5	66,7
TAH	77	77,9	48,3
Gesamt	219	72,6	62,3

LVAD „left ventricular assist device"; *RVAD* „right ventricular assist device"; *BVAD* „biventricular assist device"; *TAH* „total artificial heart"; *HTx* Herztransplantation

Zukunftsentwicklungen

Viele Kardiochirurgen sind der Meinung, daß aufgrund der Kardioplegie nur noch in wenigen Fällen nach herzchirurgischen Eingriffen eine mechanische Unterstützung notwendig ist. Hinter den Erfolgen der Herzchirurgie bei der Korrektur von Herzerkrankungen steht immer mehr das Streben im Vordergrund, das Myokard selbst substituieren zu wollen. Die Natur dieses Projekts zeigt sich derart komplex, daß gegenüber dem Fortschritt bei der Entwicklung anderer Novitäten in der Herzchirurgie, dieses sehr langsam voranzuschreiten scheint. Temporäre Kreislaufunterstützung oder Totalherzersatz sind die beiden Forschungsziele.

Mechanische Unterstützungssysteme helfen Kranken mit einem reduzierten „cardiac-output" auf zweierlei Weise:

1. durch Senkung des Druckes (Afterloadreduktion), gegen den der Ventrikel auswerfen muß, und Senkung des Ventrikeldruckes (Loadreduktion selbst) und
2. durch Aufrechterhaltung der peripheren Zirkulation für Cerebrum, Leber, Niere, so daß sich auch diese Organe wieder erholen können.

Bei der Anwendung einer temporären Kreislaufunterstützung geht man davon aus, daß das Herz eine genügende Residualfunktion und die Fähigkeit der Erholung besitzt, so daß eine Kurzzeitunterstützung genügt. Auf der anderen Seite hat der Langzeiteinsatz anhand der Transplantationserfahrung gezeigt, daß er von großem Nutzen sein kann. Dies bestätigt, daß eine effektivere Pumpe, die eine leistungsschwache Pumpe ersetzt, gute Erfolge bringen kann, läßt man die immunsuppressive Therapie und die Abstoßung des Transplantats außer acht. Man kann davon ausgehen, daß die klinische Anwendung einer assistierten Zirkulation bei Patienten mit einer unmittelbaren Mortalitätsprognose eine potentielle Überlebenschance erbringt.

Die verschiedenen klinischen Ergebnisse machen zuversichtlich, wobei jede Methode ihre Nachteile hat. Die Hauptprobleme bestehen in der bluttraumatisierenden Oberfläche des Kunstventrikels, die derzeit keinen langen Einsatz erlaubt, sowie in der Thrombogenität des verwendeten Materials und der Klappen und der die Hautbarriere durchbrechenden Antriebsschläuche.

Das total implantierbare *Kunstherz* (TAH) hat aber zum gegenwärtigen Zeitpunkt noch eine klare Limitierung. Die Ergebnisse im Rahmen der Herztransplantation zeigen die noch klare Unterlegenheit gegenüber dem humanen Transplantat. Unter allen Systemen der Säugetiere ist das Zirkulationssystem als einzigartig anzusehen, da es nur *eine* mechanische Aufgabe hat, nämlich das Blut in Bewegung zu halten. Eine einfache hydraulische, mechanische Pumpe und eine Energiequelle genügt, um diese Aufgabe zu erfüllen. Das Herz ist die Basiseinheit in diesem System. Die Komplexität eines normal funktionierenden oder auch kranken Herzens liegt in der Tatsache, daß sowohl die pumpende als auch die energieproduzierende Einheit in ein und derselben Konstruktionseinheit liegen. Da sich diese beiden Systeme unter normalen und auch abnormalen Bedingungen gegenseitig beeinflussen, bewirkt jeder Versuch, bei einem System therapeutisch einzugreifen, eine komplexe Rückwirkung auf das andere.

Die Behandlung von Herzkrankheiten schreitet in 2 Richtungen:

1. in die der Chirurgie – mit dem Ziel der mechanischen Korrektur der Pumpeinheit – und
2. in die, durch biochemische und pharmakologische Wege ein Energiedefizit zu korrigieren.

Der „homo pharmaceuticus“ wird ohne Zweifel in unserer Zeit danach streben, ein versagendes Herz in absehbarer Zukunft weiterhin durch Medikamente zu unterstützen. Die Idee, ein hydraulisches System mit mechanischer Technik zur Unterstützung anzuwenden, wird sich erst dann voll durchsetzen können, wenn die Anwendbarkeit so einfach wird, wie z. B. die Technologie der heutigen Generation von Herzschrittmachern oder automatischen Defibrillatoren.

Literatur

1. Bernhard WF, Husain M, Robinson TC, Button L, Frieze S, Curtis GW (1969) An appraisal of blood trauma and the blood material interface following prolonged assisted circulation. J Thorac Cardiovasc Surg 58:801
2. Bernhard WF, LaFarge CG, Bankole MA, Bornhorst W, Button L (1971) Biventricular bypass, physiological studies during induced ventricular failure and fibrillation. J Thorac Cardiovasc Surg 62:859
3. Bleifeld W (1975) Assistierte Zirkulation. Med Klin Wochenschr 79:77
4. Cooley DA, Reul GJ, Wukasch DC (1972) Ischemic contracture of the heart „stone-heart“. Am J Cardiol 29:575
5. Dennis C, Spreng DS, Nelson GE et al (1951) Development of a pump-oxygenator to replace of the heart and lungs; an apparatus applicable to human patients and application to one case. Ann Surg 134:709
6. Gallois Le JJC (1813) Experiments on the principle of life. Thomas, Philadelphia

7. Gibbon IH (1954) Application of a mechanical heart and lung apparatus to cardiac surgery. Minn Med 37:171
8. Harken AH, Lefemine AA, Beatty AC Jr (1964) Assisted circulation by counterpulsation. (2nd National Conference by Counterpulsation, vol 1, p 634)
9. Kalmar P, Irrgang E (1990) Cardiac surgery in the Federal Republic of Germany during 1989. J Thorac Cardiovasc Surg 38:198
10. Kantrowitz A, Tonneland S, Freed PS, Philipps SJ, Butner M, Sherak JL (1968) Initial experiences with intraaortic balloon pumping in cardiogenic shock. JAMA 283:113
11. Kirklin JW, Gushane JW, Patrick RT, Donald DE, Hetzel PS, Harshbarger HG, Wood EH (1955) Intracardiac surgery with the aid of a mechanical pump-oxygenator system (Gibbon type): Report of eight cases. Proc Staff Meet Mayo Clin 30:201
12. Kusserow BK (1959) Further experience with a permanently indwelling intracorporeal blood pumps. Trans Am Soc Artif Intern Organs 5:293
13. Kusserow BK, Clapp JF (1961) Partial substitution of ventricular function over extended periods by a mechanical pump. Trans Am Soc Artif Intern Organs 7:332
14. Lillehei CW, Cohen M, Warden HE, Varco RL (1955) The direct-vision intracardiac correction of congenital anomalies by controlled cross-circulation. Surgery 38:11
15. Lillehei CW, Dewall RA, Read RC, Warden HE, Varco RL (1956) Direct vision intracardiac surgery in man using a simple disposable artifical oxygenator. Dis Chest 29:1
16. Reichart B, Kemkes BM, Kreuzer E, Klinner W, Holtz J (1978) Assistierte Zirkulation nach kardiochirurgischen Eingriffen mit der Herz-Lungen-Maschine. MMW 120:197
17. Stuckey JH, Newman MM, Dennis et al (1957) Partial perfusion in the treatment of selected cases of myocardial infarction. Trans Am Soc Artif Intern Organs 3:30
18. Zenker R, Heberer G, Gehl H, Borst H, Beer R, Yeh YA (1958) Zur Aufrechterhaltung der Organfunktion und des Stoffwechsels im extrakorporalen Kreislauf. Langenbecks Arch Klin Chir 289:294
19. Millar CA, Pae WE, Pierce WS (1990) Combined registry for the clinical use of mechanical ventricular assist pumps and the total artificial heart in conjunction with heart transplantation. J Heart Transplant 9:453–458

Therapie des „high-output failure“ bei Sepsis

H. Forst, T. Bein, J. Briegel, H. Hellinger, M. Haller, M. Stieglitz, F.-P. Lenhart

Charakteristische hämodynamische Befunde bei Sepsis sind der verminderte periphere Gefäßwiderstand, ein hohes Herzzeitvolumen und meist ein erhöhter Widerstand in der pulmonalen Strombahn [31, 79]. Die Tatsache, daß nach Volumenzufuhr Herzzeitvolumen und Schlagvolumen bei den meisten Patienten im septischen Schock normal oder sogar gegenüber der Norm erhöht sind, hat dazu geführt, daß oft die Einschränkung der myokardialen Pumpfunktion unterschätzt oder als ein Spätsymptom der hypodynamen Schockform angesehen wird. Ein erhöhtes Herzzeitvolumen allein bedeutet aber bei extrem erniedrigtem peripherem Gefäßwiderstand noch nicht, daß auch die Myokardfunktion normal oder dieses Herzzeitvolumen den Bedürfnissen des Organismus adäquat ist [59].

Pathophysiologie des septischen Herz-Kreislauf-Versagens

Herzfunktion

Es ist das Verdienst der Gruppe um Parker und Parillo, in einer Reihe von Arbeiten gezeigt zu haben, daß die Auswurffraktion des linken und rechten Ventrikels bereits in einer sehr frühen Phase des septischen Schocks gegenüber der Norm vermindert ist [47, 48, 50]. Paradoxerweise war v. a. die Auswurffraktion der überlebenden Patienten erniedrigt, während die Patienten mit normaler Auswurffraktion letztlich starben [48]. Die Erklärung für dieses Phänomen ist die Dilatation des linken Ventrikels in der Akutphase des septischen Schocks, mit einer Zunahme sowohl des enddiastolischen als auch des endsystolischen Volumens, die in der Erholungsphase voll reversibel ist. Trotz einer verminderten Auswurffraktion kann auf diese Weise das Schlagvolumen aufrechterhalten werden.

Die Mediatoren der kardialen Dysfunktion, v. a. aber deren Mechanismen, sind in ihrer Bedeutung noch nicht völlig geklärt (Tabelle 1). Eine wichtige Rolle spielen exogene Faktoren, wie aus der Zellwand gramnegativer Bakterien freigesetztes Endotoxin, aber auch Exotoxine, gebildet z. B. von Staphylokokken oder Pseudomonas. Toxine können direkt oder indirekt über Freisetzung endogener Mediatoren zur septischen Kardiomyopathie beitragen [14, 43]. Umstritten ist nach wie vor die Existenz, v. a. aber die Struktur des oder der myokarddepressiven Faktoren (MDF), die im Schock gebildet oder freigesetzt werden [1, 33, 49].

Neben einer global beeinträchtigten Pumpfunktion wurden auch segmentale Dyskinesien der Wand des linken Ventrikels im septischen Schock beobachtet [24].

Tabelle 1. Mediatoren der kardialen Dysfunktion

Exogen	Endogen
Endotoxin	„MDF“
Exotoxine	Prostaglandine
Staphylokokken	Zytokine
Pseudomonas	IL-1, IL-2, TNF-α
	Komplement
	C3a, C5a
	PAF
	Endorphine
	O_2-Radikale

Eine globale myokardiale Minderperfusion ist zumindest beim Koronargesunden als Ursache der gestörten Herzfunktion ausgeschlossen [15]; die Koronardurchblutung und das O_2-Angebot sind vielmehr auch in Relation zur vermehrten Herzarbeit bei Sepsis erhöht [21]. Der myokardiale Stoffwechsel ist im Gegenteil durch eine vermehrte Aufnahme von Laktat sowie durch eine verminderte Utilisation freier Fettsäuren gekennzeichnet. Ein Teil des erhöhten myokardialen O_2-Verbrauchs ist allein durch die Utilisation von Energieträgern aus dem Blut nicht ausreichend erklärt. Dies könnte auf den zusätzlichen Verbrauch endogenen myokardialen Substrats im septischen Schock hinweisen [20].

Gefäßtonus und -permeabilität

Neben der septischen Kardiomyopathie spielt das Versagen der Regulation des Gefäßtonus und der Gefäßpermeabilität eine entscheidende Rolle in der Pathogenese des Schocks [32, 63]. Die Mikrozirkulation im septischen Schock ist gekennzeichnet durch eine lokal und regional unterschiedlich stark ausgeprägte Vasodilatation und -konstriktion, letztere bevorzugt im Bereich der pulmonalen Strombahn [42]. Eine erhöhte Gefäßpermeabilität führt zum Übertritt von Flüssigkeit in das Interstitium [27, 29, 63] und letztlich zur relativen Hypovolämie.

Vergleicht man die Liste der Mediatoren der kardialen Dysfunktion mit den Mediatoren, die für die Gefäßdysregulation verantwortlich gemacht werden, findet man eine Reihe Übereinstimmungen (Tabellen 1 und 2). Eine zentrale Rolle spielt das Endotoxin als „Triggersubstanz“ der Reaktionsabläufe. Sekundäre Mediatoren sind Prostaglandine, Leukotriene und Zytokine [3]. Im Tierversuch, aber auch am Menschen gut dokumentiert sind die Herz-Kreislauf-Effekte von Endotoxin [75], Interleukin 2 [46], Interleukin 1 und Tumornekrosefaktor α [67]: Alle induzieren einen mehr oder weniger ausgeprägten Abfall des arteriellen Drucks, eine Zunahme des Herzzeitvolumens sowie einen Abfall des systemischen Widerstands und der Auswurffraktion des Herzens [22, 40, 45], sind also in der Lage, das hämodynamische Muster des „high-output failure“ auszulösen.

Tabelle 2. Dysregulation von Gefäßtonus und -permeabilität

Vasodilatation	Vasokonstriktion	Endotheldysfunktion
PGI_2	TXA_2	Endotoxin (LPS)
PGE_1	$PGF_{2\alpha}$	Exotoxine
PGE_2		LTs
TNFα		PAF
β-Endorphin		
Adrenozeptoren ↓		

Therapie des septischen Schocks

Welche Konsequenzen für die Therapie lassen sich aus der skizzierten Pathophysiologie des Herz-Kreislauf-Versagens bei Sepsis ableiten? Exemplarisch soll dies anhand eines Fallbeispiels dargestellt werden (Abb. 1):

Ein 76jähriger Patient ohne wesentliche Vorerkrankungen wurde nach Gastrektomie wegen Karzinoms gegen 16 Uhr aus dem Aufwachraum auf die Intensivstation verlegt. Er war zu diesem Zeitpunkt wach, ausreichend spontanatmend und kreislaufstabil, die Körpertemperatur betrug 36,4°C; 3h später kam es zu einer ersten hypotensiven Phase, die mit 500 ml kristalloider Lösung erfolgreich therapiert wurde. Eine Blutung als Ursache der Hypotension konnte klinisch und sonographisch ausgeschlossen werden.

Kurz nach Mitternacht hatte die Körpertemperatur fast 40°C erreicht, der Patient war noch kreislaufstabil, es wurde eine Blutkultur entnommen, die – wie sich 48 h später herausstellte – ohne Keimnachweis war. Kurz danach wurde der Patient erneut hypotensiv, ein systolischer Blutdruck von 80 mmHg ließ sich jetzt auch durch massive Volumenzufuhr (2500 ml) und Gabe von Dopamin bis 10 µg/kg/min kaum noch halten. Die Temperatur betrug über 40°C, der delirante und dyspnoische Patient wurde intubiert und beatmet.

Elektrokardiogramm und Laborwerte gaben keine Hinweise auf eine primär kardiale Ursache des Kreislaufschocks. Eine Kontrolle der Leukozytenzahl ergab 45 G/l, eine zweite Blutkultur blieb ebenfalls negativ. Unter der Verdachtsdiagnose septischer Schock wurde jetzt eine polypragmatische Therapie eingeleitet: als positiv-inotropes und vasokonstriktorisches Katecholamin kam neben Dopamin zusätzlich Adrenalin bis 0,3 µg/kg/min zum Einsatz. Es wurde ein Pulmonaliskatheter eingeschwemmt. Der pulmonalarterielle Mitteldruck betrug 34 mmHg, der pulmonale Verschlußdruck 13–14 mmHg, der Herzindex 6,1 l/min/m^2. Es lag also ein hyperdynames Kreislaufversagen mit niedrigem peripherem und hohem pulmonalem Gefäßwiderstand vor.

Zusätzlich zur bislang rein symptomatischen Therapie wurde jetzt antibiotisch therapiert (Imipenem 4 mal 1 g i.v.). Ein Immunglobulinpräparat mit hohem Anteil an IgM-Fraktion (Pentaglobin) wurde initial als Bolus, danach kontinuierlich infundiert. Wegen des Verdachts einer „relativen" Nebenniereninsuffizienz wurde Hydrocortison 10 mg/h substituiert. Unter dieser Therapie stabilisierte sich die Herz-Kreislauf-Funktion innerhalb von 12 h; auf die hochdosierte Zufuhr von Katecholaminen konnte verzichtet werden.

Mehreres an diesem Fall ist bemerkenswert: Erstens wurde der üblicherweise erste Schritt in der Therapie der Sepsis, die Herdsanierung nicht durchgeführt und konnte

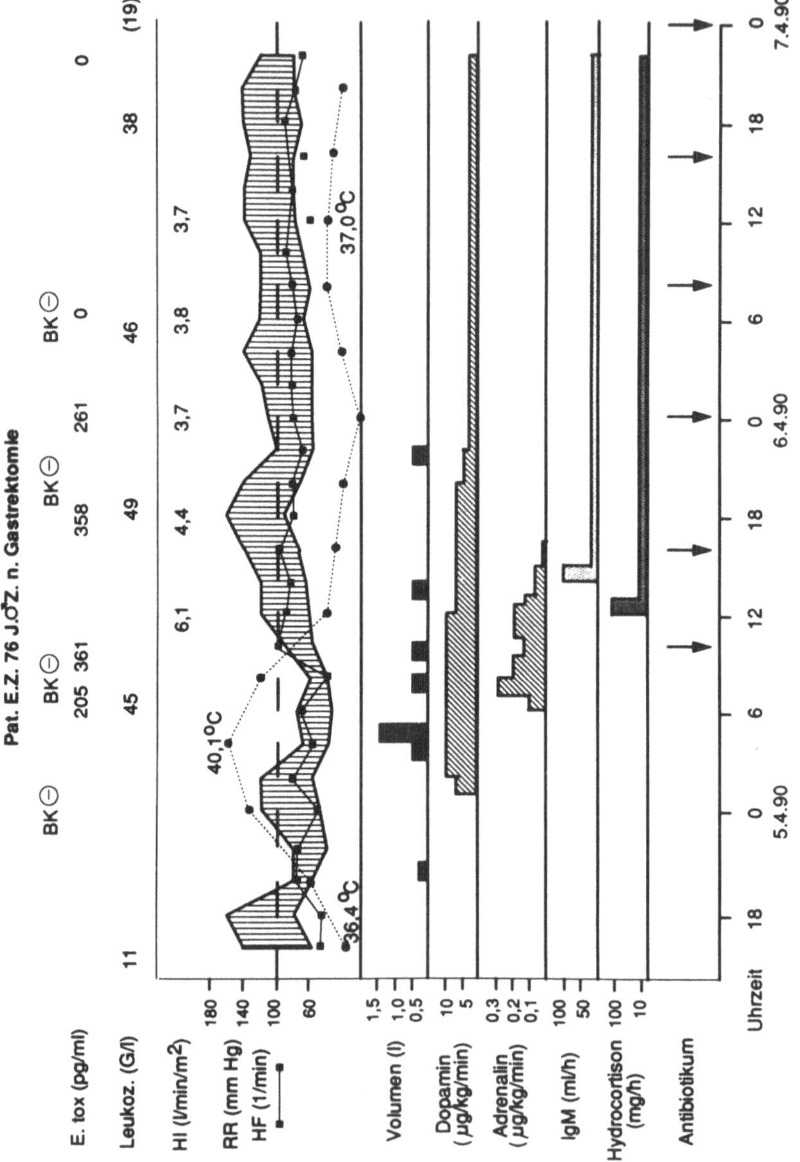

Abb. 1. Polypragmatische Therapie bei abakteriellem Sepsissyndrom mit hyperdynamem Schock (Einzelheiten s. Text). *BK* Blutkultur, *E.tox* Endotoxinkonzentration im Plasma, *Leukoz.* Leukozytenzahl im Blut, *HI* Herzindex, *RR* arterieller Blutdruck, *HF* Herzfrequenz, *IgM* Immunglobuline mit hohem IgM-Anteil

auch nicht eingeleitet werden, da ein Fokus zu keinem Zeitpunkt identifizierbar war. Am ehesten kam als Sepsisursache eine bakterielle Kontamination der Bauchhöhle über den bei diesem Patienten anaziden Mageninhalt oder die Translokation von Bakterien über die Darmwand in Frage. Dennoch blieben mehrere Blutkulturen, obwohl zeitgerecht und ohne vorherige Antibiotikatherapie abgenommen, ohne Erregernachweis. Die Erklärung für das schwere und offensichtlich abakteriell verlaufende Sepsissyndrom lieferte retrospektiv die Bestimmung von Endotoxin [77] im Plasma des Patienten: 4 Proben innerhalb von 24 h nach Auftreten der Schocksymptomatik ergaben hohe Endotoxinkonzentrationen (Abb. 1). Ob der Abfall des Endotoxinspiegels und die klinische Besserung am zweiten Tag durch die Neutralisationskapazität des IgM-angereicherten Immunglobulinpräparats mitbedingt war, muß angesichts der polypragmatischen Therapie offen bleiben.

Volumenzufuhr

Die wichtigste therapeutische Maßnahme beim „high-output failure“ ist neben der Anwendung positiv-inotroper und vasokonstriktiver Substanzen unbestritten die Volumenzufuhr. Kristalloide Lösungen sind wegen ihrer kurzen intravasalen Verweildauer und den benötigten Mengen als alleinige Form des Volumenersatzes nicht geeignet. Künstliche Kolloide sind ebenfalls nur in begrenztem Umfang einsetzbar, da über die Folgen ihrer Ablagerung im retikulohistiozytären System v. a. der Leber und über ihre Effekte auf die Gerinnung beim septischen Patienten wenig bekannt ist. Serumalbumin ist als Transportprotein, O_2-Radikalenfänger und wegen einer Reihe anderer Eigenschaften – zumindest aufgrund theoretischer Überlegungen [25] – bei dokumentierter Hypalbuminämie die bevorzugte Form des Volumenersatzes. Allerdings fehlen bis heute vergleichende Untersuchungen, die schlüssig beweisen würden, daß die Anwendung von Albuminlösungen auch zu einer verbesserten Überlebensrate der Patienten im septischen Schock führt.

Hyperton-hyperonkotische Lösungen befinden sich in klinischer Erprobung. In einem tierexperimentellen Modell der Sepsis ist ihre passagere Wirksamkeit erwiesen [2]. Derzeit ist es noch zu früh, eine Empfehlung für die Klinik abzugeben [54].

Dem Konzept der Optimierung des O_2-Angebots bei Sepsis folgend [70], sollten auch Erythrozyten über den verbesserten arteriellen O_2-Gehalt eine geeignete Therapie sein. Wegen der bekannten Risiken wird die Entscheidung zur Transfusion nur bei deutlich erniedrigtem Hämoglobingehalt bzw. Hämatokritwert fallen [30]. Eigene Untersuchungen zur O_2-Bilanz zeigten, daß bei Patienten mit Sepsis und Lungenversagen und einem Hämatokrit $<30\%$ nach Transfusion von gelagerten Erythrozytenkonzentraten zwar das systemische O_2-Angebot um etwa ein Drittel gesteigert werden kann, die O_2-Aufnahme als entscheidende Größe sich unmittelbar nach Transfusion und im Verlauf der nächsten 24 h jedoch nicht änderte [28]. Die Zufuhr zusätzlicher O_2-Träger war bei diesen Patienten demnach nicht in der Lage, die Gewebeoxygenierung zu verbessern.

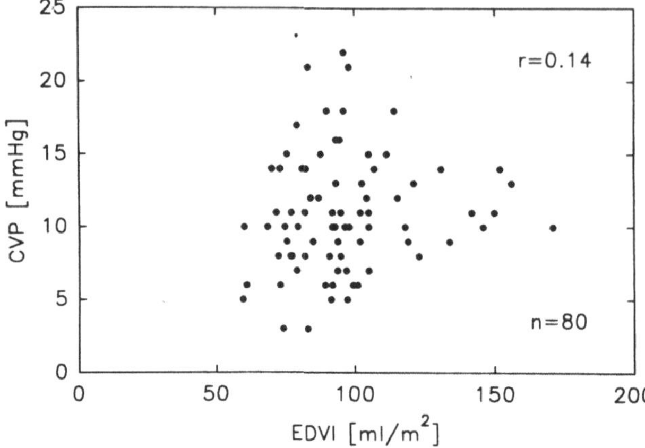

Abb. 2. Beziehung zwischen zentralem Venendruck (*CVP*) und enddiastolischem Volumen des rechten Ventrikels (*EDVI*), gemessen mittels Thermodilution [38] bei Patienten mit hyperdynamer Sepsis (s. Text)

Monitoring der Volumentherapie

Neben der Art des Volumenersatzes ist von Interesse, *wieviel* Volumen zugeführt werden soll. Diese Frage ist nur auf den ersten Blick trivial. Klinisch wird meist der pulmonale Verschlußdruck als Maß für die Vorlast des linken Ventrikels verwendet. Die Dilatation des Herzens in der Akutphase des septischen Schocks bewirkt aber eine Verschiebung der diastolischen Druck-Volumen-Beziehung nach rechts [44]. Anders als bei akuter Myokardischämie nimmt demnach die ventrikuläre Compliance bei Sepsis zu. Bei septischen Patienten mit koronarer Herzkrankheit (KHK) dagegen ist die diastolische Druck-Volumen-Beziehung im Sinne einer verminderten diastolischen Compliance verändert [56]. Der pulmonale Verschlußdruck als Maß der Vorlast des linken Ventrikels ist unter diesen Umständen im septischen Schock nur eingeschränkt verwertbar.

Ähnlich problematisch kann es sein, den Füllungszustand des rechten Herzens mit den üblichen klinischen Meßverfahren zu erfassen, da zwischen dem zentralen Venendruck und dem enddiastolischen Volumen bei Patienten mit Sepsis keine erkennbare Beziehung besteht (Abb. 2). Der zentrale Venendruck eignet sich unter diesen Umständen nicht, die Vorlast des rechten Ventrikels abzuschätzen. Ein Maß für die Vorlast ist aber für die Steuerung der Volumentherapie von Bedeutung, da der rechte Ventrikel v. a. bei erhöhtem pulmonalarteriellen Drücken zur Aufrechterhaltung seiner systolischen Funktion auf ein entsprechendes Preload angewiesen ist (Abb. 3). Die Bestimmung des enddiastolischen Volumens mit Hilfe eines modifizierten Swan-Ganz-Katheters ermöglicht auch unter klinischen Bedingungen die Abschätzung der Vorlast des rechten Ventrikels [38].

Positiv-inotrope und vasoaktive Substanzen

An positiv-inotropen bzw. vasokonstriktiven Katecholaminen stehen Dopamin, Dobutamin, Adrenalin und Noradrenalin zur Verfügung. Grundsätzlich ist jede dieser Substanzen allein oder in Kombination zur Therapie geeignet [57, 58, 68]. Wenn durch Dopamin bis zu einer Dosierung von 10 μg/kg/min keine ausreichenden

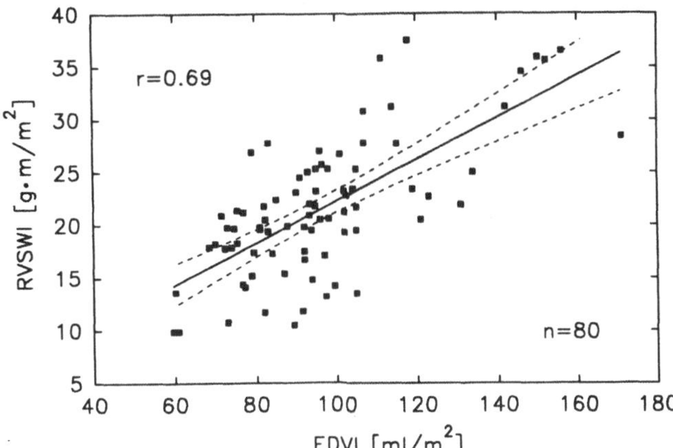

Abb. 3. Beziehung zwischen Schlagarbeit (*RVSWI*) und enddiastolischem Volumen des rechten Ventrikels (*EDVI*) bei Patienten mit hyperdynamer Sepsis (s. Text)

hämodynamischen Effekte mehr erzielt werden können, hat sich der Einsatz von Adrenalin bewährt. Auch die Kombination von Dobutamin zur selektiv positiv-inotropen und Noradrenalin zur α-adrenergen Stimulation ist etabliert [41, 78].

Bemerkenswert ist, daß die für eine Therapie erforderlichen Dosierungen der Katecholamine bei septischen Patienten erheblich höher sind als bei anderen kritisch Kranken. Da der verminderte Effekt von Katecholaminen bereits in den ersten Stunden des septischen Schocks zu beoachten ist, kann dies mit einer „Down"-Regulation von Adrenozeptoren allein nicht erklärt werden [11, 73].

Umstritten ist, ob bei einem hochdosierten Einsatz α-adrenerger Katecholamine die zusätzliche Applikation von Dopamin in sog. Nierendosis Vorteile bietet. Tierexperimentell ist nachgewiesen, daß der renale Blutfluß, auch bei hoher Dosierung von Noradrenalin, durch die zusätzliche Gabe von Dopamin noch gesteigert werden kann [65]. Dies entspricht der klinischen Erfahrung, daß durch Dopamin auch während Zufuhr von Adrenalin oder Noradrenalin die Diurese stimuliert wird [17].

Steht klinisch das Versagen des peripheren Vasotonus im Vordergrund, stellt sich die Frage, welches Katecholamin mit α-adrenerger Komponente zu wählen ist, um den Perfusionsdruck vitaler Organe zu sichern. Insbesondere die Perfusion des rechten Ventrikels wird wegen des erhöhten myokardialen O_2-Bedarfs bei gesteigerter Nachlast als kritisch angesehen [52, 53]. Schreuder et al. haben bei 10 Patienten mit septischem Schock alternativ Dopamin in einer Dosierung von 10 μg/kg/min oder Noradrenalin 0,3 μg/kg/min eingesetzt. Durch beide Therapieformen konnte der mittlere koronare Perfusionsdruck für den rechten Ventrikel angehoben werden; die Effekte auf die Auswurffraktion des rechten Ventrikels waren jedoch uneinheitlich; im Mittel änderte sich die Auswurffraktion unter beiden Medikamenten nicht. Ein Vorteil von Noradrenalin, wie er wiederholt für das rechtsventrikuläre Versagen bei akuter Nachlaststeigerung beschrieben wurde [51], kann aus diesen Ergebnissen nicht abgeleitet werden [69].

Ob Prostazyklin als vasodilatorische Substanz zur Modulation der Mikrozirkulation und zur Verbesserung der nutritiven Perfusion wirksam eingesetzt werden kann, ist noch nicht bewiesen [8]. Sicher ist, daß Prostazyklin den erhöhten pulmonalen

Gefäßwiderstand effektiv und gut steuerbar senkt, allerdings oft auf Kosten des pulmonalen Gasaustauschs [55].

Als eine der Ursachen für die septische Kardiomyopathie wird eine Hemmung des langsamen Kalziumeinstroms an der Muskelzelle, ähnlich wie durch Kalziumantagonisten, postuliert [18]. Ob unter diesen Umständen die Zufuhr von Kalzium oder der Einsatz neuerer Kalziumagonisten therapeutisch sinnvoll ist, bleibt noch offen [26].

Bis auf episodische Berichte über den Einsatz beim katecholaminrefraktären hypodynamen Schock, ist die Verwendung von Phosphodiesterasehemmern wegen ihrer vasodilatierenden Wirkung bei der Sepsis wenig etabliert [36].

Umstrittene Therapiemodalitäten

Naloxon als Bolusinjektion wird bereits seit langem tierexperimentell und klinisch untersucht und ist letztlich wegen der nur kurzen Wirkung und erheblicher Nebenwirkungen nicht weiter verfolgt worden [62]. Kürzlich beschrieben Roberts et al. die *kontinuierliche* Zufuhr von 30 µg/kgKG/h Naloxon bei Patienten im septischen Schock über 8 bzw. 16 h. Die Autoren fanden, im Vergleich zu Placebo, eine erhebliche Verminderung der notwendigen Katecholamindosis in der mit Naloxon behandelten Gruppe [60]. Interessant war, daß ein Effekt frühestens nach 4 h zu beobachten war, im weiteren Verlauf aber anhielt. Weitere Studien werden zeigen müssen, ob auch die Überlebensrate der Patienten durch diese Behandlung verbessert werden kann.

Der hochdosierte, auch der frühzeitige Einsatz von Glukokortikoiden, z. B. Methylprednisolon, im septischen Schock ist seit den Ergebnissen zweier Multicenterstudien nicht mehr gerechtfertigt [10, 74]. Die Letalität konnte nicht gesenkt werden, sondern war im Gegenteil infolge sekundärer Komplikationen erhöht [9].

Welche Rolle endogene Steroide bei der Kreislaufregulation spielen, ist noch wenig untersucht. Erhöhte und erniedrigte Cortisolspiegel im septischen Schock wurden gleichermaßen gemessen [5, 19, 66, 76]. Aus In-vitro- und tierexperimentellen Untersuchungen ist seit langem bekannt, daß die Kontraktionsamplitude und die Reaktivität der glatten Muskulatur der Gefäßwand auf Katecholamine unter dem Einfluß von Hydrocortison zunehmen [7, 37, 80]. Diese Befunde veranlaßten uns, die Wirkung von Hydrocortison im Sinne einer Substitutionsbehandlung in einer Dosierung von 10 mg/h zu untersuchen [12]. Von 30 Patienten konnte immerhin bei 20 die Katecholamindosierung innerhalb von 48 h um mehr als 60% reduziert werden. Bei 10 Patienten war dieser Effekt weniger ausgeprägt, es mußte aber in keinem Fall die Katecholamindosis erhöht werden (Abb. 4). Interessanterweise waren die Serumkortisolspiegel und die Letalität der Patienten, die sich unter Hydrocortison verbesserten, vor Beginn der Therapie signifikant niedriger als die derjenigen Patienten, die nicht von der Therapie profitierten. In beiden Gruppen war durch Gabe eines ACTH-Analogons keine adäquate Stimulation der Nebenniere zu erzielen, so daß eine „relative" Nebennierenrindeninsuffizienz postuliert werden kann [13].

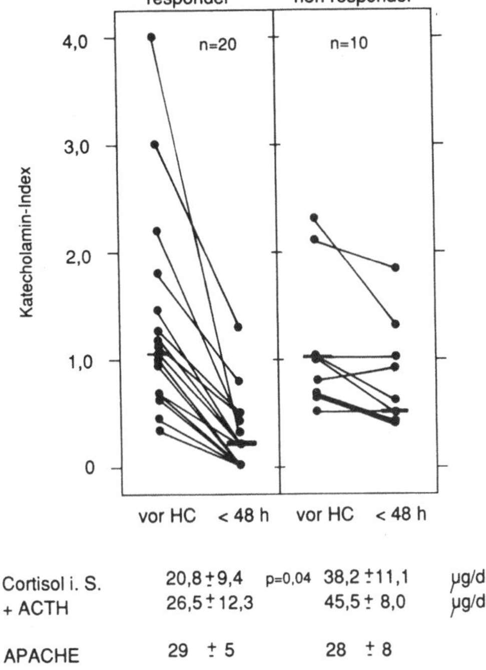

Abb. 4. Effekte der Zufuhr von Hydrocortison (*HC*) in niedriger Dosierung (10 mg/h) auf den Katecholaminbedarf von Patienten im hyperdynamen septischen Herz-Kreislauf-Versagen. Die Dosis an Katecholaminen mit α-adrenerger Komponente (Noradrenalin, Adrenalin, Dopamin), quantifiziert mittels eines „Katecholaminindex“, konnte bei 2/3 der Patienten innerhalb von weniger als 48 h um mehr als 60% reduziert werden (*responder*). Im Vergleich zu den Patienten, deren Katecholaminbedarf weniger stark reduziert werden konnte (*non-responder*), war der Cortisolspiegel bei den Patienten, die von HC profitierten, vor Beginn der Substitution signifikant niedriger (p = 0,04). Die übrige Therapie und der Schweregrad der Erkrankung anhand des APACHE II-Scores der Patientengruppen unterschieden sich nicht

Neue Therapieansätze

Im experimentellen Stadium befinden sich Versuche, Toxine oder myokarddepressive Faktoren durch extrakorporale Zirkulation aus dem Blut zu eliminieren [4, 34]. Gleiches gilt für die pharmakologische Hemmung der Kaskadensysteme, die letztlich zur Freisetzung der vasoaktiven Mediatoren führen, oder die Blockade ihrer Effekte [35, 39, 64, 71]. Nach vielversprechenden Ergebnissen tierexperimenteller Untersuchungen [23, 61] befinden sich monoklonale Antikörper gegen Endotoxin und TNFα in klinischer Prüfung [6, 16, 72].

Bis die Effektivität neuer kausal orientierter Therapieansätze und ihr optimaler Einsatzzeitpunkt definiert sind, bleiben – neben einer frühzeitigen Diagnose, der Herdsanierung und der antibiotischen Therapie – als etablierte Verfahren die skizzierten symptomatischen Therapieformen des septischen Herz-Kreislauf-Versagens.

Literatur

1. Abel FL (1989) Myocardial function in sepsis and endotoxin shock. Am J Physiol 257:R1265–R1281
2. Armistead CW Jr, Vincent J-L, Preiser J-C, De Backer D, Le Minh T (1989) Hypertonic saline solution-hetastarch for fluid resuscitation in experimental septic shock. Anesth Analg 69:714–720
3. Ball HA, Cook JA, Halushka PV (1986) Role of thromboxane, prostaglandins and leukotrienes in endotoxic and septic shock. Intensive Care Med 12:116–126
4. Barzilay E, Kessler D, Berlot G, Gullo A, Geber D, Ben Zeev I (1989) Use of extracorporeal supportive techniques as additional treatment for septic-induced multiple organ failure patients. Crit Care Med 17:634–637
5. Baue AE, Guenther B, Hartl W, Ackenheil M, Heberer G (1984) Altered hormonal activity in severely ill patients after injury or sepsis. Arch Surg 119:1125–1132
6. Baumgartner JD, Glauser MP, McCutchan JA et al. (1985) Prevention of gram-negative shock and death in surgical patients by antibody to endotoxin core glycolipid. Lancet II:59–63
7. Besse JC, Bass AD (1966) Potentiation by hydrocortisone of responses to catecholamines in vascular smooth muscle. J Pharmacol Exp Ther 154:224–238
8. Bihari D, Smithies M, Gimson A, Tinker J (1987) The effects of vasodilation with prostacyclin on oxygen transport and uptake in critically ill patients. N Engl J Med 317:397–402
9. Bone RC, Fisher CJ, Clemmer TP, Slotman GJ, Metz CA (1987) Early methylprednisolone treatment for septic syndrome and the adult respiratory distress syndrome. Chest 92:1032–1036
10. Bone RC, Fisher CJ Jr, Clemmer TP, Slotman GJ, Metz CA, Balk RA, and the methylprednisolone severe sepsis study group (1987) A controlled clinical trial of high-dose methylprednisolone in the treatment of severe sepsis and septic shock. N Engl J Med 317:653–658
11. Böhm M, Gierschik P, Jakobs KH, Kemkes B, Schnabel P, Erdmann E (1989) Mechanismus der verminderten Katecholaminwirkung im Schock und bei Herzinsuffizienz. Intensivmedizin 26:55–59
12. Briegel J, Hellinger H, Forst H, Haller M, Bein T, Peter K (im Druck) Hydrocortison und Katecholamin-Bedarf während Sepsis. Anaesthesist
13. Catalano RD, Parameswaran V, Ramachandran J, Trunkey DD (1984) Mechanisms of adrenocorticol depression during Escherichia coli shock. Arch Surg 119:145–150
14. Cunnion RE, Parrillo JE (1989) Myocardial dysfunction in sepsis. Recent insights. Chest 95:941–945
15. Cunnion RE, Schaer GL, Parker MM, Natanson C, Parrillo JE (1986) The coronary circulation in human septic shock. Circulation 73:637–644
16. De Groote MA, Martin MA, Densen P, Pfaller MA, Wenzel RP (1989) Plasma tumor necrosis factor levels in patients with presumed sepsis. Results in those treated with antilipid A antibody vs. placebo. JAMA 262:249–251
17. De la Cal MA, Miravalles E, Pascual T, Esteban A, Ruiz-Santana S (1984) Dose-related hemodynamic and renal effects of dopamine in septic shock. Crit Care Med 12:22–25
18. Demeules JA (1984) A physiologic explanation for cardiac deterioration in septic shock. J Surg Res 36:553–562
19. Dennhardt R, Gramm H-J, Meinhold K, Voigt K (1989) Patterns of endocrine secretion durch sepsis. Prog Clin Biol Res 308:751–756

20. Dhainaut J-F, Huyghebaert M-F, Monsallier JF et al (1987) Coronary hemodynamics and myocardial metobolism of lactate, free fatty acids, glucose, and ketones in patients with septic shock. Circulation 75:533–541
21. Dhainaut JF, Schlemmer B, Monsallier JF, Huyghebaert MF, Brunet F, Villemant D, Carli A (1984) Oxygen consumption during septic shock. Effects of inotropic drugs. Arch Int Physiol Biochim 92:57–64
22. Dinarello CA, Mier JW (1987) Lymphokines. N Engl J Med 317:940–945
23. Dunn DL, Priest BP, Condie RM (1988) Protective capacity of polyclonal and monoclonal antibodies directed against endotoxin during experimental sepsis. Arch Surg 123:1389–1393
24. Ellrodt AG, Riedinger MS, Kimichi A, Berman DS, Maddahi J, Swan HJ, Murata GH (1985) Left ventricular performance in septic shock: reversible segmental and global abnormalities. Am Heart J 110:402–409
25. Emerson TE Jr (1989) Unique features of albumin: a brief review. Crit Care Med 17:690–694
26. Erdmann E, Reuschel-Janetschek E (1989) Hämodynamik in der Sepsis und im septischen Schock. Intensivmedizin 26:16–21
27. Fleck A, Hawker F, Wallace PI, Raines G, Trotter J, Ledingham IM, Calman KC (1985) Increased vascular permeability: a major cause of hypalbuminemia in disease and injury. Lancet 781–783
28. Forst H, Haller M, Adler M (1989) Effects of transfusion on systemic oxygen uptake. In: Vincent JL (ed) Update 1989. Springer, Berlin Heidelberg New York Tokyo (Update in intensive care and emergency medicine, vol 8, pp 215–223)
29. Goldblum SE, Sun WL (1990) Tumor necrosis factor-α augments pulmonary arterial transendothelial albumin flux in vitro. Am J Physiol 258:L57–L67
30. Greenburg AG (1990) To transfuse or not to transfuse – That is the question. Crit Care Med 18:1045–1045
31. Groeneveld ABJ, Bronsveld W, Thijs LG (1986) Hemodynamic determinants of mortality in human septic shock. Surgery 99:140–153
32. Groeneveld ABJ, Thijs LG (1987) Systemic microvascular permeability in septic shock. In: Vincent JL, Thijs LG (eds) Septic shock. Springer, Berlin Heidelberg New York Tokyo (Update in intensive care and emergency medicine, vol 4, pp 43–50)
33. Haglund U (1987) Myocardial depressant substances in septic shock. In: Vincent JL, Thijs LG (ds) Septic shock. Springer, Berlin Heidelberg New York Tokyo (Update in intensive care and emergency medicine, vol 4, pp 129–138)
34. Hanasawa K, Tani T, Kodama M (1989) New approach to endotoxic and septic shock by means of polymyxin B immobilized fiber. Surg Gynecol Obstet 168:323–331
35. Harada H, Ishizaka A, Yonemaru M et al (1989) The effects of aminophylline and pentoxifylline on multiple organ damage after *Escherichia coli* sepsis. Am Rev Respir Dis 140:974–980
36. Hoffmann P, Schockenhoff B (1985) Amrinon beim katecholaminrefraktären Herzversagen im septischen Schock. Anaesthesist 34:663–559
37. Kalsner S (1969) Mechanism of hydrocortisone potentiation of responses to epinephrine and norepinephrine in rabbit aorta. Cir Res 24:383–395
38. Kay HR, Afshari M, Barash P et al (1983) Measurement of ejection fraction by thermal dilution techniques. J Surg Res 34:337–346
39. Long WM, Sprung CL (1987) Corticosteroids, nonsteroidal anti-inflammatory drugs, and naloxone in the sepsis syndrome. World J Surg 11:218–225
40. Marks JD, Marks CB, Luce JM, Montgomery AB, Turner J, Metz CA, Murray JF (1990) Plasma tumor necrosis factor in patients with septic shock. Am Rev Respir Dis 141:94–97

41. Meadows D, Edwards JD, Wilkins RG, Nightingale P (1988) Reversal of intractable septic shock with norepinephrine therapy. Crit Care Med 16:663–666
42. Messmer K (1987) Microcirculatory changes in endotoxinemia and septic shock. In: Vincent JL, Thijs LG (eds) Septic shock. Springer, Berlin Heidelberg New York Tokyo (Update in intensive care and emergency medicine, vol 4, pp 35–42)
43. Natanson C, Danner RL, Elin RJ et al (1989) Role of endotoxemia in cardiovascular dysfunction and mortality. *Escherichia coli* and *Staphylococcus aureus* challenges in a canine model of human septic shock. J Clin Invest 83:243–251
44. Natanson C, Danner RL, Fink MP, MacVittie TJ, Walter RI, Conklin JJ, Parrillo JE (1988) Cardiovascular performance with E. coli challenges in a canine model of human sepsis. Am J Physiol 254:H558–H569
45. Natanson C, Eichenholz PW, Danner RL et al (1989) Endotoxin and tumor necrosis factor challenges in dogs simulate the cardiovascular profile of human septic shock. J Exp Med 169:823–832
46. Ognibene FP, Rosenberg SA, Lotze M, Skibber J, Parker MM, Shelhamer JH, Parrillo JE (1988) Interleukin-2 administration causes reversible hemodynamic changes and left ventricular dysfunction similar to those seen in septic shock. Chest 94:750–754
47. Parker MM, McCarthy KE, Ognibene FP, Parrillo JE (1990) Right ventricular dysfunction and dilatation, similar to left ventricular changes, characterize the cardiac depression of septic shock in humans. Chest 97:126–131
48. Parker MM, Shelhammer JH, Bacharach SL et al (1984) Profound but reversible myocardial depression in patients with septic shock. Ann Intern Med 100:483–490
49. Parrillo JE, Burch C, Shelhammer JH, Parker MM, Shuette W (1985) A circulating myocardial depressant substance in humans with septic shock. J Clin Invest 76:1539–1553
50. Parrillo JE, Parker MM, Natanson C, Suffredini AF, Danner RL, Cunnion RE, Ognibene FP (1990) Septic shock in humans: Advances in the understanding of pathogenesis, cardiovascular dysfunction, and therapy. Ann Intern Med 113:227–242
51. Prewitt RM (1990) Hemodynamic management in pulmonary embolism and acute hypoxemic respiratory failure. Crit Care Med 18:S61–S69
52. Prewitt RM, LDucas J (1987) Pathophysiology and treatment of right ventricular dysfunction due to pulmonary embolism. In: Vincent JL, Suter PM (eds) Cardipulmonary interactions in acute respiratory failure. Springer, Berlin Heidelberg New York Tokyo (Update in intensive care and emergency medicine, vol 2, pp 296–303)
53. Prewitt RM, Ghignone M (1983) Treatment of right ventricular dysfunction in acute respiratory failure. Crit Care Med 11:346–352
54. Prough DS, Johnston WE (1989) Fluid resuscitation in septic shock: No solution yet. Anesth Analg 69:699–704
55. Radermacher P, Santak B, Wüst HJ, Tarnow J, Falke KJ (1990) Prostacyclin for the treatment of pulmonary hypertension in the adult respiratory distress syndrome: Effects on pulmonary capillary pressure and ventilation-perfusion distributions. Anesthesiology 72:238–244
56. Raper RF, Sibbald WJ (1988) The effects of coronary artery disease on cardiac function in nonhypotensive sepsis. Chest 94:507–511
57. Regnier B, Rapin M, Gory G, Lemaire F, Teisseire B, Harari A (1977) Haemodynamic effects of dopamine in septic shock. Intensive Care Med 3:47–63
58. Regnier B, Safran D, Carlet J, Teisseire B (1979) Comparative haemodynamic effects of dopamine and doputamine in septic shock. Intensive Care Med 5:115–120
59. Reinhart K (1989) Sauerstofftransport und Gewebeoxygenierung bei Sepsis und septischem Schock. In: Reinhart K, Eyrich K (Hrsg) Sepsis – Eine interdisziplinäre Herausforderung. Springer, Berlin Heidelberg New York Tokyo, S 137–152

60. Roberts DE, Dobson KE, Hall KW, Light RB (1988) Effects of prolonged naloxone infusion in septic shock. Lancet II:699–702
61. Robertson RJ, Gilcher R, Metz KF et al. (1988) Effect of simulated altitude erythrocythemia in women on hemoglobin flow rate during exercise. J Appl Physiol 64:1644–1649
62. Rock P, Silverman H, Plump D, Kecala Z, Smith P, Michael JR, Summer W (1985) Efficacy and safety of naloxone in septic shock. Crit Care Med 13:28–33
63. Royall JA, Berkow RL, Beckman JS, Cunningham MK, Matalon S, Freeman BA (1989) Tumor necrosis factor and interleukin 1α increase vascular endothelial permeability. Am J Physiol 257:L399–L410
64. Schade UF (1990) Pentoxifylline increases survival in murine endotoxin shock and decreases formation of tumor necrosis factor. Circ Shock 31:171–181
65. Schaer GL, Fink MP, Parrillo JE (1985) Norepinephrine alone vs. norepinephrine plus lowdose dopamin: Enhanced renal blood flow with combination pressor therapy. Crit Care Med 13:492–496
66. Schein RMH, Sprung CL, Marcial E, Napolitano L, Chernow B (1990) Plasma cortisol levels in patients with septic shock. Crit Care Med 18:259–263
67. Schirmer WJ, Schirmer JM, Fry DE (1989) Recombinant human tumor necrosis factor produces hemodynamic changes characteristic of sepsis and endotoxemia. Arch Surg 124:445–448
68. Schremmer B, Dhainaut JF (1990) Heart failure in septic shock: Effects of inotropic support. Crit Care Med 18:S49–S55
69. Schreuder WO, Schneider AJ, Croeneveld ABJ, Thijs LG (1989) Effects of dopamine vs. norepinephrine on hemodynamics in septic shock. Emphasis on right ventricular performance. Chest 95:1282–1288
70. Schumacker PT, Cain SM (1987) The concept of critical oxygen delivery. Crit Care Med 13:223–229
71. Sessler CN, Glauser FL, Davis D, Fowler AA (1988) Effects of platelet/activating factor antagonist SRI 63-441 on endotoxemia in sheep. J Appl Physiol 65:2624–2631
72. Sheppard BC, Fraker DL, Norton JA (1989) Prevention and treatment of endotoxin and sepsis lethality with recombinant human tumor necrosis factor. Surgery 106:156–162
73. Smith LW, McDonough KH (1988) Inotropic sensitivity to β-adrenergic stimulation in early sepsis. Am J Physiol 255:H699–H703
74. Sprung CL, Caralis PV, Marcial EH et al (1984) The effects of high-dose corticosteroids in patients with septic shock – A prospective, controlled study. N Engl J Med 311:1137–1143
75. Suffredini AF, Fromm RE, Parker MM, Brenner M, Kovacs JA, Wesley RA, Parrillo JE (1989) The cardiovascular response of normal humans to the administration of endotoxin. N Engl J Med 321:280–287
76. Vadas P, Pruzanski W, Stefanski E, Ruse J, Farewell V, McLaughlin J, Bombardier C (1988) Concordance of endogenous cortisol and phospholipase A2 levels in gram-negative septic shock: a prospective study. J Lab Clin Med 111:584–590
77. Van Deventer SJH, Buller HR, ten Cate JW, Sturk A, Pauw W (1988) Endotoxinemia: an early predictor of septicemia in febrile patients. Lancet I:605–609
78. Vincent J-L, Roman A, Kahn RJ (1990) Dobutamine administration in septic shock: Addition to a standard protocol. Crit Care Med 18:689–693
79. Vincent J-L, Linden P van der (1990) Septic shock: Particular type of acute circulatory failure. Crit Care Med 18:S70–S74
80. Yard AC, Kadowitz PJ (1972) Studies on the mechanism of hydrocortisone potentiation of vasoconstrictor responses to epinephrine in the anesthetized animal. Eur J Pharmacol 20:1–9